ANTIÁCIDO

ANTIÁCIDO

Programa de 28 días para prevenir
y curar el reflujo ácido

JONATHAN AVIV

Título original: *The Acid Watcher Diet*

Traducción: Blanca González Villegas

Diseño de cubierta: equipo Alfaomega

© 2014, 2017, Jonathan Aviv
Publicado por acuerdo con Harmony Books, un sello de The Crown Publishing Group, una división de Penguin Random House LLC

De la presente edición en castellano:
© Gaia Ediciones, 2017
Alquimia, 6 - 28933 Móstoles (Madrid) - España
Tels.: 91 614 53 46 - 91 614 58 49
www.alfaomega.es - E-mail: alfaomega@alfaomega.es

Primera edición: mayo de 2018

Depósito legal: M. 14.826-2018
I.S.B.N.: 978-84-8445-728-2

Impreso en España por: Artes Gráficas COFÁS, S.A. - Móstoles (Madrid)

Para Caleigh, Nikki y Blake por su amor y su apoyo

«La calidad no es un acto, sino un hábito».

ARISTÓTELES

Lista de sinónimos

Achicoria (radicheta, escarola)
Aguacate (avocado, palta, cura, abacate, cupandra)
Aguaturma (pataca, tupinambo, alcachofa de Jerusalén, castaña de tierra, batata de caña)
Albaricoque (damasco, chabacano, arlbérchigo, alberge)
Alforfón (trigo sarraceno)
Alubias (judías, frijoles, mongetes, porotos, habichuelas)
Apio nabo (apionabo, apio rábano)
Arándanos rojos (cranberries)
Azúcar glas (azúcar glacé)
Azúcar mascabado (azúcar mascabada, azúcar moscabada, azúcar de caña)
Beicon (bacón, panceta ahumada)
Batata (camote, boniato, papa dulce, chaco)
Bayas asaí (fruto palma murrapo o naidí)
Bok choy (col china, repollo chino, pak choy)
Brócoli (brécol, bróculi)
Calabacín (zucchini)
Calabaza (zapallo, ayote, auyamas, bonetera)
Caqui (kaki)
Carambola (tamarindo, fruta estrella, cinco dedos, vinagrillo, pepino de la India, lima de Cayena, camboleiro, estrella china)
Cebolleta (cebolla verde, cebolla de invierno, cebolla de verdeo, cebolla inglesa)
Chirivía (pastinaca, zanahoria blanca)
Cilantro (culantro, coriandro, alcapate, recao, cimarrón)

Col (repollo)

Colinabo (rutabaga, nabo de Suecia)

Desnatado (descremado)

Diente de león (achicoria amarga, amargón, radicha, panadero, botón de oro)

Echinacea (equinácea)

Frambuesa (sangüesa, altimora, chardonera, mora terrera, uva de oso, zarza sin espinas, fragaria, churdón)

Fresa (frutilla)

Gambas (camarones)

Guindilla (chile)

Guisante (arveja, chícharo, arbeyu)

Hierba de trigo (wheat grass)

Hierbabuena (batán, hortelana, mastranzo, menta verde, salvia, yerbabuena)

Jicama (nabo)

Judía verde (ejote, chaucha, vainita, frijolito, poroto verde)

Judías (frijoles, alubias, porotos, balas, caraotas, frejoles, habichuelas)

Linaza (semillas de lino)

Lombarda (col morada, col lombarda, repollo morado)

Mandarina (tangerina, clementina)

Mandioca (yuca, casava, tapioca)

Mango (melocotón de los trópicos)

Mantequilla (manteca)

Melocotón (durazno)

Menta (mastranto)

Mostaza parda (mostaza oriental, china o de India)

Nabo (rábano blanco)

Nectarina (briñón, griñón, albérchigo, paraguaya, berisco, pelón)

Nueces pecanas (nueces pacanas, nueces de pecán)

Papaya (fruta bomba, abahai, mamón, lechosa, melón papaya)

Patata (papa)
Pepino (cogombro, cohombro, pepinillo)
Pimentón (páprika, paprika, pimentón español)
Pimienta de cayena (chile o ají en polvo, merkén, cayena)
Pimiento (chile o ají)
Piña (ananá, ananás)
Pipas (semillas o pepitas de girasol)
Plátano (banana, cambur, topocho, guineo)
Plátano macho (plátano verde, plátano para cocer, plátano de
    guisar, plátano hartón)
Pomelo (toronja)
Quinoa (quínoa, quinua, juba, jiura)
Requesón (queso blando)
Remolacha (betabel, beterrada, betarraga, acelga blanca, beteraba)
Rúcula (rúgula)
Salsa de soja (salsa de soya, shoyu)
Sandía (melón de agua, patilla, aguamelón)
Sésamo (ajonjolí, ejonjilí, ajonjolín, jonjolé)
Sirope (jarabe)
Tabasco (salsa picante)
Tomate (jitomate, jitomatera, tomatera)
Yaca (panapén, jack)
Zumo (jugo)

Índice

TERCERA PARTE

EL PROGRAMA DE 28 DÍAS PARA REDUCIR LOS DAÑOS
PRODUCIDOS POR LOS ÁCIDOS, ACELERAR EL METABOLISMO
Y SEGUIR ESTANDO SANOS EL RESTO DE NUESTRA VIDA

Introducción

Amber era una madre de treinta y siete años que trabajaba en casa. Estaba muy preocupada porque llevaba siete meses con la sensación constante de tener algo atascado en la garganta. Le costaba tragar alimentos sólidos y en ocasiones hasta las pastillas se le quedaban atoradas. Tenía la voz forzada, a veces incluso ronca, y notaba la presencia de un moco espeso en la parte posterior de la garganta y goteo retronasal. Se pasaba los días y las noches aclarándose la voz. Acudió a su médico de cabecera y este le recetó una medicación antialérgica, pero los síntomas persistieron.

Le confió sus problemas a una amiga que sufría unos síntomas parecidos y esta le aconsejó que acudiera a un otorrinolaringólogo (el médico de los oídos, la nariz y la garganta). Al final me la remitieron a mí y, cuando acudió a mi consulta, lo primero que indagué fueron los pormenores de su dieta y su estilo de vida. Todas las mañanas desayunaba tres tazas de café y un vaso de zumo de naranja o de pomelo. La comida solía consistir en una ensalada de tomate aliñada con limón. En los días laborables, la cena familiar era a las seis y media de la tarde y Amber solía acompañarla con uno o dos vasos de vino. Por lo general, hacia las diez de la noche tomaba una o dos onzas de chocolate con una infusión.

Al examinarle la garganta con una pequeña cámara pude observar que las cuerdas vocales, que normalmente son delgadas y vibran, estaban terriblemente inflamadas, y lo mismo sucedía con la parte posterior de la laringe, la zona en la que comienza el esófago.

Puesto que soy el director clínico del Centro para la Voz y la Deglución de la clínica ENT and Allergies Associates de la ciudad de Nueva York, todos los días recibo a pacientes con los mismos síntomas que Amber. Son personas que tienen reflujo ácido pero que no responden al prototipo de lo que solía considerarse el individuo típico que sufre daños producidos por la acidez (si alguna vez has visto los anuncios de Alka-Seltzer de los años ochenta y noventa sabrás a lo que me estoy refiriendo: para tener reflujo ácido tienes que ser un hombre blanco con sobrepeso y de mediana edad que consume demasiadas hamburguesas, pizzas y albóndigas y que se queja de ardor de estómago). Hoy en día, los daños provocados por la acidez constituyen un problema más generalizado: no se manifiestan solo con ardor de estómago y, lamentablemente, afligen a personas de todas las razas y edades, incluso a las muy jóvenes. Lo cierto es que mantienen despiertos por la noche a hombres y mujeres que se pasan el día aclarándose la garganta.

También hemos cambiado la definición de los daños provocados por la acidez. Antiguamente se creía que una persona sufría un exceso de acidez solo si mostraba el síntoma clásico del ardor de estómago, que, a pesar de su nombre, es en realidad la regurgitación de ácido estomacal al órgano situado justo encima, el esófago. Sin embargo, tal y como descubrirás en *Antiácido*, esta definición es demasiado limitadora, equívoca y en algunos casos incluso peligrosa. Además del ardor de estómago, los síntomas de los daños provocados por la acidez pueden incluir los siguientes:

- Ronquera.
- Tos irritante y crónica.
- Un dolor de garganta que aparece de repente.
- Sensación de tener algo atascado en la garganta.
- Goteo retronasal.
- Alergias.
- Insuficiencia respiratoria.
- Hinchazón abdominal.

Estos síntomas pueden aparecer *con* o *sin* ardor de estómago o indigestión. Por eso, millones de casos de reflujo ácido quedan sin diagnosticar… y ponen al paciente en riesgo de sufrir efectos secundarios a largo plazo y enfermedades potencialmente mortales, como el cáncer.

* * *

Más preocupante aún que la evolución del sector de población que sufre daños producidos por la acidez, que la ampliación de la lista de síntomas y que la gravedad de las posibles consecuencias es la cifra de las personas afectadas: al menos sesenta millones de estadounidenses sufren reflujo ácido, el más común de los trastornos relacionados con la acidez. Son más que los afectados por cardiopatías, diabetes y celiaquía. Y un número cada vez mayor de ellos sucumbe al cáncer de esófago, la manifestación más extrema de este tipo de daños. Desde los años setenta, los casos de esta clase de cáncer han aumentado un 650 por ciento y están a punto de sustituir a los de colon como segundo tipo de cáncer más común en Estados Unidos. Es interesante señalar que el aumento de los casos de cáncer de esófago ha tenido lugar durante el mismo periodo en el que la batalla contra otras formas de esta enfermedad —incluido el de mama— ha logrado grandes avances. Existen una serie de factores que posiblemente estén favoreciendo este aumento tan tremendo:

- Retraso en el tratamiento: demasiadas personas toleran durante años las molestias que provocan los síntomas relacionados con el reflujo y de este modo los daños producidos quedan sin tratar. Al interpretar estos síntomas de forma incorrecta, ni siquiera saben que el culpable es el ácido. Por ejemplo, ¿sabías que el reflujo ácido es la causa no pulmonar y no alérgica más frecuente de tos crónica?
- Tratamiento incorrecto: en lo que respecta al exceso de acidez, abundan las soluciones basadas en la pseudociencia, incluido el uso del valor del pH (ácido o alcalino) para diferenciar los alimentos saludables de los que no lo son. Algunas de estas supuestas soluciones —sobre todo alimentarias— no solo son ineficaces, sino que pueden empeorar peligrosamente los daños provocados por la acidez y favorecer el desarrollo de trastornos precancerosos.
- Falta de diagnóstico: los síntomas del reflujo desconciertan a menudo a muchos profesionales sanitarios. ¿Se deben a una alergia, a un problema pulmonar o a un trastorno digestivo? ¿A qué tipo de especialista debe remitirse al afectado? Antes de llegar a mi consulta, muchos de mis pacientes han acudido a multitud de médicos y llevan años buscando el tratamiento adecuado. Y en todo ese tiempo, su reflujo ácido no ha recibido tratamiento alguno.
- Mal uso o dependencia excesiva de los medicamentos para evitar la acidez: un porcentaje significativo de las personas a las que se ha recetado este tipo de fármacos no

siguen estrictamente las instrucciones de uso, lo que resta efectividad al tratamiento. El otro problema que presentan algunos de ellos, como los inhibidores de la bomba de protones, que pueden resultar fundamentales para tratar el reflujo ácido cuando se prescriben y se toman correctamente, es que muchas de las personas que los utilizan siguen tomando alimentos y bebidas acidificantes, con lo que el daño continúa produciéndose aunque los síntomas disminuyan.

De todas formas, estos problemas no llegan a la raíz de los daños provocados por la acidez; no explican por qué hay tantas personas que sufren reflujo ácido ni los síntomas que este cuadro lleva aparejado. Para hacerlo tenemos que analizar lo que comemos y bebemos a diario, puesto que ahí es donde encontraremos el elemento que nos está haciendo daño: el ácido de los alimentos. Lo sepas o no, este ácido alimentario está escondido en muchos de los productos que consumimos dando por sentado que son inofensivos.

Y esto me lleva al motivo que me ha impulsado a escribir este libro: nos encontramos en un momento crítico en lo que respecta a las enfermedades relacionadas con la acidez. No podemos seguir ingiriendo con cada comida la enorme cantidad de ácido que contienen nuestros alimentos y nuestras bebidas. Tampoco podemos seguir permitiéndonos tomar alimentos cargados de sustancias químicas que alteran las barreras protectoras naturales de que dispone nuestro organismo para evitar el ácido. Y de ninguna manera debemos conformarnos con tratamientos insuficientes u obsoletos, ni con la falta de diagnóstico o el uso erróneo o excesivo de determinadas medicaciones. Es decir, no podemos hacerlo a menos que queramos afrontar las consecuencias de perder un número cada vez mayor de nuestros seres queridos por culpa de una forma de cáncer grave y devastadora: la tasa de supervivencia al cabo de cinco años de un cáncer de esófago en fase avanzada (que es cuando se suele detectar) es solo de entre el 10 y el 15 por ciento. En líneas generales, la mayor parte de la gente a la que se detecta un cáncer de esófago en fase avanzada no vive más de un año después del diagnóstico. Según la publicación *A Cancer Journal for Clinicians*, en el año 2016 se estima que se producirán 16 900 casos nuevos, de los cuales 15 690 provocarán la muerte del paciente.

La solución: poner fin al daño provocado por la acidez

Si eres como la mayoría de mis pacientes, estás sufriendo todo un conjunto de trastornos relacionados directa o indirectamente con el reflujo ácido y tu prioridad es sentirte mejor. Pues bien, *Antiácido* puede ayudarte a conseguirlo. Antiguamente, el único ácido que preocupaba a los médicos era el reflujo que *ascendía* desde el estómago al esófago, y por eso se centraban en aliviar las molestias que lo acompañan. Ahora sabemos que el problema no son solo los ácidos que suben al esófago desde el estómago, sino también el ácido que *desciende* al esófago cuando ingerimos determinados alimentos y bebidas. Sabemos además que este movimiento bidireccional de los ácidos tiene un potencial destructivo muy superior a las molestias que provoca, porque es el precursor y un indicador de la existencia de otros problemas que comienzan con los alimentos que decidimos tomar. Cuando sigas el plan que se expone más adelante en este libro aprenderás a detener por fin el flujo de ácido que entra en tu organismo a través de los alimentos y las bebidas que consumes y también el ácido gástrico que refluye del estómago hacia los delicados tejidos del esófago.

El núcleo de este libro es el programa de 28 días que he creado para enseñarte a utilizar la comida como la mejor de las medicinas identificando qué alimentos debes evitar (para detener los daños) y cuáles debes tomar (para favorecer la curación). Este programa es el resultado de ocho años de trabajo y ha evo-

CUESTIONARIO
¿Sufres daños provocados por la acidez?

En el transcurso del último mes, ¿en qué grado te han afectado los siguientes problemas? (0 = inexistente; 5 = gravemente):

1.	Ronquera o problemas de voz	0 1 2 3 4 5
2.	Carraspeo	0 1 2 3 4 5
3.	Exceso de mucosidad en la garganta o goteo retronasal	0 1 2 3 4 5
4.	Dificultad para tragar alimentos, líquidos o pastillas	0 1 2 3 4 5
5.	Tos después de comer o de acostarte	0 1 2 3 4 5
6.	Dificultad para respirar o episodios de ahogo	0 1 2 3 4 5
7.	Tos fastidiosa o problemática	0 1 2 3 4 5
8.	Sensación de tener algo pegado o una bola en la garganta	0 1 2 3 4 5
9.	Ardor de estómago, dolor de pecho, indigestión	0 1 2 3 4 5

TOTAL (ISR*) _____

* Índice de síntomas de reflujo (ISR). Un total de más de 13 indica con claridad que el paciente sufre reflujo laringofaríngeo. Un único síntoma grave no establece un diagnóstico; de todas formas, sí sugiere la existencia de inflamación, que puede aliviarse siguiendo la dieta que se explica en este libro.

Extraído del *Journal of Voice*, 16(2), Belafsky, P. G.; G. N. Postma y J. A. Koufman, «Validity and reliability of the reflux symptom index (RSI)», 274-277, 2002, con permiso de Elsevier.

lucionado de unas listas básicas de alimentos a un programa estructurado en dos fases con planes de menús para cada semana y más de setenta recetas. Más de cuatro mil pacientes míos han probado las distintas versiones de la Dieta Antiácido y ahora tú, como lector de este libro, vas a recibir la versión más perfeccionada.

Ser más consciente de qué alimentos son los que provocan acidez y reconocer otros síntomas del reflujo ácido aparte del ardor de estómago son factores que pueden salvarnos la vida. El siguiente cuestionario te ofrece un resumen de estos síntomas (que se abordarán con mucho más detalle en páginas siguientes) y te puede ayudar a identificar tu estado actual.

Lo bueno de este programa es que te va a ayudar a curar los daños provocados por la acidez, tanto si son graves como si acaban de empezar a desarrollarse, y que te va a proporcionar un esquema que te permitirá adquirir hábitos alimentarios de bajo contenido acídico para el resto de tu vida. Todos los pacientes que han probado la Dieta Antiácido confirman el alivio del dolor y los trastornos provocados por la acidez, un aumento de la energía y una disminución de los antojos, además de mostrar una reducción de la inflamación sistémica, precursora de una amplia gama de enfermedades, entre las que se incluyen la diabetes tipo 2, la hipertensión, el intestino irritable y la artritis reumatoide. Además, he observado encantado que han experimentado una pérdida de peso constante y sostenible.

Me entusiasmó, aunque no me sorprendió, comprobar que los pacientes que siguen una dieta baja en ácidos pierden peso, sobre todo en la zona central del cuerpo, un peso que no conseguían eliminar con otros métodos. La Dieta Antiácido está cuidadosamente equilibrada con macronutrientes saludables y una gran concentración de fibra. Al estar formada por tres comidas principales y otras dos menores, nunca produce la sensación de privación que malogra tantas otras dietas. La glucemia permanece estable, con lo que se previenen los antojos, y el cuerpo recibe una cantidad óptima de vitaminas y minerales como licopenos, carotenoides y flavonoides, lo que acelera la reparación de los tejidos y células que han resultado dañados por la acidez.

Aquí tienes tu plan de acción para combatir la acidez. Ahora depende de ti ponerlo en práctica.

PRIMERA PARTE

Los trastornos provocados por la acidez y su relación con la dieta

CAPÍTULO 1

Daños provocados por la acidez de los alimentos: por qué debemos temerlos

Los daños provocados por la acidez de los alimentos son uno de los principales problemas de salud que afrontan los habitantes de los países occidentales y afectan a más personas que las cardiopatías, la diabetes y la celiaquía. Estadísticas recientes revelan que la incidencia de la enfermedad por reflujo gastroesofágico (ERGE), el daño más común provocado por la acidez, se ha duplicado desde 1995; solo en Estados Unidos hay al menos sesenta millones de personas que padecen reflujo ácido (el nombre común de la ERGE) y en todo el mundo esa cifra alcanza los *mil cuatrocientos millones*. Algunos investigadores han llegado incluso a declarar que estamos ante una epidemia mundial de ERGE.

Como los daños que provoca la acidez no producen señales externas, es posible que desconozcas lo generalizados que pueden llegar a ser. Sin embargo, los expertos en gastroenterología y otorrinolaringología lo comprueban a diario en sus pacientes. Aún más alarmante que el aumento de la afectación es la gravedad de los síntomas. A lo largo del último año, y solo en mi consulta, he diagnosticado esófago de Barrett, un trastorno potencialmente precanceroso del revestimiento esofágico, a nueve pacientes menores de treinta años. Es una cifra muy alta para una enfermedad que antiguamente se consideraba rara en personas de menos de cincuenta, y una revelación alarmante de cómo ha descendido la edad de los pacientes. Todos ellos tenían solo síntomas de garganta y ninguno padecía ardor de estómago (profundizaremos en este tema en breve). Hace diez años, habría sido un descubrimiento digno de reseñar, pero hoy en día ya no lo es en absoluto.

Nueva versión de los daños provocados por la acidez: ya no se limitan al ardor de estómago

¿Qué son los daños provocados por la acidez? Son un abanico amplio de trastornos que favorecen la inflamación y las enfermedades en diversas partes del cuerpo. Es probable que hayas oído hablar de este tipo de daños dentro del contexto de la ERGE, un trastorno que cualquier médico diagnosticará solo si muestras síntomas de ardor de estómago y regurgitación. Lo más sorprendente es que, aunque muchas personas sufren estos síntomas, no siempre saben cuál es su causa. Muchos de mis pacientes me preguntan qué son exactamente el ardor de estómago y la regurgitación y cómo se sienten las personas que los padecen.

La respuesta es que el *ardor de estómago* se produce cuando el ácido gástrico del estómago discurre por un camino equivocado, o refluye, y asciende hacia los tejidos delicados del esófago, lo que provoca una sensación de ardor en la parte baja del pecho y en la caja torácica que puede extenderse hacia el centro del pecho y la garganta. La *regurgitación* es la sensación de que la comida asciende hacia el pecho y la garganta después de haberla tragado.

Estos síntomas son los paradigmas del reflujo ácido, pero no son los únicos síntomas relacionados con él; de hecho, ni siquiera son los más habituales. Por lo que yo he visto en mi práctica profesional, en la que recibimos hasta setenta mil personas al mes en más de cuarenta consultas diferentes, más del 90 por ciento de aquellas a las que se diagnostica reflujo ácido no muestran estos síntomas típicos. Es más frecuente que presenten molestias relacionadas con la garganta; por ejemplo, sensaciones de tener una bola lo suficientemente grave como para provocar disfagia, o dificultades para tragar. Otros síntomas comunes son la tos crónica (que en términos diagnósticos es una tos que dura más de ocho semanas), ronquera, necesidad frecuente de aclararse la garganta y dolor en esa zona del cuello.

Si sufres una serie de síntomas en los que el epicentro de las molestias se sitúa en la garganta, puedes tener otro tipo de reflujo que se conoce como reflujo laringofaríngeo (RLF). La presencia de este tipo de reflujo no significa que no vayas a mostrar indicios de un reflujo ácido gastrointestinal; de hecho, lo más frecuente es que la persona que lo padece sufra también reflujo gastroesofágico, pero simplemente no lo sabe porque no lo *nota*. En estos casos, lo más probable es que los tejidos esofágicos hayan estado expuestos a los ácidos durante tanto tiempo que han acabado insensibilizados a sus efectos. Es un síntoma de inflamación crónica (que analizaremos en el capítulo 3). El examen del esófago es lo único que puede decirnos con seguridad si estamos o no ante un caso de reflujo gastroesofágico del que el enfermo no es consciente.

El reflujo gastroesofágico no detectado o visible y los molestos síntomas centrados en la garganta pueden interferir con el sueño y con el disfrute de la comida, molestar a la pareja e influir sobre los niveles de energía y actividad. Si, como les sucede a muchos de mis pacientes, tu fuente de ingresos se basa en tu voz o en hablar en público, es posible que hasta tu sustento resulte afectado. De lo que la mayor parte de la gente no es consciente es de que sus síntomas son el resultado de años, y en ocasiones décadas, de daños que han deteriorado la integridad y la función celular, iniciado una inflamación crónica causante de enfermedades y, en los casos más graves, creado unas condiciones favorables para la aparición de una forma de cáncer agresiva y cada vez más común en el esófago. Aunque no se hable mucho de ello de momento, el cáncer de esófago va a estar presente en los titulares de prensa de los próximos años… a menos que hagamos algo para impedirlo.

Lo bueno es que depende por completo de ti poner fin a los síntomas provocados por el reflujo ácido y reducir los daños internos que te hacen vulnerable al cáncer esofágico. La solución está en la dieta y en aprender a utilizar un tipo de medidas distinto de las habituales para calibrar si una bebida o una comida es «buena» o «mala» para ti. En lugar de que sean las calorías, los hidratos de carbono o las grasas los que dicten tus decisiones alimentarias, la Dieta Antiácido te enseñará a determinar si un alimento va a resultarte dañino o curativo a través de su acidez o el valor de su pH. Esta práctica, que yo denomino «ser un Vigilante de los Ácidos», te ayudará a recuperar el control de tu salud aliviando los síntomas asociados con el reflujo ácido sin necesidad de depender durante mucho tiempo de medicación, ya sea con o sin receta.

Te des cuenta de ello o no, lo cierto es que ya cuentas con algún conocimiento acerca de esta forma de eliminar los síntomas del reflujo ácido. ¿Alguna vez has observado, a base de pruebas, que determinados alimentos «disparan» la aparición del reflujo? ¿Y que al eliminarlos obtienes cierto alivio, aunque sea temporal? Entonces es que eres un Vigilante de los Ácidos en formación.

Lo que tal vez no sepas es que lo que normalmente se entiende por alimentos que provocan acidez no incluye algunos de los más populares y consumidos, y que pueden provocar y empeorar el reflujo ácido. Es posible que lleves meses, o incluso años, consumiéndolos a diario sin saber que están favoreciendo tus síntomas. Peor aún, a estas alturas han podido causar daños suficientes para que tu esófago se haya insensibilizado a los efectos de los ácidos… y por eso el ardor de estómago ha desaparecido misteriosamente y se han disparado los síntomas de la garganta.

Las sustancias de las que estoy hablando son las bebidas y alimentos procesados, y no cualquiera, sino aquellos que han sido impregnados con una sustancia química invisible conocida como ácido alimentario. Muchos de los productos que llenan las estanterías de las tiendas de alimentación han sido acidificados, por naturaleza y mediante procesos químicos, y eso significa que tu organismo también lo ha sido. Cuando se añade ácido alimentario a los alimentos y las bebidas, el resultado es que su pH disminuye y, consecuentemente, generan una mayor toxicidad en nuestros tejidos internos. El más vulnerable a esta toxicidad es el revestimiento del esófago, que es el tubo por el que pasan todas las sustancias antes de llegar al estómago (en el capítulo 2 te daré más detalles acerca de él).

Cómo se ha deslizado el ácido alimentario en todos los aperitivos y comidas

El ácido alimentario está presente en los alimentos y bebidas más consumidos, aunque probablemente no lo sepas. Se encuentra en las sopas y verduras enlatadas y envasadas en tarros de vidrio, sobre todo si están encurtidas, marinadas o fermentadas. Está también en todas las bebidas carbonatadas y en los zumos de frutas industriales. Está presente en todos los productos que contienen jarabe de maíz rico en fructosa, incluso en artículos que no nos parecen dulces en absoluto. Este edulcorante omnipresente y excesivamente utilizado se produce utilizando ácido sulfúrico y lo encontrarás en los lugares más inesperados como condimentos, salsas para barbacoa, salsas cóctel, mezclas de especias e incluso alimentos para bebés.

Hay ácido alimentario en el pan, en los aliños para ensaladas, en los zumos, en los yogures y en los caramelos, y, muy en especial, en la sustancia ácida más perniciosa de todas: los refrescos. Y eso incluye todas las variedades sin azúcar e incoloras, como el agua mineral con gas aromatizada, que tantas personas que se preocupan por su salud y tantos dietistas presumen falsamente que es segura.

Cuando consumes a diario alimentos y bebidas que contienen ácido alimentario, estás favoreciendo los daños que la acidez provoca en tu organismo. La consecuencia de permitir que este daño aparentemente inocuo continúe acaba siendo algo más que una molestia después de las comidas que se puede controlar con unos cuantos antiácidos.

Utilizar los alimentos para curar —y prevenir— los daños provocados por la acidez

Si cambiamos nuestra forma de comer y los alimentos que consumimos, podemos acelerar la curación del reflujo ácido y favorecer su prevención. El primer paso para revertir y prevenir los daños provocados por la acidez es muy importante y consiste en conocer cuáles de nuestros alimentos son fuentes de ácidos. Como norma general debemos recordar que, cuanto más procesado está un alimento, más gravemente exacerba las lesiones de nuestro tracto aerodigestivo y de otras partes del cuerpo (*aerodi-*

gestivo es el término médico con que se designa la vía anatómica que discurre desde la boca al estómago y que incluye las cuerdas vocales, la tráquea y los pulmones).

Una forma muy sencilla de calibrar el nivel de procesamiento de un alimento es pensar en las posibilidades de encontrarlo en una granja o en una explotación agrícola, ya sea en un árbol o en una planta, en la tierra o en un río. Por ejemplo, ¿podrías coger una Oreo de un árbol como si fuese una fruta o desenterrar un puñado de chips picantes de queso recién cogidas? Ni de broma. ¿Vas a encontrar un arroyo por el que discurra una refrescante coca-cola? Solo si estás jugando a Candy Land. Puede que suene bastante tonto, pero este ejercicio mental es un método de eliminación muy práctico a la hora de elegir lo que vas a comer y beber cada día.

Evidentemente, una forma más fácil de saber lo que debes comer es seguir el plan de comidas que encontrarás en este libro. Las funciones principales de la Dieta Antiácido son reducir el daño que provoca la acidez en todo el cuerpo, combatir de forma natural la enfermedad del reflujo ácido y facilitar la prevención de sus posibles ramificaciones a largo plazo, incluidos el esófago de Barrett y el cáncer esofágico. Para cumplirlas, la dieta tiene que ser sobre todo baja en ácidos. Esto elimina un amplio abanico de alimentos procesados peligrosos, te invita a ampliar tu alimentación y tus preferencias con alternativas naturales, deliciosas y poco ácidas, y controla los destructivos antojos de productos azucarados.

Sin embargo, el hecho de que resalte y elimine los alimentos muy ácidos y procesados de la dieta no es lo que hace que este programa destaque en el abigarrado mundo de la literatura sobre salud, dieta y nutrición. Después de todo, la mayoría de las personas que se interesan por la salud, ya sean profesionales médicos o consumidores conscientes, ya saben que los alimentos procesados suelen ser malos, porque, al haber sido alterados químicamente, constituyen una fuente de inflamación. Existen otros *tres* elementos que distinguen al programa Antiácido. En primer lugar, identifica los alimentos que los estándares nutricionales generales consideran saludables y que, sin embargo, son extremadamente dañinos para las personas que sufren reflujo ácido: vino, frutas cítricas, ajo crudo, cebolla cruda y tomates, por ejemplo. Hasta las dietas más admiradas y beneficiosas —como la mediterránea— pueden resultar perjudiciales para las personas que tienen que controlar la acidez.

La segunda característica fundamental del programa Antiácido es que utiliza el pH de los alimentos para identificar de una forma completamente distinta aquellos que curan o dañan a los que los consumen. Dicho de otra forma, el hecho de que un alimento tenga un pH elevado no siempre significa que sea bueno para las personas que tienen problemas de acidez. Sigue leyendo.

Y la tercera característica fundamental es que la dieta está diseñada para que la pepsina —la enzima que digiere los alimentos— permanezca en el estómago, porque, si acaba cayendo en otro lugar, puede provocar un buen caos. Si la dieta es demasiado ácida —como sucede en la mayoría de los casos—, podemos estar seguros de que va a llegar a sitios donde no debería estar. Y este conocimiento del lugar en el que se encuentra es básico para combatir la sobrecarga ácida alimentaria y la inflamación.

*   *   *

La Dieta Antiácido consta de dos fases. La primera es la Fase Curativa y se sigue durante 28 días, porque es el tiempo mínimo necesario para curar los tejidos que han resultado dañados por los ácidos. La segunda es la Fase de Mantenimiento y en ella se vuelven a incorporar algunos de los alimentos que se excluyeron en la Fase Curativa y se establecen unos cimientos sólidos para implantar un estilo de vida antiácido para el resto de nuestra vida. Aquí tienes un avance de cómo actúa cada una de ellas:

La **Fase Curativa** consta de 28 días en los que se consumen alimentos de baja acidez y ricos en sustancias fitoquímicas regeneradoras ideales para reparar los tejidos del esófago que están dañados. En ella te guiarás por la Regla del 5 y te centrarás en disfrutar de alimentos con un pH de 5 o superior, entre los que se incluyen las proteínas animales magras, los cereales integrales y un amplio abanico de frutas y verduras; este principio te permitirá mantener la pepsina controlada e impedirá de forma drástica que la acidez siga provocando daños. Se eliminarán todos los alimentos que favorecen la indigestión y la acidificación como, por ejemplo, las bebidas carbonatadas, el alcohol, la cafeína, el chocolate, la menta y la cebolla y el ajo crudos. Añadiremos una gran variedad de alimentos integrales deliciosos y hierbas y especias aromáticas y de baja acidez para ampliar tu repertorio culinario. Como se hacen tres comidas completas y dos ligeras a lo largo del día, no tienes que preocuparte por la posibilidad de que vayas a pasar hambre o sensación de privación.

Algunos de mis pacientes cuestionan al principio la necesidad de estar 28 días consumiendo alimentos de poca acidez y han recortado la Fase Curativa, sobre todo cuando comprueban lo rápido que se obtienen los resultados deseados: perder peso, tener más energía y reducir la hinchazón. La mejoría de los síntomas engaña a estos pacientes y les hace creer que han conseguido una cura rápida. Sin embargo, es importante tener en cuenta que estos 28 días son el tiempo *mínimo* necesario para curar los tejidos que llevan años, décadas o incluso toda una vida sufriendo los daños provocados por la acidez. Lo más normal es empezar a sentirse mejor mucho antes; los síntomas de la indigestión y del ardor de estómago suelen ceder en cuestión de 21 días, y en ese tiempo se nota la garganta más limpia (dependiendo de la gravedad de los síntomas), pero esto no es más que la evidencia de que la dieta está funcionando, no de que deba dejarse.

No hace falta decir que los pacientes que han intentado atajar hacia el éxito han terminado siguiendo la Dieta Antiácido mucho más tiempo. Un simple desliz de gran acidez es suficiente para que el progreso se detenga y dé marcha atrás. El detallado menú de 28 días convierte el programa en algo automático; comprométete a seguirlo tal y como ha sido diseñado.

Otros dos beneficios adicionales de esta dieta es que los menús son baratos (la mayoría de los tentempiés y las comidas de cada día cuestan una media de algo más de veinte euros) y tienen un tiempo de elaboración mínimo (en la mayoría de las recetas, de menos de media hora). Recuerda que más de cuatro mil pacientes han logrado el éxito y la cifra sigue creciendo (mientras que ninguno de los que recortó la dieta lo alcanzó). Por eso, si te sales de lo programado debes saber que no serás el primero ni el último en hacerlo.

La **Fase de Mantenimiento** debe durar un mínimo de dos semanas, aunque también puedes mantenerla el resto de tu vida si de verdad quieres vivir una vida estupenda libre de acidez. Durante ella descubrirás estrategias para reintroducir en tu dieta la cafeína, bebidas alcohólicas selectas, como el vodka de patata y de maíz, y el ajo y la cebolla cocidos. También podrás incluir frutas y verduras ligeramente más ácidas y otros alimentos básicos como determinados productos lácteos, frutas como las manzanas, pimientos, edulcorantes como la miel y alguna que otra onza de chocolate negro.

Cómo vigilar la acidez fuera de la cocina

Aunque cambiar alimentos dañinos de gran acidez por otros curativos y poco ácidos va a ser la parte más importante del proceso de curación, las investigaciones y mi propia experiencia profesional me han demostrado que la recuperación total de los daños provocados por la acidez incluye también la incorporación de prácticas cotidianas relacionadas con el ejercicio, el sueño y la reducción del estrés.

Practicar ejercicios que hagan hincapié en los estiramientos, el equilibrio y la curación ayuda a neutralizar los daños provocados por los ácidos y favorece la pérdida de peso; esto último es especialmente importante, porque una reducción de peso del 10 por ciento (en las personas con sobrepeso u obesas) alivia significativamente los síntomas relacionados con la acidez.

Las investigaciones han revelado que la mala calidad del sueño o unas horas de sueño insuficientes y el estrés crónico tienen una relación directa con el aumento de peso y los daños provocados por la acidez (en el capítulo 3 estudiaremos más a fondo la conexión entre el aumento de peso y el reflujo ácido). Te voy a enseñar a ser consciente de los factores no alimentarios que exacerban este tipo de daños. Por ejemplo, aprenderás a disminuir la producción de glucocorticoides en el organismo, un tipo de hormonas esteroideas que el cuerpo segrega cuando está sometido a estrés psicológico o emocional. Cuando se producen a gran velocidad, el resultado es una mayor producción de pepsina —que implica un aumento de las probabilidades de desarrollar o empeorar la ERGE y las úlceras de estómago— y una propensión a almacenar más grasa abdominal, que está relacionada con el reflujo ácido y el incremento de las probabilidades de desarrollar esófago de Barrett.

En los próximos capítulos descubrirás que la Dieta Antiácido no es solo un plan de comidas (aunque ese es su enfoque principal); es más bien un programa de vida completo que te permitirá curar de forma natural todos los daños que la acidez viene provocando en tu organismo desde hace muchos años. Cuanto antes empieces a curarte, antes empezarás a sentirte mejor.

CAPÍTULO 2

El reflujo ácido, el esófago
y su conexión con el cáncer

El esófago es el órgano en el que la acidez produce más daños. Aunque este importante conductor de alimentos y fluidos no es el único perjudicado, sí es el punto en el que antes se entreabre la puerta a los jugos gástricos. Cuando comprendas su funcionamiento básico y la estrecha relación que guarda con el aparato digestivo que tiene debajo, entenderás la conexión que existe entre los alimentos que consumimos y el reflujo ácido.

También verás la relación que hay entre el aumento del reflujo ácido y los alimentos que eligieron *para ti* (no los que *tú* elegiste) hace décadas, es decir, las decisiones que tomaron los fabricantes de productos alimentarios en los años setenta y principios de los ochenta, por las cuales empezaron a añadir ácido alimentario a muchas comidas y bebidas populares.

Tener en cuenta la interconexión entre todos estos factores te ayudará a coger las riendas de tu salud.

Conoce el esófago, el órgano que tiene más riesgo de desarrollar un cáncer

El esófago no es un órgano grande; es un tubo muscular que en la mayoría de las personas mide solo unos dos centímetros y medio de ancho y unos veinte o veinticinco de largo. Sin embargo, constituye una fuente de vida fundamental porque a través de él penetran en el cuerpo todos los nutrientes.

Cuando comemos, transporta la comida masticada hasta el estómago, donde los jugos gástricos la descomponen y la digieren para que el organismo pueda absorberla correctamente. También nuestras bebidas favoritas bajan por él, a menos que la laringe no consiga cerrar la tráquea y ese sorbo rápido acabe «yéndose por mal sitio».

Por tanto, recibe los efectos de lo que comemos y bebemos cada día antes de que pueda sufrirlos el resto del cuerpo. Podríamos considerarlo como una puerta de entrada, aunque no tiene ninguna capacidad de selección acerca de lo que deja pasar y lo que no. Por obligación tiene que permitir el paso a todo lo que comes y bebes. Está recubierto por una mucosa de color rosa claro compuesta por el mismo tipo de células epiteliales que el

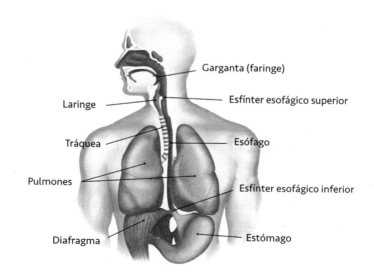

interior de la boca. Son unas células duras, diseñadas para soportar la abrasión y la exposición, aunque no en el mismo sentido que el esmalte dental, la sustancia más dura del cuerpo humano (a la que, curiosamente, también dañan los ácidos).

A ambos extremos del esófago existe un esfínter o válvula muscular de cierre. En el superior está el esfínter esofágico superior, situado ligeramente por debajo de la nuez, y en el inferior, justo encima del estómago, el esfínter esofágico inferior, que está aproximadamente allí donde se unen las costillas por abajo.

Cuando comemos o bebemos, los esfínteres esofágicos se relajan y se abren para que tanto los sólidos como los líquidos puedan pasar por la garganta y bajar al estómago. Para ello se valen de unas intrincadas fibras musculares multidireccionales que actúan con la intención de crear una tensión máxima. En condiciones normales, ambos esfínteres deben volver a tensarse una vez que lo ingerido haya pasado a través de ellos. De esta forma actúan como barreras antirreflujo y protegen los tejidos de los efectos corrosivos de los jugos gástricos.

Las células epiteliales que revisten los esfínteres esofágicos desempeñan un papel importantísimo en la eficiencia y la efectividad de estos cierres, sobre todo en su capacidad para mantener los jugos gástricos en el lugar que les corresponde: el estómago, situado debajo del esófago. Estas células epiteliales actúan también de forma coordinada con las glándulas situadas en una subcapa de tejido para reforzar la resistencia contra los ataques cotidianos, en especial contra la exposición a los ácidos de los alimentos. Cuando ingerimos sustancias muy ácidas, estas glándulas segregan enzimas neutralizadoras que minimizan los daños que pueda provocar la acidez en los tejidos.

El esófago posee un sistema protector perfecto para conservar la salud de sus tejidos y asegurarse de que los ácidos del estómago no vayan a donde no deben. Los problemas con el reflujo comienzan cuando los alimentos que consumimos a diario dañan o erosionan el revestimiento de los esfínteres, que es especialmente vulnerable a los ácidos presentes en estos alimentos y que, como ya he mencionado, podemos encontrar en muchas de las comidas y bebidas más populares hoy en día.

Aunque tanto el esfínter superior como el inferior pueden verse afectados por una exposición regular y repetida a los ácidos, no tienen la misma vulnerabilidad. Los mayores culpables de la falta de tono del esfínter inferior son los siguientes:

- Tabaco.
- Cafeína.
- Chocolate.
- Bebidas carbonatadas azucaradas.
- Alcohol.

Todos ellos favorecen la apertura de la puerta, lo que permite que los jugos gástricos corrosivos refluyan del estómago y asciendan por el esófago.

El tabaco y el alcohol también dañan el esfínter superior, y la pérdida de tensión en este punto permite que los ácidos asciendan a las vías respiratorias superiores: la boca, la laringe y la tráquea. La presencia de ácido en estas zonas puede dar lugar a la aparición de síntomas que suelen asociarse con el reflujo ácido y entre los que podemos citar los siguientes:

- Ronquera.
- Flemas.
- Goteo retronasal.
- Asma.
- Disnea.

El problema de la pepsina

Los jugos gástricos, que digieren los alimentos en el estómago, rara vez viajan solos cuando se regurgitan en los casos de reflujo. Cuando este ácido tan fuerte asciende hacia el esófago y la garganta, a menudo lleva consigo moléculas de pepsina, con lo que resulta todavía más potente.

La pepsina, una enzima que normalmente se encuentra en el estómago, tiene como función descomponer los alimentos en el interior de este órgano. Aunque el ácido gástrico es el elemento que suele recibir más atención, incluso por parte de los profesionales médicos y los fármacos (en las estanterías de la farmacia no veremos medicamentos antipepsina junto a los antiácidos), la pepsina representa un problema escondido muy real que no debería pasarse por alto.

Hasta que los alimentos ácidos la ponen en marcha, permanece inactiva dentro del estómago. Una vez activada y mezclada con los jugos gástricos, puede ascender al esófago, al pecho, a las cuerdas vocales y a la zona de la garganta…, y esta situación empeora si los esfínteres esofágicos están relajados. En el esófago y la garganta, las moléculas de pepsina se fijan a unos receptores situados en estas zonas y generan una especie de efecto Velcro. Y en este momento es cuando empiezan los verdaderos problemas.

Una vez plantada en el esófago, la pepsina se acomoda y se *activa* cada vez que comemos o bebemos algo ácido. Cuando está activada, actúa como un comecocos hambriento que corre a buscar algo que comer o que descomponer. Si no dispone de proteínas alimentarias (que sería con lo que trabajaría en su verdadero hogar, el estómago), empieza a comerse los tejidos de la garganta y del esófago provocando todo un abanico de trastornos, que van desde inflamación y ardor de estómago a esófago de

Barrett, una dolencia precancerosa que indica la presencia de unos daños graves provocados por la acidez y posiblemente un cáncer de esófago. Cuando la pepsina está presente en el esófago o en la garganta, cada vez que consumimos sustancias ácidas, como refrescos azucarados, cítricos o vinagre, *lo que comemos puede estar literalmente comiéndonos a nosotros*.

El problema del esófago de Barrett

El esófago de Barrett, o la presencia de tejido estomacal en el esófago, es una señal peligrosa para los pacientes, porque aumenta el riesgo de desarrollar cáncer de esófago. De hecho, las personas que sufren esta dolencia tienen entre 30 y 125 veces más probabilidades de desarrollar un adenocarcinoma esofágico que el resto de la población.

Un estómago sano normal tiene un intenso color rosa, parecido al del salmón ahumado, mientras que el revestimiento esofágico es blanco grisáceo. Por regla general, el revestimiento estomacal rosado empieza allí donde acaba el blanco grisáceo del esófago. Sin embargo, cuando los ácidos han provocado una lesión grave en la porción inferior del esófago, el revestimiento estomacal empieza a subir y produce una especie de «dedos» de tejido rosado que se introducen en el recubrimiento esofágico blanco grisáceo.

Hoy en día, el esófago de Barrett afecta aproximadamente a un 1 por ciento de los adultos del mundo occidental. Los hombres suelen desarrollarlo dos veces más que las mujeres y la mayor prevalencia se da en hombres blancos de más de cincuenta años. Sin embargo, en el transcurso de los últimos diez años he visto a hombres y mujeres de cuarenta y treinta años, e incluso a algunos de veinte, que lo sufren. El año pasado me remitieron un paciente de veintinueve años con tos y ronquera, pero sin ardor de estómago, que resultó tenerlo. El 8 por ciento de los pacientes con ERGE padecen esta patología. Podemos afirmar que entre el 10 y el 15 por ciento de las personas con reflujo laringofaríngeo, aquellas que no presentan ardor de estómago pero sí síntomas crónicos de tos, ronquera, sensación de tener un bulto en la garganta y carraspera, paceden esófago de Barrett. Con el término «síntomas crónicos» me estoy refiriendo a aquellos que duran más de ocho semanas.

La verdad acerca del pH

La evidencia científica revela que el pH de una sustancia es lo que determina el nivel de actividad de la pepsina y lo dañina que resulta para el revestimiento esofágico. Si recuerdas las clases de química del instituto, sabrás que la acidez —o, por el contrario, la alcalinidad— se mide mediante la escala del pH, que va de 1 (extremadamente ácido) a 14 (extremadamente alcalino). Todas las sustancias que tienen un pH inferior a 7 se consideran ácidas y todas las que lo tienen por encima de esa cifra se consideran alcalinas. El organismo tiene que hacer un gran esfuerzo para neutralizar la combinación de ácidos gástricos y alimentos de manera que el pH se mantenga estable en un nivel de 7,4.

Las investigaciones muestran que los alimentos y las bebidas con un pH inferior a 5, y sobre todo aquellos cuyo valor es inferior a 4, activan la pepsina (cuando empecemos a hablar de la dieta encontrarás una lista de alimentos clasificados según el valor de su pH diseñada específicamente para eliminar la actividad dañina de esta enzima).

Las investigaciones vinculan la presencia de pepsina en el revestimiento esofágico con un aumento de la actividad tumo-

ral, sobre todo en la zona en la que la parte inferior del esófago
se une al estómago.

El aumento drástico de cáncer de esófago relacionado
con los ácidos

Cuando empecé a ejercer la medicina, el tipo más común de
cáncer de esófago era el provocado por el tabaco y el alcohol.
Hacia mediados de los años noventa se produjo un cambio en la
incidencia de este tipo de cáncer y empezó a proliferar el que
deriva de los daños provocados por la acidez.

Existen dos formas comunes de cáncer de esófago: el carcinoma de células escamosas (CCE) y el adenocarcinoma. Ambos
suelen detectarse tarde, porque no presentan síntomas tempra-
nos evidentes. Sin embargo, sí se producen cambios precancerosos en el esófago ante los que debemos estar alerta; la Dieta
Antiácido te los mostrará. En la mayoría de los casos, la detec-
ción no se produce hasta que el paciente muestra dificultades
para tragar provocadas por un tumor que se está desarrollando,
lo que supone ya una fase avanzada de la enfermedad. Por desgracia, la tasa de supervivencia media de cinco años en esta fase
es solo de entre el 10 y el 15 por ciento.

Estos dos tipos de cáncer esofágico presentan varias diferencias. El CCE afecta a las células «planas» que recubren el esófago
y suele aparecer en la parte media o superior de este órgano. El
adenocarcinoma, por su parte, afecta a las células glandulares
que segregan mucosidad y enzimas para proteger el revestimiento del esófago. Aunque suele aparecer en la parte central del
órgano, los diagnósticos que revelan su presencia en la parte inferior y en la unión de esta con el estómago han aumentado
considerablemente en los últimos cuarenta años.

Este último punto es importante, porque forma parte de una tendencia más amplia y de un cambio en la forma en la que se manifiesta el cáncer y en el motivo que lo provoca. Antes de 1970, el CCE era la forma predominante de cáncer de esófago y su causa estaba relativamente clara: el 95 por ciento de los pacientes que lo sufrían eran fumadores y, además, el consumo elevado de bebidas alcohólicas era un factor coadyuvante.

Sin embargo, a partir de ese año, los índices de adenocarcinoma empezaron a subir. Desde mediados de los años setenta hasta 1994, la incidencia de este tipo de cáncer en el esófago ascendió un 350 por ciento y en 1990 sobrepasó al CCE como forma predominante. Para el 2008 había aumentado un porcentaje alarmante del 650 por ciento, lo que lo convierte en el tipo de cáncer que más rápido ha crecido en Estados Unidos y Europa.

No se creyó que su origen fuera el tabaco, porque este nunca ha estado muy relacionado con el adenocarcinoma (y las tasas de tabaquismo ya estaban disminuyendo por esas fechas), sino que se consideró que los factores más probables eran el reflujo ácido, el esófago de Barrett y la obesidad. ¿Podrían los factores alimentarios estar detrás de este cambio tan sorprendente?

¿Qué se esconde detrás del enorme aumento de los daños provocados por la acidez?

Cuando consideramos el incremento tan drástico que se ha producido en los índices de adenocarcinoma esofágico desde los años setenta y en los de otras lesiones provocadas por la acidez, como el reflujo ácido, el reflujo laringofaríngeo y el esófago de Barrett, tenemos que analizar las transformaciones medioambientales y del estilo de vida que se produjeron en ese tiempo y que pudieron disparar o precipitar el paso de un tipo de cáncer esofágico al otro. Y, como se ha podido averiguar, no hacía falta buscarlos muy lejos.

A mediados de los años setenta y principios de los ochenta aparecieron tres tendencias en cuestiones de alimentación que dieron lugar a una proliferación sin precedentes de alimentos procesados extremadamente adictivos y nada saludables, repletos no solo de grasa, azúcar y calorías, sino también de ácidos alimentarios. Estas tendencias ayudaron a conformar la dieta occidental que conocemos hoy y, poco después de su implantación, se empieza a apreciar cómo los índices de adenocarcinoma comienzan a subir. Vamos a analizarlas en detalle.

Acidificación por ley

En 1975 la FDA (Administración de Alimentos y Medicamentos de Estados Unidos) aprobó una ley denominada Title 21, bienintencionada pero mal estudiada, que codificaba y ampliaba el uso de ácidos en la conservación de los alimentos y la prevención de las infecciones bacterianas. Aunque en cierta medida siempre hemos confiado en los ácidos para conservar los alimentos —piensa en el uso de sal o vinagre para encurtir productos crudos—, la Title 21 impuso que los ácidos debían incluirse en muchos más alimentos y bebidas. Nadie había previsto ni investigado a fondo cómo esta invasión podía afectar a largo plazo a nuestra salud.

Según las normas de la Title 21, cualquier producto crudo con un pH natural de 4,6 o superior (según recordarás, esta cifra es justo el nivel en el que se activa la pepsina) se considera un «alimento poco ácido» y debe ser sumergido en una sustancia que lo transforme en un alimento «acidificado». Las sustancias que se emplean en este proceso de conservación incluyen el ácido acético (vinagre), el ácido cítrico, el ácido láctico, el ácido málico, el ácido fosfórico y, en algunos casos, la sosa cáustica y la cal. Aunque el objetivo de esta norma es conseguir un pH estable de 4,6 para que el producto no se degrade durante la distribución, muchas veces acaba siendo de 4,2 o inferior.

En la mayoría de los casos no nos enteramos de que un alimento ha sido acidificado. Piensa, por ejemplo, en un tarrito de papilla de plátano para bebés. Esta fruta en su forma natural tiene un pH del 5,7, pero el de la papilla se acerca más a 4. Es posible que no te parezca una diferencia significativa, pero si eres científico o médico sabrás que la escala del pH es logarítmica, por lo que una diferencia de dos puntos indica realmente un escalofriante aumento del *cien por cien* de acidez. Por tanto, un niño que se toma un tarrito de papilla de plátano está consumiendo un producto cien veces más ácido que aquel que se toma un plátano de verdad. Y esto ocurre al inicio de la vida, antes de que el paladar del bebé entre en contacto con un abanico infinito de alimentos y bebidas procesadas. La Title 21 se asegura de que vamos a ingerir ácidos con los alimentos desde la infancia hasta la edad adulta... siempre y cuando en la tienda escojamos alimentos envasados y enlatados. Y las siguientes tendencias alimentarias ampliaron aún más nuestra exposición a los ácidos.

La coronación de una nueva bebida

El mismo año en que la acidificación se impuso por ley, la popularidad de los refrescos superó a la del café, una señal premonitoria para los Vigilantes del Ácido de todo el mundo. Sin duda has oído hablar de los peligros que representan los refrescos para la salud, y el mensaje que seguramente has recibido una y otra vez es que el culpable de estos peligros es el azúcar. Aun-

que esto es inequívocamente cierto —el azúcar no aporta nada
de nutrición y ha desempeñado un papel fundamental en la epidemia de obesidad que sufrimos actualmente—, los refrescos
contienen otro culpable escondido y al acecho pero del que se
habla mucho menos: el ácido.

Con un pH que ronda el 2,5, los refrescos son la sustancia
más ácida y corrosiva de todas las que consumimos; son tan ácidos que ningún ser vivo podría sobrevivir en ellos durante una
noche. Pero aunque nosotros no vayamos a dormir *en* ellos, sí
que nos mantienen despiertos. Investigadores de la facultad de
Medicina de la Universidad de Arizona descubrieron que el consumo de refrescos carbonatados constituye una de las causas
más comunes de ardor de estómago nocturno.

Cuando consumimos un refresco, estamos fomentando de
dos maneras distintas los daños que nos producen los ácidos. En
primer lugar, la intensa acidez del líquido empieza a erosionar el
revestimiento del esófago y provoca un daño agudo en el esfínter esofágico inferior que, según recordarás, tiene la importantí-
sima función de cerrar el paso a los jugos gástricos del estómago,
que está situado justo debajo. Pero además del daño directo que
provoca el ácido está el efecto de los gases carbónicos, que aumentan la presión en el estómago y con ello amplifican la capacidad corrosiva del refresco y dañan el sistema de protección
contra los ácidos que posee nuestro organismo. A medida que
aumenta está presión, los jugos gástricos son empujados hacia el
esfínter esofágico inferior, y como este acaba por resultar dañado
debido al paso del ácido, está preparado para que el reflujo pueda abrirse camino hacia los tejidos del esófago. Para todas aquellas personas que tienen problemas de acidez, los refrescos son el
enemigo número uno.

Durante los años en los que los refrescos fueron las bebidas
más populares en los países occidentales, los índices de adeno-

carcinoma se dispararon. En el momento de mayor consumo, cada persona tomaba por término medio más de doscientos litros al año. Aunque en 2008 el agua los destronó y ocupó el primer lugar en la lista de bebidas más populares, la ingesta sigue siendo de una media de más de ciento cincuenta litros por persona y año, más de lo que se necesita para debilitar el esfínter esofágico inferior y abrir la puerta al reflujo crónico, el esófago de Barrett y la disfunción celular que puede dar lugar a la aparición de cáncer esofágico.

Se produce un cambio en el azúcar

Si antes de 1980 los refrescos ya eran malos para la salud, a partir de esa fecha empeoraron aún más. Este fue el año en el que el jarabe de maíz con alto contenido en fructosa sustituyó al azúcar de remolacha o de caña en los alimentos procesados, incluidos los refrescos. ¿Y cuál es el problema de este jarabe? En primer lugar, contiene ácido sulfúrico, una sustancia extremadamente ácida. Además, las sustancias químicas que se utilizan en su elaboración provocan como efecto secundario la relajación del esfínter esofágico inferior.

Al comienzo de los años ochenta empezó la invasión del jarabe de maíz rico en fructosa. Gracias a las ayudas que recibe el cultivo de este cereal, resultaba mucho más barato de producir que cualquier otro edulcorante, y además resultó ser un producto muy versátil, apropiado para refrescos, cereales, panes, yogures, zumos de fruta, galletas saladas, encurtidos, aliños para ensalada, salsas para barbacoa, kétchup y muchos otros alimentos. De este modo podemos recibir una dosis —junto con algo de ácido sulfúrico— no solo cada día, sino en cada comida o aperitivo.

Una pequeña cantidad de ácido sulfúrico al día basta para provocar un daño significativo en el esófago al cabo de un tiempo y prepara el camino para que se desarrollen otros problemas más graves relacionados con la acidez.

El despegue de las comidas rápidas

El año 1983 fue el primero completo en el que el público tuvo acceso a las palomitas de maíz para microondas. Este aperitivo, que está listo en cuestión de minutos, se cocina en bolsas recubiertas de ácido perfluorooctanoico y repletas de otros aditivos peligrosos para la salud derivados de sustancias como el butano, y es el paradigma de una tendencia hacia las comidas rápidas.

Sin embargo, esta rapidez y comodidad en la preparación no resulta gratis. Los fabricantes de productos alimentarios, obligados a aumentar el sabor de los alimentos procesados y la velocidad a la que se pueden elaborar, empezaron a impulsar todavía más la utilización de componentes químicos. Se añadieron un número cada vez mayor de aditivos y colorantes que incrementaban la vida útil de los productos y que, de forma intencionada o no, realzaban las propiedades adictivas de un número creciente de alimentos envasados.

Productos como las palomitas para el microondas, las pizzas congeladas y las cenas a base de congelados fueron un éxito inmediato y modificaron la forma de comer en los países occidentales. La gente dejó en gran medida de cocinar y empezó a depender de alimentos procesados, rebosantes de ingredientes artificiales que, en algunos casos, se han relacionado últimamente con enfermedades y problemas como el trastorno de déficit de atención e hiperactividad (TDAH), el asma y el dolor de cabeza. El uso de aditivos y conservantes se aceleró a partir de los años ochenta y hoy en día podemos encontrar más de tres mil elementos en la base de datos de aditivos alimentarios, aromatizantes sintéticos y colorantes de la FDA.

Evaluar el daño y explorar oportunidades para el cambio

Con el transcurso de los años desde que se introdujeron estas tendencias, los índices de aumento de peso han subido de forma significativa. Y no resulta nada sorprendente, porque el consumo de alimentos procesados no solo aporta una mayor exposición a los ácidos y la ingesta de aditivos alimentarios, sino que es además una garantía de que vamos a consumir cantidades excesivas de azúcar, grasas saturadas, grasas trans y calorías, con lo que el incremento del peso es inevitable. Y esto a su vez ha favorecido un tipo de disfunción metabólica vinculada en un principio con la hipertensión, la resistencia a la insulina y el colesterol elevado, y, más adelante, con enfermedades crónicas como las cardiopatías y la diabetes tipo 2.

En el próximo capítulo analizaré la relación que existe entre el ácido de los alimentos y toda una constelación de estos trastornos médicos, y veremos cuál podría ser el peligroso problema que los relaciona a todos: la inflamación. El objetivo de la Dieta Antiácido es mantener bajas la acidez de los alimentos y la inflamación. Las malas decisiones alimentarias y la inflamación van siempre de la mano. Aunque no sufras ninguna lesión grave provocada por la acidez (un trastorno precanceroso como el esófago de Barrett, por ejemplo), si participas de la dieta habitual rica en alimentos procesados, lo más probable es que tengas alguna forma de inflamación. Esta dieta te ayudará a aliviarla.

Sigue leyendo para descubrir lo que debes saber acerca de la inflamación y el papel que desempeña la dieta como problema (ácido de los alimentos) y como solución (alimentos poco ácidos y ricos en antioxidantes).

CAPÍTULO 3

INFLAMADO
La relación entre la inflamación, el reflujo ácido y el aumento de peso

Los pacientes que acuden a mi consulta ya han experimentado los síntomas clásicos del reflujo ácido —en ocasiones llevan años sufriéndolos— en la laringe (donde se encuentran las cuerdas vocales), en la garganta y en el esófago. Según me cuentan, sufren tos persistente, ronquera, la sensación de tener una obstrucción o una bola en la garganta o ardor de estómago. Cuando les pregunto sobre su salud general me refieren otros problemas adicionales: fatiga, dolor en las articulaciones e hipertensión, por mencionar solo algunos de ellos. Aparentemente, estos males adicionales no tienen nada que ver con el reflujo ácido. Por eso se sorprenden cuando les digo que la Dieta Antiácido puede, además de curar las lesiones directamente provocadas por la acidez, aliviar también los otros síntomas.

Pero así es como sucede. Recuerdo una paciente en particular, una trabajadora social de cincuenta y dos años llamada Leanne que acudió a mi consulta con la esperanza de encontrar una cura para la sensación de tener algo atascado en la garganta que llevaba molestándola desde hacía dos años. También me comentó que sufría ardor de estómago, hinchazón y síndrome del intestino irritable (SII). Poco tiempo antes le habían diagnosticado celiaquía, pero la dieta estricta sin gluten que le prescribieron no mejoró significativamente los síntomas. Por último, mencionó que sufría psoriasis, una enfermedad autoinmune que produce unas descamaciones molestas y en ocasiones dolorosas en la piel. Sospeché que sus problemas digestivos no se habían solucionado, porque, aunque había dejado de tomar gluten, seguía consumiendo productos con cafeína, chocolate, cebolla cruda, ajo, tomate y vino. Algunas de sus rutinas diarias no resultaban precisamente apropiadas para aliviar el ardor de estómago. Por ejemplo, como la mayoría de las personas que tienen múltiples responsabilidades en el trabajo, cenaba tarde, hacia las nueve de la noche, unas dos horas antes de acostarse. Tanto si se toma gluten como si no, comer a una hora tan cercana a la de acostarse produce un reflujo de alimentos y jugos gástricos hacia el esófago, porque el estómago tarda entre tres y cuatro horas en vaciarse.

Como Leanne sufría reflujo laringofaríngeo y ardor de estómago, le prescribí la Dieta Antiácido, de la excluí un puñado de elementos que contienen gluten. Al cabo de tres meses de seguirla, regresó a mi consulta para hacer una revisión. Como ya imaginaba, la sensación de tener un bulto en la garganta le había desaparecido. Además, había perdido peso —cuatro kilos, y un centímetro y medio de cintura— y el ardor de estómago, la hinchazón y los síntomas del SII habían disminuido. Sin embargo, el cambio más llamativo no era el alivio de las lesiones provocadas por el reflujo ácido que yo había previsto, sino que también estaba mejorando de la psoriasis. Y más sorprendente aún fue cuando me contó que su hermana mayor, que también tenía psoriasis (pero no ardor de estómago), la había acompañado en la Dieta Antiácido ¡y también le habían mejorado los síntomas de la enfermedad!

Naturalmente me pregunté cómo era posible que una dieta diseñada para curar el reflujo ácido pudiera también aliviar los síntomas de una enfermedad autoinmune como la psoriasis. Esto planteó otra pregunta más general: ¿qué tienen que ver los daños provocados por la acidez con otras disfunciones del organismo? Los mecanismos fisiológicos del cuerpo están muy interrelacionados. El ácido de los alimentos no afecta solo a los órganos y sistemas que encuentra directamente en su camino, sino que también puede reflejar, desencadenar e iluminar otros trastornos que se desarrollan en muchas regiones del organismo en todo momento. La clave consiste en descubrir la causa inicial que los provocó.

Esta causa inicial de la mayoría de los trastornos del cuerpo es la inflamación. Para captar hasta qué punto el ácido de los alimentos puede provocar y exacerbar la inflamación, debes conocer unos cuantos datos básicos acerca del funcionamiento del organismo. Aunque este libro no pretende ser un manual de biología ni de química orgánica, sigue leyendo estas páginas y entenderás mejor la conexión que existe entre algunos de tus problemas de salud y las lesiones que provocan los ácidos de los alimentos. Y más importante aún, comprenderás la lógica del programa Antiácido y verás por qué cuando lo sigues puedes tratar y prevenir trastornos médicos y de salud en general que van mucho más allá del reflujo laringofaríngeo y el ardor de estómago, es decir, *más allá de la enfermedad por reflujo gastroesofágico.*

Nociones básicas acerca de la inflamación

La inflamación es la complicada respuesta del organismo ante el estrés fisiológico, la exposición a productos tóxicos o los traumas. Sería algo así como la respuesta ante cualquier estado de agitación, ya sea leve o extremo, completamente imperceptible o de esos que te hacen aullar de dolor.

A lo largo del último siglo, la inflamación se ha convertido en el santo grial de la medicina y de la ciencia, porque puede afectar a todos nuestros aparatos y sistemas anatómicos, y se cree que es el foco de un amplio abanico de trastornos médicos y enfermedades. Si existiera un código que indicara cómo la inflamación se traduce en enfermedad, descifrarlo revolucionaría sin duda nuestra forma de prevenir y curar. De momento, solo sabemos con seguridad una cosa: la inflamación es la precursora de muchas enfermedades autoinmunes, metabólicas y crónicas. Y las lesiones provocadas por los ácidos de los alimentos ilustran claramente esta conexión.

Antes de seguir adelante es importante que diferenciemos dos tipos de inflamación: la **inflamación aguda**, que puede resultar útil, y la **inflamación crónica**, que no lo es. Un ejemplo de inflamación aguda es la que surge cuando te tuerces un tobillo, que se te hincha y te deja fuera de combate durante unos días. Esta hinchazón es una señal de que se ha iniciado una respuesta inflamatoria: los glóbulos blancos y las hormonas han acudido en masa a la zona lesionada para eliminar las infecciones y los tejidos dañados y empezar el proceso de curación. En este caso, la inflamación sirve, por un lado, de advertencia para que tengamos cuidado con una parte del cuerpo que está sufriendo un trauma, y por otro, como mecanismo curativo. Cuando se termina el proceso de curación, la hinchazón cede y el tobillo vuelve a la normalidad.

La inflamación crónica es un problema más insidioso, porque, a diferencia de la aguda, no es temporal ni evidente. Este tipo de inflamación se produce con frecuencia como respuesta a una exposición leve pero persistente a toxinas —como los pesticidas, los ácidos de los alimentos y el humo del tabaco— o a una infección no curada. Puede ser grave y progresiva si el cuerpo cree que existe un peligro constante. En ese caso los glóbulos blancos, que fueron diseñados para eliminar los tejidos dañados y luego desaparecer, se quedan rondando por el organismo y se dedican a eliminar tejidos dañados. A menudo se llevan también tejidos sanos como daño colateral. Este proceso es destructivo y por desgracia solo se hace visible —si es que llega a suceder— cuando está muy avanzado.

Peor aún es que nunca sabemos dónde va a atacarnos la inflamación crónica. Puede comerse las células nerviosas del cerebro (enfermedad de Alzheimer), dirigir los depósitos de colesterol hacia las arterias coronarias (infarto), generar una resistencia a la insulina (diabetes tipo 2) o dañar las cuerdas vocales con una lesión provocada por la acidez (reflujo laringofaríngeo).

La cuestión es cuál es la chispa que prende la llama eterna de la inflamación crónica. Todo comienza con el nacimiento de los radicales libres.

El nacimiento de los radicales libres, las células anómalas del organismo

Cuando el organismo está expuesto a elementos como la contaminación del aire, los rayos ultravioletas o toxinas como los ácidos de los alimentos y el humo del tabaco, su reacción primera y fundamental se produce a nivel celular. Los traumas que provoca esta exposición pueden hacer que las moléculas pierdan electrones y den lugar a unos subproductos sumamente reactivos e inestables denominados radicales libres. Estos radicales libres buscan desesperadamente la estabilidad y de inmediato se lanzan a la caza de un electrón, para lo cual se unen a las primeras moléculas libres que encuentran. En muchos casos, estas primeras moléculas libres tienen una base de oxígeno, con lo que se produce una molécula alterada y oxidada que no funciona como solía hacerlo.

Cada vez hay más evidencia de que los radicales libres —que son también los agentes del envejecimiento— están implicados en lesiones celulares de todo el cuerpo, porque dañan cualquier tejido al que se dirigen. También son capaces de trastornar el ADN y crear una mutación genética que con el tiempo puede transformar una célula normal en otra maligna. Su presencia se ha relacionado con el desarrollo de trastornos comunes como las cardiopatías, las enfermedades neurodegenerativas, el síndrome metabólico y el cáncer.

Vamos a hacer un breve resumen de cómo se desarrolla este proceso.

La oxidación

El oxígeno es uno de los elementos más abundantes en el universo y resulta esencial para la vida de todas las especies aeróbicas. Por eso es probable que te preguntes cómo es posible que el proceso de oxidación que se produce cuando se forman radicales libres sea algo malo. La forma más sencilla de entenderlo es pensar en el proceso químico que hace que las frutas y verduras que se exponen al aire se pongan marrones. Una manzana entera puede permanecer en un frutero sin refrigerar entre dos y cuatro semanas antes de mostrar ninguna señal de deterioro. Sin embargo, en cuanto la cortas, las células que han resultado dañadas por el cuchillo empiezan a buscar moléculas de oxígeno libres, se unen a ellas y activan el proceso de deterioro que oscurece la pulpa. Del mismo modo, cuando factores estresantes como el ácido de los alimentos, el humo del tabaco, la contaminación y los patógenos dañan las células del interior del cuerpo, estas células dañadas se vuelven reactivas y vulnerables a la oxidación. En ese momento podríamos decir que se «ponen marrones», pierden fuerza, calidad y funcionalidad y comienzan a acelerar o a exacerbar el deterioro de los tejidos.

Aunque es imposible controlar totalmente este proceso, sí podemos ayudar a nuestro cuerpo a combatir la oxidación mediante una dieta rica en sustancias fitoquímicas (presentes en las frutas y las verduras), que son antioxidantes por naturaleza. Se ha comprobado que las vitaminas A, C y E y minerales como el cobre, el zinc y el selenio resultan útiles para este fin, pero no tanto como seguir una dieta saludable durante un periodo prolongado.

La progresión hacia las especies de oxígeno reactivo (EOR) y el estrés oxidativo

Las moléculas que han sido alteradas por los radicales libres se conocen como especies de oxígeno reactivo (EOR). De forma natural, estas EOR buscan otras sustancias a las que puedan donar oxígeno, con lo que favorecen la oxidación. Es algo así como si «pusieran marrones» o envejecieran a esas sustancias. En el organismo, este envejecimiento celular lo contrarrestan los **antioxidantes**, unas enzimas que produce nuestro cuerpo por sí solo o que asimila a través de alimentos y suplementos. El equilibrio entre los oxidantes y los antioxidantes es esencial para tener una buena salud, y los problemas empiezan cuando la balanza se inclina a favor de los radicales libres. En este entorno en los que las «chicas malas» (EOR) son más que los buenos (antioxidantes), se instaura un estado de **estrés oxidativo** y con él se produce un desequilibrio peligroso que puede afectar negativamente a los órganos y a los procesos biológicos del cuerpo.

Lo que debes saber acerca de los antioxidantes

Existen dos tipos de antioxidantes, los enzimáticos (ya presentes en el organismo) y los no enzimáticos, que se pueden consumir en suplementos nutricionales y en los alimentos. Algunos de los suplementos no enzimáticos más comunes son las vitaminas A, C y E, el betacaroteno y determinados minerales como el zinc, el cobre y el selenio.

- La vitamina C se ha relacionado con una disminución de las enfermedades cardiovasculares y del colesterol, porque interfiere con el proceso de oxidación de las lipoproteínas de baja densidad (LDL). Estas lipoproteínas transportan el colesterol en la sangre. Son lo que se conoce como «colesterol malo» porque cuando están presentes en grandes cantidades dan lugar a la acumulación de placa en las arterias, lo que favorece los ictus e infartos.
- Se ha demostrado que la vitamina E también aumenta la resistencia a la oxidación de las LDL.
- Los flavonoides —presentes en la mayoría de las frutas, verduras, legumbres secas, infusiones y cereales— también combaten la oxidación. Se ha comprobado que desempeñan un papel protector de la actividad neuronal y que favorecen el tratamiento de la diabetes.

Las investigaciones han demostrado que el consumo prolongado de antioxidantes alimentarios, en contraposición a los aumentos esporádicos que proporcionan las vitaminas y los suplementos, es capaz de reducir los efectos del daño oxidativo en el ADN de todo el organismo, con lo que disminuye las posibilidades de sufrir inflamación y la susceptibilidad a virus, alergias y cáncer. Por eso yo siempre recomiendo la dieta en lugar de los suplementos para tratar los daños provocados por la acidez y reducir la inflamación de todo el cuerpo.

La respuesta del sistema inmunitario

Como el estrés oxidativo tiene lugar a un nivel molecular, no somos conscientes de los problemas internos que se están produciendo. Nuestro sistema inmunitario, por el contrario, sí lo es y dispara la respuesta inflamatoria ante la amenaza de un estrés oxidativo persistente de poca intensidad.

Recordarás que, en el mejor de los casos, se reúne un ejército de glóbulos blancos para que combatan una amenaza, cumplan con su trabajo y luego se retiren. Sin embargo, en el caso del estrés oxidativo, las células alteradas por los radicales libres pueden provocar falsas alarmas y conducir a las células inmunitarias a un lugar donde en realidad no se las necesita. En esta situación, los glóbulos blancos inflaman tejidos pero no resuelven el problema; peor aún, lo crean al pelear contra un enemigo imaginario. Este es el origen de las enfermedades autoinmunes.

El sistema inmunitario no es en sí mismo inmune a la subversión; puede convertirse en un objetivo de radicalización de las células rebeldes y generar con ello aún más radicales libres al entrar en combate. Con este tipo de capacidad de programación y reprogramación, los radicales libres, la inflamación y la disfunción del sistema inmunitario pueden formar una alianza peligrosa.

La inflamación y el vínculo de la malignidad

Cuando el estrés oxidativo deja de ser leve, las cosas empiezan a ir de mal en peor, sobre todo cuando el daño celular constante da lugar a los primeros atisbos moleculares de cáncer. Existe una evidencia muy convincente de que los radicales libres desempeñan un papel importante en todas las etapas de desarrollo de esta enfermedad, tanto en el inicio como en su difusión y avance. Pueden provocar mutaciones en genes fundamentales (inicio), estimular la división celular (difusión) y, en las últimas etapas de la carcinogénesis (avance), facilitar la acumulación de más daños en el ADN que hagan que una célula benigna se transforme en otra maligna. Como consecuencia de este nivel de implicación tan amplio, en la comunidad médica existen pocas dudas de que el estrés oxidativo es la base que incentiva el crecimiento canceroso.

El factor ácido de los alimentos en la inflamación de todo el cuerpo

Llegados a este punto, es probable que te preguntes qué relación tiene el ácido de los alimentos con la inflamación y todas sus consecuencias. Es interesante señalar que la enfermedad del reflujo ácido es un ejemplo especialmente bueno de cómo el ácido de los alimentos, el estrés oxidativo y la inflamación interactúan y se desarrollan, porque todos ellos lo hacen en un nivel agudo y en otro crónico.

Vamos a analizar el ácido de los alimentos en una situación de **inflamación aguda**: cuando consumimos regularmente jarabe de maíz rico en fructosa, bebidas carbonatadas edulcoradas o alimentos enlatados y procesados con conservantes, estamos introduciendo en nuestro cuerpo patógenos que crean radicales libres y, con el tiempo, producen estrés oxidativo. La lesión resultante puede dar lugar, entre otras cosas, a la inflamación de las cuerdas vocales en respuesta al contacto repetido con bebidas ácidas, y esta inflamación aguda provoca ronquera. Si fumamos, la situación empeora aún más.

El ardor de estómago es otro ejemplo de inflamación aguda del tracto digestivo. La sensación de quemazón que percibimos en el pecho es la respuesta inflamatoria a los daños que están provocando los jugos gástricos en el esófago. Por la mañana, el que puede dar lugar al ardor es el café que se regurgita. Por la noche, en cambio, podría deberse a la cena que disfrutaste demasiado tarde y que, al acostarte, asciende al esófago junto con los jugos gástricos del estómago.

Otro ejemplo de inflamación aguda inducida por los ácidos es la que se produce en las vías respiratorias cuando el ácido que refluye del estómago se vierte literalmente en los tejidos pulmonares provocando *aspiración*. En el capítulo 4 analizaremos con más detalle lo que esto significa, pero por ahora diremos sencillamente que los síntomas —ahogo, sensación de no poder respirar— son muy desagradables.

Una señal inconfundible de **inflamación crónica** inducida por el reflujo ácido es la presencia de moléculas ácidas procedentes de los alimentos en órganos en los que claramente no deberían estar: por ejemplo, en los pulmones. ¿Cómo consiguen trasladarse desde el esófago, situado en el tracto digestivo, hasta el pulmón, que está en las vías respiratorias? Pues lo hacen cuando la pepsina que se ha activado en el estómago acaba en el esófago y desde allí empiezan a flotar. Y cuando flotan, pueden acabar en cualquier parte, incluidos los pulmones, donde inician la inflamación y pueden provocar enfermedades como el asma y la bronquitis.

Si tienes problemas de acidez, es especialmente importante que comprendas que la pepsina no daña solo el esófago. Puede acabar también en otros tejidos e inflamarlos. Exponer nuestro organismo de forma repetida a un volumen elevado de ácido de los alimentos dará lugar inevitablemente a la activación de la pepsina y creará las condiciones necesarias para la inflamación de todo el cuerpo. Y, si sufrimos otros problemas de salud, el reflujo ácido los empeorará.

Reflujo ácido, obesidad y trastorno metabólico

Uno de los efectos secundarios a largo plazo de la ley Title 21 que sus creadores no pudieron prever en los años setenta ha sido el trastorno metabólico que resulta de la ingesta de alimentos acidificados, químicamente alterados y procesados. Una de las crisis médicas que actualmente afrontamos en el mundo occidental —y cada vez más en todo el mundo— es la tríada de obesidad, ERGE y síndrome metabólico, y las dolencias que la acompañan: diabetes tipo 2 y enfermedades cardiovasculares. Cada uno de estos tres elementos refuerza a los demás y todos ellos comparten las siguientes características: ácido de los alimentos e inflamación.

Vamos a estudiar la obesidad. Como trastorno médico, se caracteriza por un aumento del peso corporal que da lugar a una excesiva acumulación de grasa, con un índice de masa corporal (IMC) de 30 o más. Una vez establecida, se convierte también en un catalizador destructivo para otras disfunciones.

No hace falta ser un profesional médico para observar el aumento de las tasas de obesidad, pero ahí está la evidencia estadística que lo demuestra. Según la Nutrition Science Iniciative, una organización sin ánimo de lucro dedicada al estudio de la obesidad y la diabetes tipo 2, el índice de obesidad en Estados Unidos aumentó un 200 por ciento entre 1970 y 2011. Este periodo de tiempo refleja también la transición en el panorama nutricional de ese país que tuvo lugar desde la aprobación de la Title 21.

Una característica peligrosa del sobrepeso, y no digamos de la obesidad, es la acumulación de grasa alrededor de la tripa, lo que se conoce como grasa visceral. La obesidad abdominal, que se define como un perímetro de cintura de más de 86 centímetros, está a menudo promovida por células de grasa visceral que,

Calcula tu IMC

Siempre es buena idea medir el IMC en las revisiones físicas anuales, pero, si no puedes esperar ni un segundo más, en Internet existen muchas páginas web que te lo calculan.

como es bien sabido, provocan trastornos hormonales y metabólicos.

Las células de grasa visceral pueden producir radicales libres que segregan proteínas mensajeras (hormonas) defectuosas que ordenan al organismo que almacene grasa en lugar de convertirla en energía. A continuación, para echar más leña al fuego, envían al cerebro el mensaje de que seguimos estando hambrientos aunque tengamos la tripa a rebosar. De este modo se crea un círculo vicioso: cuanta más grasa visceral tenemos, más hambrientos nos sentimos, porque las hormonas están enviando al cerebro mensajes erróneos. Cuanto más comemos, más alimentos ingerimos. Cuantos más alimentos ingerimos, mayor será la proporción de estos que se acumule en forma de grasa. Cuanta más grasa almacenamos, más gordos estamos. Sobre todo en la región abdominal.

Obesidad, ERGE y su relación con el cáncer de esófago

Si quieres vigilar la acidez, tienes que prestar atención al aumento de peso, sobre todo en la región abdominal, por la relación que tiene con el desarrollo de la enfermedad por reflujo gastroesofágico (ERGE). Investigaciones publicadas en la revista *New England Journal of Medicine* demuestran que, cuando aumenta el IMC, también lo hace el riesgo de desarrollar ERGE. Se ha comprobado que una persona con un IMC situado en el intervalo del sobrepeso tiene casi el doble de probabilidades de padecer ERGE que otra con un peso normal. Los individuos obesos (los que poseen un IMC de 30 o más) tienen el triple de riesgo de sufrir reflujo gastroesofágico.

La ERGE, como la obesidad, es una epidemia creciente. Los estudios demuestran que cerca del 20 por ciento de los adultos del mundo occidental muestran síntomas de esta enfermedad y hay indicios de que, a menos que cambiemos algo, este porcentaje va a seguir aumentando. Un metaanálisis realizado en el 2007 con informes publicados en los veinte años anteriores reveló que la prevalencia de ERGE había aumentado un 4 por ciento anual y que, en Norteamérica, la incidencia se incrementó un 5 por ciento anual entre 1992 y 2005. Esto significa que, por término medio, en el transcurso del último cuarto de siglo, más o menos, la población estadounidense ha experimentado un aumento de la incidencia de reflujo ácido más rápido y mayor que el del resto del mundo. Y, por si lo hemos olvidado, los índices de obesidad en el mismo periodo también crecieron a gran velocidad.

Estas estadísticas no me sorprenden, dada nuestra dependencia de las comidas rápidas y procesadas ricas en ácido, grasa y calorías. Sin embargo, debemos seguir planteándonos una serie de preguntas: ¿por qué estar obeso predispone a sufrir ERGE (o viceversa)? ¿Por qué estar obeso exacerba los síntomas preexistentes de ERGE?

La explicación más sencilla es que la acumulación de grasa, sobre todo en la región abdominal situada justo debajo del esfínter esofágico inferior, interfiere con la función muscular que mantiene los ácidos en el estómago, lejos del esófago. Para visualizar esa situación, imagina que aplicas presión a un globo lleno de agua cerca de la abertura. Al hacerlo, obligarás a parte del agua a subir y salirse del globo. Lo mismo sucede en la unión entre el estómago y el esófago. Cuando la grasa se acumula debajo del esfínter esofágico inferior, el contenido del estómago refluye desde este hacia el esófago y crea reflujo ácido. Si estás inactivo —tumbado después de comer—, actúa la fuerza de la gravedad y los efectos son aún más seguros.

Sabemos que las lesiones repetitivas en el esófago provocadas por la ERGE pueden dar lugar al esófago de Barrett, un trastorno precanceroso. Un estudio reciente realizado por el Colegio Estadounidense de Gastroenterología confirma que la ERGE es un factor de riesgo para el desarrollo de este trastorno. Además, la obesidad, sobre todo la mórbida, que se define por un IMC de 35 o más, coloca a la persona en un riesgo aún mayor de desarrollar ERGE y trastornos precancerosos y cancerosos del esófago. Un estudio realizado por investigadores con la Facultad Baylor de Medicina determinó que la obesidad *más que duplicaba* el riesgo de desarrollar adenocarcinoma esofágico.

A la vista del aumento de las tasas de incidencia de estos tres problemas —obesidad, ERGE y cáncer de esófago—, aislar la causa y encontrar una cura se ha convertido en una de las principales prioridades de la salud pública. Lo que sabemos hasta ahora es que la inflamación es una característica que comparten todos ellos.

La urgencia de las soluciones alimentarias para combatir la inflamación de todo el cuerpo

Todavía se está trabajando para decodificar la relación que existe entre el estrés oxidativo, la inflamación y enfermedades como la disfunción autoinmune, los trastornos metabólicos, la obesidad, la ERGE y el cáncer. No disponemos de ninguna panacea, pero sabemos que existen una serie de medidas de prevención que podemos tomar para reducir la exposición al estrés oxidativo, con lo que se disminuyen las posibilidades de sufrir inflamación crónica y las complicaciones que la acompañan. Y sabemos también que la máxima de *el alimento como medicina* puede aliviar algunos de los efectos de la inflamación.

La Dieta Antiácido es antiinflamatoria por naturaleza de forma inmediata y a largo plazo. A corto plazo, la eliminación del ácido de origen alimentario —que podemos encontrar en algunos productos naturales y en todos los alimentos procesados— ayuda a reducir y sanar la inflamación inducida por la pepsina, que provoca daños potencialmente dolorosos en los tejidos de la laringe, la garganta y el esófago. A la larga, seguir esta dieta rica en antioxidantes y baja en ácidos combate los radicales libres que provocan dolencias en todo el cuerpo, con lo que se reduce el riesgo de sufrir inflamación crónica y enfermedades. Además, esta Dieta Antiácido es rica en fibra, con lo que nos sentimos saciados, nos ayuda a perder los kilos que nos sobran y mantiene el azote de la obesidad a raya.

Nunca es demasiado tarde para empezar a reducir la inflamación de todo el organismo. Además, no vas a poder saber hasta dónde llegan los beneficios hasta que lleves 28 días siguiendo mi programa. Así como Leanne —la paciente de la que hablé al principio del capítulo— descubrió que la dieta le calmaba los síntomas de la psoriasis, es posible que tú encuentres alivio a algunas de tus molestias relacionadas con la inflamación. En el caso de Leanne —y en el de su hermana—, era la psoriasis. En el tuyo puede ser algún otro problema, como la artritis reumatoide o la enfermedad de Crohn (dos trastornos autoinmunes), el aumento de peso (un trastorno metabólico) o la hipertensión (una enfermedad cardiovascular). Combatir la inflamación es siempre una medida positiva. Hacerlo mediante la dieta y el ajuste de los hábitos te beneficiará en aspectos que ni siquiera imaginas.

Como ya he dicho, creo que una solución basada en la alimentación es la forma más directa y eficaz de prevenir y curar los daños que provoca la acidez. De todas formas, si estos daños están ya en una fase avanzada, es fundamental contar con una evaluación médica y un tratamiento, y esto debe hacerse de forma correcta para que sea eficaz. En el próximo capítulo haremos un repaso de las medidas diagnósticas y de tratamiento que existen para las personas con reflujo ácido. También esbozaremos los desafíos que la comunidad médica —y los pacientes— afrontan a la hora de tratar con éxito las enfermedades relacionadas con la acidez.

CAPÍTULO 4
LA BÚSQUEDA DEL TRATAMIENTO
Lo que debes saber cuando acudes a tu médico por un problema de garganta

Si llevas un tiempo con síntomas de reflujo ácido, sabrás bien la frustración que se siente. Además de las molestias físicas está la sensación desasosegante de que a lo mejor ya no vuelves a sentirte bien nunca más. Y lo peor es que esta sensación no desaparece aunque ya hayas visitado a unos cuantos médicos. Por desgracia recibo pacientes así a diario.

En la actualidad existen una serie de dificultades fundamentales para identificar y tratar muchas de las manifestaciones de los daños provocados por la acidez. El problema predominante, tal y como mencioné anteriormente, es que a menudo no se sabe cuáles son los síntomas que indican un posible daño. En muchos casos, los médicos malinterpretan el síntoma de la tos crónica —es decir, que dura más de ocho semanas seguidas— o pasan por alto otras señales de la garganta porque el paciente no presenta ardor de estómago. Sin embargo, como ya sabes, los síntomas que se producen fuera de la región gastrointestinal pueden indicar una forma más avanzada de reflujo ácido.

Debido a la naturaleza equívoca de esta enfermedad, los diagnósticos erróneos e incorrectos se producen con una frecuencia alarmante y el tratamiento es a menudo equivocado o se sigue mal, sobre todo porque los pacientes no comprenden la gravedad de sus síntomas ni los riesgos que conlleva no abordarlos (si has llegado hasta este punto de *Antiácido*, ya sabes mucho más que estos pacientes y que la mayoría de la gente que acude a mi consulta, porque eres consciente del potencial precanceroso de los daños que provoca la acidez).

Si estás buscando evaluación médica y tratamiento, la siguiente información te ayudará a evitar los obstáculos que han tenido que superar los que te han antecedido y te permitirá saber mejor cómo se manifiestan los síntomas de los daños que provoca la acidez. También descubrirás cuándo debes acudir al médico y qué opciones tienes en el proceso de diagnóstico.

Empezaremos analizando el camino habitual y frustrante que recorren demasiados pacientes cuando intentan encontrar solución a unos síntomas atípicos del reflujo. Si te resulta familiar, no te preocupes; estás en el buen camino para sentirte mejor.

El tiovivo del reflujo laringofaríngeo

Tanto los pacientes como los médicos de atención primaria pasan por alto los ácidos gástricos como causa del reflujo laringofaríngeo. Con enorme frecuencia, los síntomas que aparecen en el tracto aerodigestivo superior —pulmones, garganta y cabeza— pueden conducir a una persona con reflujo hasta el tiovivo del reflujo laringofaríngeo. Suele ser algo así:

1. En primer lugar, el paciente atribuye la tos, la ronquera, la carraspera o, en algunos casos, la falta de aliento, a otras causas como el asma, las alergias, los resfriados o las infecciones bronquiales y acude al médico de familia en busca de tratamiento. Recuerda que la mucosidad y el

goteo nasal pueden ser síntoma de otra cosa que está ascendiendo por el organismo.

2. En segundo lugar, un médico de familia puede no detectar la conexión con el estómago de lo que parece ser un conjunto de síntomas pulmonares y, en consecuencia, dirige al paciente al especialista incorrecto.

3. En tercer lugar, los especialistas tienden a centrarse en la parte del cuerpo que corresponde a su área profesional; si, por ejemplo, un especialista de pulmón no ve ningún problema en la parte superior del pecho ni en la garganta, es posible que le diga al paciente, de forma equivocada, que no tiene nada. Y, mientras tanto, las lesiones siguen empeorando.

Si estás metido en esta especie de tiovivo (o conoces a alguien que lo esté), sabrás que resulta implacable y costoso y que consume una enorme cantidad de tiempo. También puede empezar a erosionar tu fe en los médicos. Sin embargo, estos inconvenientes no son nada si los comparamos con el gran riesgo que supone el retraso en el tratamiento: la continuidad no regulada del trastorno precanceroso del esófago de Barrett. Las investigaciones están demostrando que los pacientes que llevan diez o más años sufriendo reflujo laringofaríngeo pero sin síntomas de ERGE tienen un riesgo mayor de desarrollar tanto esófago de Barrett como adenocarcinoma de esófago. Otros dos grupos de enorme riesgo son los que llevan diez o más años con síntomas leves de ERGE y que no han sido tratados médicamente o a los que se han administrado inhibidores de la bomba de protones, unos fármacos diseñados para reducir la producción de jugos gástricos. Los pacientes que presentan alguno de los elementos de este *trío potencial de problemas* —(1) síntomas atípicos o (2) síntomas leves de ERGE sin tratamiento o (3) síntomas leves de

ERGE con tratamiento— son los que tienen más probabilidades de sufrir los daños graves que provoca la acidez y que pueden dar lugar al desarrollo de cáncer de esófago.

Si tuviera que elegir un mensaje de este libro para gritarlo a los cuatro vientos sería el siguiente: si queremos ganar terreno al cáncer que tiene el crecimiento más rápido del mundo, debemos conectar los síntomas del reflujo laringofaríngeo con los daños provocados por la acidez, no solo en la mente de los médicos sino también en la de los pacientes. Vamos a ver con más detenimiento las muchas formas que pueden adoptar los daños que provoca la acidez en la garganta y en todo el tracto aerodigestivo.

La lista completa de los síntomas del reflujo laringofaríngeo (y cómo se producen)

Si alguna vez has oído hablar del reflujo laringofaríngeo, es probable que haya sido con el nombre de *reflujo silencioso*, lo que supone un ejemplo flagrante de etiquetado incorrecto. Muchos de los síntomas son bastante audibles, sobre todo la tos, el carraspeo y la necesidad de aclarar la garganta. Además, el término *silencioso* sugiere también una especie de invisibilidad, lo que constituye una forma peligrosa de calificar a un trastorno que se ha relacionado con el cáncer.

El nombre clínico de reflujo laringofaríngeo se debe a que los síntomas se experimentan más a menudo cuando el ácido del estómago refluye a la región en la que se unen la laringe y la faringe. La laringe alberga las cuerdas vocales y desempeña un papel muy importante en la respiración, porque deja pasar el aire y mantiene los alimentos y bebidas fuera de las vías respiratorias. La faringe, lo que comúnmente se conoce como garganta, está formada por tres secciones: la superior o nasofaringe, que se

conecta con la cavidad nasal; la media u orofaringe, que está situada junto a la boca, y la inferior o laringofaringe, que se abre a
la laringe y al esófago. El reflujo laringofaríngeo hace referencia
más concreta a esta última sección, pero, como todas ellas están
bastante próximas (véase la figura siguiente), el ácido puede alcanzar con facilidad la boca, los senos paranasales, el oído medio
y los pulmones (a través de la tráquea), donde agrava problemas
como el asma y la neumonía recurrente.

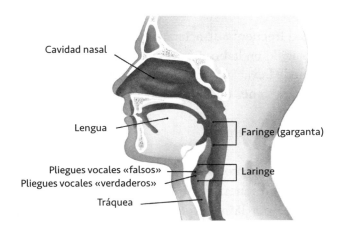

Los síntomas del reflujo laringofaríngeo se producen cuando
los esfínteres esofágicos inferior y superior se han debilitado tanto que dejan pasar los jugos gástricos más allá del esófago hasta
unos lugares en los que no deberían estar. La garganta es extremadamente sensible a los ácidos. Un único episodio de ácido en
ella basta para transformar sus vulnerables tejidos. Cuando el
ácido alcanza los pliegues vocales (también conocidos como
cuerdas vocales), estas membranas normalmente delgadas y delicadas que vibran para producir sonido cuando hablamos o can-
tamos y que se cierran cuando es necesario para proteger los
pulmones se van transformando gradualmente en estructuras

gruesas, hinchadas y con aspecto de salchichas. Esta hinchazón e irritación pueden provocar tos y ronquera y generar otros problemas en la garganta como la acumulación de mucosidad, que favorece esa sensación de que tenemos una bola atascada, problemas para tragar y la necesidad de aclararse la garganta con frecuencia. Aquí tienes una lista completa de síntomas relacionados con el reflujo laringofaríngeo:

Síntomas del reflujo laringofaríngeo
- Ronquera.
- Necesidad frecuente de aclararse la garganta.
- Regusto ácido en la boca: la regurgitación ácida del estómago puede llevar un sabor ácido hasta la boca.
- Sensación de tener un bulto en la garganta o algo atascado en ella.
- Dificultades para tragar.
- Tos crónica.
- Aspiración: alimentos, saliva u otras sustancias que penetran en los pulmones.
- Despertarse por la noche con sensación de ardor en la garganta.
- Despertarse por la noche con sensación de ahogo.
- Exceso de mucosidad en la garganta.

Si notas cualquiera de estos síntomas durante más de dos semanas, deberías acudir al médico. La única excepción a este consejo es la tos crónica. En el epígrafe «El complicado asunto de la tos crónica» que encontrarás en páginas posteriores de este mismo capítulo hallarás más información sobre este síntoma tan frustrante.

Y un recordatorio fundamental: el ardor de estómago y la regurgitación no son los únicos síntomas de la presencia de ácido en el esófago. Si no sientes los efectos de esta presencia, eso no significa que las molestias que notas en la garganta no estén provocadas por la acidez. Lo más probable es que tu esófago esté tan gravemente insensibilizado por la exposición repetida al ácido que ya no eres consciente de los daños continuos que se están produciendo, lo que supone una situación muy peligrosa. Por eso los síntomas persistentes en la garganta deben considerarse los auténticos avisos de la existencia de lesiones peligrosas en el esófago.

Los daños que provoca la acidez pueden alcanzar la tráquea o, peor aún, los pulmones, si la cantidad de jugo gástrico refluido es considerable. Cuando el reflejo protector de los pliegues vocales se ve superado por un baño importante de ácido, los jugos intrusos pueden salpicar los pulmones y provocar sensación de ahogo. La entrada de cualquier sustancia que no sea aire en los pulmones se denomina *aspiración*. Con demasiada frecuencia, este contacto del ácido con los pulmones se produce en mitad de la noche mientras la persona está durmiendo (porque la postura boca arriba nos deja más vulnerables al reflujo ácido). Es lo que te estaba sucediendo si alguna vez te has despertado de repente sintiendo que te ahogas, que no te llega el aire. Estos episodios de ahogo nocturno son lo que mis pacientes denominan «saltos» porque la experiencia les hace saltar de la cama en un intento desesperado por recuperar la respiración.

Si el ácido sigue salpicando los pulmones durante un periodo de tiempo prolongado, puede dificultar la respiración y dar lugar a la aparición de trastornos complicados con asma, neumonía y otras enfermedades pulmonares. La situación empeora cuando también las moléculas de pepsina entran en la zona respiratoria. Esta pepsina «flotante» puede instalarse en los tejidos bronquiales y aumentar los daños, con lo que abre camino a la inflamación crónica de los pulmones.

Lo que el médico puede ver: los daños provocados por la acidez

Los daños que se producen en cualquier tejido exterior resultan fáciles de ver: los cortes y rozaduras se ponen rojos, se llenan de sangre e incluso se inflaman y posteriormente pueden producir pus o hematomas. En estos casos eres consciente de lo que ha sucedido porque tú mismo puedes verlo, y te sientes impulsado a cuidar la lesión, en parte por esta prueba visible del daño. Cuando los daños se producen en tejidos internos, sin embargo, la motivación para actuar disminuye, al menos en parte, por ese dicho tan frecuente de que «ojos que no ven, corazón que no siente».

Los pacientes a los que digo que tienen la laringe inflamada me suelen preguntar qué aspecto tiene un tejido «normal» en comparación con el inflamado. Yo suelo utilizar imágenes o dibujos como estos para mostrar las diferencias, y esa medida resulta sumamente motivadora para empezar y seguir la dieta. Aquí puedes ver la diferencia entre una laringe normal y otra dañada por los ácidos.

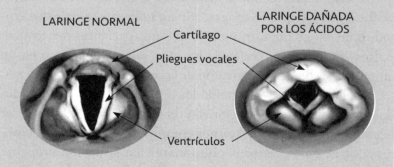

LARINGE NORMAL

LARINGE DAÑADA POR LOS ÁCIDOS

Cartílago

Pliegues vocales

Ventrículos

En la laringe normal resulta fácil identificar toda la longitud de los pliegues vocales derecho e izquierdo, que se unen formando una V en la parte delantera de la laringe. Las cuerdas vocales son unas estructuras delgadas y blancas parecidas a una cuerda de violín o de banjo con una línea negra a cada lado que representa un espacio hueco entre los pliegues auténticos y los falsos, llamados ventrículos.

En una laringe dañada por los ácidos solo podemos ver la mitad delantera de los pliegues vocales auténticos. La mitad posterior está «escondida» debajo del cartílago inflamado. Las cuerdas vocales también están inflamadas y adquieren el aspecto de salchichas. El espacio que separa los pliegues vocales auténticos de los falsos está obstruido, porque estos pliegues están muy inflamados y toda la estructura se ha convertido en algo hinchado y mal definido. El tejido dañado por los ácidos está tan inflamado que cuelga sobre la tráquea estrechando la vía del aire casi hasta la mitad, lo que afecta al consumo de alimentos y bebidas y a la respiración.

Un síntoma muy común del reflujo laringofaríngeo que se malinterpreta muchas veces como un problema relacionado con los pulmones es la tos crónica. Aunque es cierto que puede ser consecuencia de una infección en las vías respiratorias altas o una inflamación crónica de la tráquea, también conocida como bronquitis crónica, puede aparecer asimismo cuando la garganta se ve constantemente expuesta a la acción de los ácidos. Es una situación muy peligrosa, porque la mayoría de las personas, incluidos muchos médicos, no la asocian con el reflujo ácido. Sin embargo, tal y como demuestra la historia de Bill, establecer esta conexión puede salvar muchas vidas.

Mi propia experiencia alarmante con el reflujo

Una noche otoñal de 1996 me desperté de repente con la sensación de que alguien me estaba ahogando. No podía respirar. Cuanto más me esforzaba por coger aire, menos me entraba. Me invadió el pánico. Tenía treinta y tantos años, estaba a punto de casarme y acariciaba la esperanza de tener hijos algún día. Mientras boqueaba intentando respirar, el terror hizo desfilar un montón de imágenes por mi mente a toda velocidad. ¿Era así como iba a morir, de repente, en mitad de la noche, con mi novia durmiendo apaciblemente a mi lado? ¿Qué me estaba sucediendo?

Sabía que solo disponía de unos momentos antes de que la falta de oxígeno en el cerebro me hiciera perder la consciencia. Tenía que hacer algo. Instintivamente apreté con fuerza los labios y empecé a inspirar lentamente por la nariz haciendo respiraciones profundas y constantes. Esta medida me proporcionó el oxígeno que mi cuerpo anhelaba. Por suerte, esta respiración continuada con los labios cerrados relajó el espasmo de la garganta y cesó la sensación de ahogo.

¿Qué fue lo que me sucedió? Por entonces yo era el director del Departamento de Cirugía de Cabeza y Cuello del Centro Médico Columbia Presbyterian de Nueva York. Era médico de oídos, nariz y garganta (otorrinolaringólogo) y cirujano especializado en los trastornos de la deglución. Además, operaba para extirpar cánceres de la cabeza y del cuello. ¿Cómo era posible que yo, un experto en diagnosticar y tratar problemas de la garganta y la respiración, hubiera estado a punto de ahogarme en mi cama sin una sola señal de advertencia?

Muy pronto supe el alarmante motivo de mi episodio de ahogamiento. Era debido a una forma de enfermedad por reflujo gastroesofágico que rara vez se presenta con síntomas tradicionales como el ardor de estómago y la regurgitación. ¿Cómo iba a tener reflujo ácido si no tenía ardor de estómago? Ni siquiera mi médico de cabecera aceptaba esta posibilidad. «Tiene que ser alguna otra cosa. Después de todo, jamás te has quejado de ardores», afirmó.

Por desgracia, se equivocaba, pero por suerte para mí, la enfermedad resultó reversible en la fase en la que se diagnosticó. Esta experiencia tan aterradora me permitió reconocer en los pacientes que acudían a mi consulta en Nueva York una serie de síntomas de reflujo ácido que, de lo contrario, habrían sido subestimados y pasados casi por alto.

Desde entonces he visto y tratado a miles de pacientes con reflujo ácido que, como yo, no experimentaban ardor de estómago ni regurgitación. Mi propia experiencia con esta enfermedad comenzó con la consciencia de lo que me estaba sucediendo a mí, y al principio me mediqué para tratar los síntomas. Con el transcurso de los años he ido utilizando un método de ensayo y error para evitar aquellos alimentos y costumbres (por ejemplo, cenar tarde) que parecían desencadenar los síntomas. Sin embargo, pasaron varios años desde aquel suceso inicial hasta que empecé a utilizar la dieta como base de la gestión de la enfermedad.

El complicado asunto de la tos crónica

Bill era un publicista de sesenta y dos años que jamás había fumado. Desde los cincuenta se preocupaba mucho por su salud. Cada cinco años se sometía a una colonoscopia y todos los años acudía a su médico de cabecera para un chequeo general. El único problema que tenía era la tos crónica, contra la que llevaba luchando diez años. Le hicieron dos radiografías de pecho que dieron un resultado negativo. Intentó tratarla con antihistamínicos, descongestivos y medicamentos para la tos, pero ninguno le dio resultado. En su última colonoscopia rutinaria, una enfermera le preguntó cuánto tiempo llevaba tosiendo.

—Diez años —respondió Bill.

La enfermera le sugirió que pidiera permiso al gastroenterólogo para que le hicieran también una gastroscopia. Como Bill
llevaba años deseando llegar a la raíz de la tos, accedió a la pro-
puesta.

Una semana más tarde recibió los resultados de las dos
pruebas: en la colonoscopia no aparecía nada anormal, pero la
gastroscopia revelaba un cáncer de esófago con metástasis en los
nódulos linfáticos.

Como profesional médico, analizo el diagnóstico de Bill y
veo los fallos del sistema. Si el gastroenterólogo hubiera preguntado acerca de los síntomas de garganta o si su médico de cabecera se hubiera preocupado más por la tos crónica, las cosas habrían sido diferentes, aunque también es cierto que si una
persona tiene tos, lo último que se le ocurre es contárselo a su
médico gastrointestinal. Es más, al dar negativo las radiografías
de pecho, la tos crónica podría parecer inofensiva o una molestia
provocada por causas medioambientales. Aunque resulte tenta-
dor intentar acabar con ella (o posponer la visita al médico) con
gotas, caramelos y jarabes, una tos que dure más de ocho semanas debe tomarse en serio.

Casi una de cada diez personas acude al médico cada año
aquejada de tos. Esto significa que mucha gente sí que acude a la
consulta buscando tratamiento para una tos incómoda. Lo que
no muestran las estadísticas es cuánta gente consigue acabar con
los síntomas después de acudir al médico (o a varios médicos).
Yo he tenido muchos pacientes cuya tos les ha traído de cabeza.
Han visitado a numerosos especialistas, se han sometido a múltiples pruebas de alergias y asma e incluso les han hecho radiografías de pecho y, a pesar de todo, siguen sufriendo tos crónica.

Normalmente, cuando llegan a mi consulta y yo les pregunto si les han hecho pruebas para comprobar si tienen reflujo
ácido, se muestran incrédulos:

Algoritmo para la Tos Crónica del Doctor Aviv
Un método para el diagnóstico eficaz de la tos

Cuando un paciente presenta TOS, debe dejar
de fumar, comprobar sus medicamentos y acudir
al médico de atención primaria para...

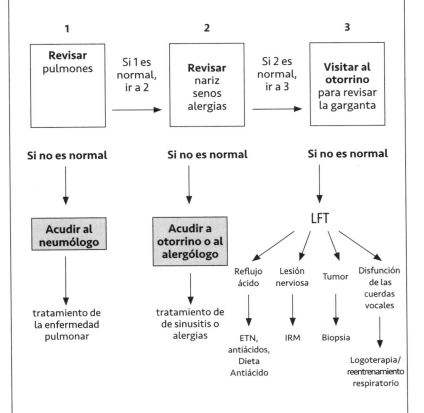

LFT: laringoscopia flexible transnasal
ETN: esofagoscopia transnasal
IRM: imagen por resonancia magnética

—¿Y por qué me las iban a hacer? No tengo ardor de estómago.

(Al contrario que tú, no han leído este libro ni han descubierto que no tener ardor de estómago no significa que no existan daños provocados por los ácidos). Cuando existe tos crónica, las pruebas revelan a menudo una inflamación de las cuerdas vocales o de la laringe y un engrosamiento generalizado de los tejidos de la garganta. Estas son las señales que delatan que «el ácido ha estado aquí».

Cuando me di cuenta de la frustración que la tos crónica ha provocado a tantos de mis pacientes, diseñé el Algoritmo para la Tos Crónica del Doctor Aviv. Este diagrama de flujo diagnóstico está diseñado para ayudarte a encontrar la solución cuanto antes. En la figura anterior aparece el algoritmo completo, pero el primer paso fundamental es: si fumas, deja de hacerlo. Da igual lo que fumes o cómo lo hagas —cigarrillos, puros, marihuana—; sea lo que sea, debes dejarlo por completo. Y esto incluye también los cigarrillos electrónicos. No existe una forma saludable de inhalar los carcinógenos del tabaco, aunque solo sea por hábito «social». Y fumar marihuana no es en absoluto mejor, tal y como explicaré con más detalle en el capítulo 6.

De los síntomas al diagnóstico: comprobar la existencia de reflujo laringofaríngeo

Si presentas al otorrinolaringólogo unos síntomas persistentes relacionados con la garganta, este va a querer echarte un vistazo en esa zona del cuerpo. No estoy hablando de la prueba de «sacar la lengua», aunque esta puede revelar la existencia de inflamación en las regiones superiores de la garganta.

Los exámenes más detallados solían requerir sedación por la dificultad que suponía conseguir que cualquier instrumento superara el potente reflejo faríngeo (lo que se conoce como arcadas). Sin embargo, hoy en día el método preferido para observar la laringe y las estructuras que la rodean es la laringoscopia flexible transnasal. Lo fantástico de cualquier examen transnasal es que el instrumental pasa a través de la nariz, lo que permite al médico sortear el reflejo faríngeo y ver los tejidos y las estructuras situadas debajo. Aunque puede parecer que el hecho de que nos inserten un instrumento por la nariz tiene que resultar desagradable, lo cierto es que este es tan delgado como un espagueti cocido e igual de suave y de flexible.

La cámara diminuta que está colocada en la punta de este instrumento tan manejable está conectada con un monitor similar a una televisión que permite al médico ver la garganta a tiempo real. Lo que se suele examinar son los pliegues vocales: si están hinchados y enrojecidos, si es probable que sean la causa de la ronquera o del dolor de garganta, si se observa goteo retronasal o una acumulación de mucosidad que pudieran ser la causa de la tos crónica o de la sensación de tener algo en la garganta. En mi opinión, el aspecto más importante de este tipo de examen es la conexión del paciente con él. Como no requiere sedación (solo el uso de una anestesia que se pulveriza en la nariz), los pacientes están alerta y despiertos durante la prueba y pueden ver directamente los efectos de los ácidos de los alimentos y las bebidas.

Yo he hecho laringoscopias a miles de personas y esta prueba me ha permitido revelar a muchos pacientes frustrados las fuentes de los síntomas molestos y desagradables que sufren: no solo lo que sube, sino también lo que baja, es decir, *tanto* el reflujo de jugos gástricos como las sustancias realmente ácidas que bajan desde la garganta. Esta revelación deja perplejos a la mayoría de mis pacientes. A estas alturas, tú ya sabes que los síntomas del reflujo laringofaríngeo sin ardor de estómago pueden indicar un nivel más grave de daños, consecuencia a menudo de hábitos cotidianos que incluyen el consumo de sustancias que relajan el esfínter esofágico inferior y aumentan la producción de jugos gástricos en el estómago (café, chocolate) y de otras que son ácidas de por sí, como los refrescos y determinados tipos de bebidas alcohólicas. Un dato curioso: el café y el chocolate no son realmente muy ácidos, pero sus propiedades fisiológicas hacen que resulten dañinos para las personas con reflujo ácido. Las metilxantinas que contienen relajan el esfínter esofágico inferior y aumentan la producción de ácido clorhídrico en el estómago.

Lo que sucede después de un diagnóstico de reflujo laringofaríngeo depende de lo graves que sean los daños visibles producidos por el ácido y del tiempo que lleven padeciéndose los síntomas. Existen también otros aspectos que deben tenerse en cuenta, porque los pasos siguientes se basan en los hábitos alimentarios del paciente, su estilo de vida y su salud general, pero estos son los dos factores más importantes. En todos los casos, no hay nada más crucial para la curación de los tejidos que la eliminación de las sustancias ácidas responsables de los daños. A algunos pacientes se les hacen también algunos ajustes concretos en sus hábitos, como, por ejemplo, aumentar el tiempo entre las comidas y el sueño (tres horas mínimo) o establecer unos periodos para el descanso vocal, fundamental para la recuperación de cantantes, locutores de radio y otros profesionales de la voz. A otros se les receta una medicación para reducir o debilitar los ácidos y acelerar con ello la curación.

De todas formas, el cuidado y la atención a una persona con reflujo laringofaríngeo no acaba aquí, puesto que sigue en pie el asunto crucial de la salud del esófago y la posibilidad de un trastorno precanceroso o canceroso. Un tratamiento completo debe incluir un seguimiento del esófago, que puede hacerse en unos minutos en la consulta del otorrinolaringólogo o del gastroenterólogo mediante una esofagoscopia transnasal. Por desgracia, esta prueba no se ofrece a todos los pacientes y es posible que sean ellos mismos los que deban pedirla; sin embargo, si de verdad queremos seguir avanzando, esto es algo que debe cambiar.

La evolución del examen del esófago

A principios del siglo xx, un famoso otorrinolaringólogo estadounidense, el doctor Chevalier Jackson, fue pionero en el uso de un método para examinar el esófago con un tubo de acero inoxidable rígido, hueco y de unos sesenta centímetros de longitud y del ancho del pulgar. Esta prueba, conocida como endoscopia rígida, se realizaba a personas conscientes tumbadas boca arriba. Te puedes imaginar lo desagradable que resultaba para los pacientes y para los médicos, que sin duda tenían que forcejear con un individuo que se retorcía sin parar mientras intentaban al mismo tiempo comprobar el estado de su esófago.

Si avanzamos cien años hasta la actualidad descubrimos que este tipo de pruebas siguen realizándose, aunque en un quirófano con el paciente bajo anestesia general. Hoy en día, esta *esofagoscopia rígida* rara vez se emplea para diagnosticar una enfermedad por reflujo gastroesofágico; su uso primordial es para descartar la existencia de un cáncer en el esófago y para retirar elementos extraños que hayan podido ser tragados. El procedimiento requiere anestesia general, que presenta una serie de riesgos conocidos, como ictus, infarto, trastornos del ritmo cardíaco e hipotensiones arteriales.

Como consecuencia de los riesgos que presenta la esofagoscopia rígida realizada bajo anestesia general, se desarrollaron las
cámaras flexibles que permiten el examen del esófago con una
sedación ligera o incluso sin sedación. Este tipo de cámaras se
utilizan en dos tipos distintos de examen del esófago: la endoscopia digestiva superior, o esofagogastroduodenoscopia, y la esofagoscopia transnasal. Cuando se sospecha que un paciente puede tener reflujo ácido y trastornos precancerosos o cancerosos
ligados a él, lo más probable es que se le haga una endoscopia
superior, a pesar de que la esofagoscopia transnasal es una alternativa más segura. Vamos a analizar más detalladamente estos
dos tipos de pruebas y a observar muy en especial las marcadas
diferencias que existen entre ambas.

En la **endoscopia digestiva superior** (conocida normalmente como gastroscopia), que se realiza a través de la boca, se exa-
mina el esófago, el estómago y el duodeno (la porción superior
del intestino delgado situada justo debajo del estómago) con una
pequeña cámara. La endoscopia digestiva inferior es lo que se
conoce también como colonoscopia. La superior se realiza casi
siempre con el paciente sometido a lo que se denomina sedación
consciente intravenosa o anestesia crepuscular, para la cual se
administra una medicación intravenosa que permite al paciente
dormir durante la prueba. Puede ser un motivo de preocupación
para algunos pacientes, porque la medicación utilizada tiene
efectos secundarios como el riesgo de sufrir problemas car-
diopulmonares imprevistos: paradas cardiorrespiratorias, ictus o
infartos. Este riesgo es pequeño, pero existe y lo sufre aproximadamente el 0,5 por ciento de los pacientes que se someten a esta
prueba. Aunque algunos experimentan complicaciones, pocos
llegan a fallecer, pero las cifras son suficientemente elevadas
como para asustar a la gente e impedir que se sometan a una
prueba que quizá necesiten urgentemente.

En agosto del 2014 la endoscopia digestiva superior fue objeto de publicidad negativa como consecuencia del fallecimiento de la comediante Joan Rivers, que tras someterse a esta prueba sufrió una complicación imprevista y falleció unos días después. Aunque no sabemos con exactitud qué fue lo que ocurrió en esa ocasión, el suceso trágico pero evitable hizo que la gente se diera cuenta de que existen alternativas a la sedación cuando un paciente necesita someterse a este tipo de pruebas. En algunos casos resultan inevitables para diagnosticar y, de este modo, diseñar un tratamiento para un problema médico; pero, cuando lo que se quiere examinar es el esófago, existen otras alternativas.

Desde los años noventa contamos con una opción más barata y de menor riesgo: la **esofagoscopia transnasal,** que yo ayudé a investigar. Este procedimiento permite examinar el esófago sin otra sedación que una pequeña cantidad de medicación calmante que se pulveriza en la nariz. Como se realiza a través de este órgano —igual que la laringoscopia transnasal de la que hablamos antes—, no hay ninguna necesidad de utilizar sedación. Puede realizarse con el paciente totalmente despierto, sentado en una silla de la consulta del médico, y dura solo unos minutos. Una vez terminada, el paciente puede levantarse, salir de la consulta y continuar su jornada con normalidad. Aparte de alguna que otra hemorragia nasal, no se le conoce ningún riesgo. Resulta mucho más segura para el paciente y su coste es muy inferior.

En mi vida profesional la utilizo habitualmente desde hace años. No solo elimina los riesgos que implica la anestesia, sino que es igual de eficaz que las pruebas convencionales para identificar los tejidos dañados en el esófago, ya se trate de una inflamación, un esófago de Barrett o un cáncer esofágico (aunque estos dos últimos requieren una biopsia para confirmar el diagnóstico).

Otra razón por la que la esofagoscopia transnasal es más segura que la endoscopia digestiva superior tradicional

Se sabe que la contaminación cruzada constituye un riesgo en los procedimientos médicos, y en el año 2013 la senadora estadounidense por Washington Patty Murray publicó un informe feroz sobre la falta de seguridad de los pacientes durante las endoscopias como consecuencia de la contaminación cruzada que se produce cuando un material posiblemente infeccioso, una bacteria, un hongo o un virus es transmitido de forma inadvertida de un paciente a otro a través del instrumental utilizado para examinarlos. Este problema se da especialmente en la cámara del endoscopio, porque tiene visores con unos canales especiales, una especie de pequeños túneles dentro del visor que permiten el paso de instrumentos para realizar biopsias. Estos canales tienen una serie de recovecos y rendijas en los que se pueden esconder las bacterias. En el caso de la esofagoscopia transnasal, sin embargo, el visor no tiene ningún canal para realizar biopsias, por lo que no existe ningún lugar capaz de albergar material potencialmente infeccioso.

Como ya he mencionado, si tienes que someterte a un examen de esófago, lo más probable es que el médico te pida una endoscopia superior. Sin embargo, gracias al documento Clinical «Guideline: Diagnosis and Management of Barrett's Esophagus»*, publicado recientemente por el Colegio Estadounidense de Gastroenterología, da la impresión de que está aumentando la tendencia a hacer esofagoscopias transnasales, un cambio que resultará muy beneficioso para los pacientes y para los médicos interesa-

---

* «Normativa clínica: diagnóstico y gestión del esófago de Barrett». *(N. de la T.)*

dos en los procedimientos más seguros y baratos. En el informe, publicado en noviembre del 2015, la esofagoscopia transnasal se describía como «una alternativa a la endoscopia gástrica superior convencional para el examen del esófago de Barrett». Este respaldo oficial ayudará a que la esofagoscopia transnasal llegue a convertirse en un método más utilizado y aceptado para examinar el esófago. Si no te la ofrecen, pregúntale a tu médico. Los pacientes merecen estar al tanto de todas las opciones y deben colaborar con su médico para dilucidar qué método les va mejor.

En mi opinión, haciendo una estimación bastante conservadora, más de la mitad de las endoscopias sedadas que se hacen cada año podrían realizarse en la consulta del médico sin necesidad de sedación, lo que eliminaría riesgos para el paciente y supondría un ahorro para la sanidad de más de 15 000 millones de euros al año. Algunos pacientes se muestran reticentes ante la idea de que se les vaya a introducir una microcámara por la nariz (aunque resulte de lo más seguro); a otros les da miedo la sedación en cualquier circunstancia, lo que impide que se sometan a la endoscopia tradicional. En cualquier caso, los pacientes merecen conocer todas las opciones que existen.

El papel de las medicinas con y sin receta en el tratamiento de los síntomas del reflujo

Un examen realizado en la consulta del médico puede dar lugar a diversos planes de tratamiento, dependiendo de la gravedad y de la duración de los síntomas. El tratamiento tiene que incluir indudablemente el conocimiento y la eliminación (aunque solo sea de manera temporal) de las fuentes de ácido alimentario. Seguir una dieta rica en fibra y de poca acidez no es

solo la prescripción más eficaz para poner freno a los daños provocados por los ácidos, sino que además resulta esencial para
conseguir una curación y prevención verdaderas. De todas formas, como los síntomas pueden ser consecuencia de décadas de
exposición a alimentos inflamatorios, las modificaciones estratégicas y con poca acidez de la dieta durante unos días no son suficientes para curar los daños. Dicho de otra forma, el proceso de
recuperación requiere su tiempo: veintiocho días es el mínimo
necesario para curar los tejidos que han resultado dañados. En
muchos casos, las molestias y el dolor que provocan estos daños
pueden ser suficientemente fuertes y persistentes como para impulsar al paciente a buscar un alivio más inmediato del que,
visto de forma realista, puede ofrecer una dieta, y ahí es donde
los medicamentos desempeñan su papel.

Como médico, no estoy en contra de las medicinas, ya sean
con receta o sin ella, pero en lo que se refiere al tratamiento de
las lesiones provocadas por los ácidos insto a mis pacientes a
tener cuidado. Cuando se tiene una dolencia precancerosa como
el esófago de Barrett, las medicinas son imprescindibles para
acelerar la curación y reducir el riesgo de daños ulteriores.

Al igual que los antiácidos con aluminio, la mayoría de los
fármacos producen algún efecto secundario, aunque este no se
revele de manera inmediata. Con respecto a los que reducen la
acidez, es de suponer que el médico haya juzgado que el beneficio que van a producir es mayor que el riesgo que suponen. Espero que estés recibiendo esta atención informada y atenta, pero
también te animo a que seas un paciente con capacidad de deci-
sión: pregunta cuáles son las alternativas con menos efectos secundarios y el tiempo que vas a tener que tomarlas, porque ya
sabes que no constituyen una solución permanente. Si no te re-
comiendan modificaciones en la dieta, solicita orientación nutricional o confía en el plan completo de poca acidez que encon-

trarás en la tercera parte de este libro. Es fundamental no solo utilizar los alimentos como medicina, sino también pensar que *el alimento es medicina* para tratar y prevenir las enfermedades, y el gran beneficio de una cura basada en la alimentación es la ausencia de efectos secundarios.

A los pacientes con síntomas moderados o graves de reflujo laringofaríngeo o de ardor de estómago yo les ofrezco, además de las medidas alimentarias y del estilo de vida, un inhibidor de la bomba de protones (IBP), el tipo más potente de medicación antiácido que existe. Una única dosis es capaz de limitar la producción de jugos gástricos ácidos hasta dieciséis horas. Al reducir los ácidos del estómago, la inflamación del esófago, la garganta y las zonas circundantes puede empezar a curarse. El problema de los IBP es que requieren una administración concreta para ser eficaces y los estudios han revelado que el 80 por ciento de las personas toman estos medicamentos tan potentes de forma incorrecta. Por eso te indico dos pasos para hacerlo bien:

1. Toma una dosis entre treinta y sesenta minutos antes del desayuno o de la comida o de ambos (para darle tiempo a que penetre en el torrente sanguíneo).
2. Toma algo para «activarlo» entre treinta y sesenta minutos después de haber tomado la medicación.

Incluso utilizando correctamente los IBP u otros medicamentos para reducir la acidez, la recuperación de las lesiones puede requerir tiempo. Yo he observado que solo el 25 por ciento de los pacientes con reflujo laringofaríngeo mejoran al cabo de seis semanas de tratamiento con IBP y que un porcentaje mayor experimenta alivio al cabo de doce semanas. Otros requerirán medicación durante seis meses o más antes de empezar a sentirse mejor. Con esto no pretendo desanimarte, sino más bien que entiendas que no existe ninguna «píldora mágica» que vaya a aliviar los síntomas provocados por el reflujo ácido *y además* favorecer la curación rápida de tejidos del esófago y de la garganta que hayan resultado dañados, a menudo por años de exposición a los ácidos.

La controversia danesa: ¿son seguros los IBP?

En mayo del 2014 se publicó un estudio danés que concluía que el uso regular y prolongado de determinados IBP estaba relacionado con un mayor riesgo de desarrollar cáncer de esófago, lo que hizo cuestionar el uso de esta popular medicina para bloquear la producción de ácidos. Era un argumento alarmante, pero no debemos concederle demasiada credibilidad. Los autores fueron incapaces de controlar factores de riesgo significativo para el desarrollo de este tipo de cáncer como el consumo de bebidas alcohólicas. Tampoco tomaron en consideración otros aspectos como el tabaco o los hábitos alimentarios. Es más, numerosos estudios han sugerido que los IBP pueden tener un efecto protector contra el precursor del cáncer de esófago y contra el propio cáncer.

De todas formas, si el uso prolongado de IBP se ha solapado con síntomas persistentes de reflujo laringofaríngeo y *una disminución* de síntomas de ERGE que habían estado presentes durante diez años o más, el riesgo de sufrir daños graves en los tejidos esofágicos aumenta. Si tú o alguien que conoces encaja en este perfil, es fundamental que acudas a un especialista otorrinolaringólogo o gastrointestinal lo antes posible.

La recuperación de los daños provocados por la acidez requiere paciencia y constancia, pero garantizo que el uso atento de la medicación (si fuese necesaria) y el compromiso de consumir alimentos bajos en ácido recompensan con una buena salud.

No solo consiguen eliminar por fin los síntomas irritantes, perturbadores y dolorosos que provoca el reflujo ácido, sino que reducen también de manera significativa el riesgo de desarrollar la forma de cáncer que más rápido está creciendo.

Y ahora, sin más dilación, vamos a abordar lo que estabas esperando: el esquema alimentario esencial para curar y eliminar los síntomas relacionados con la acidez.

SEGUNDA PARTE

Prescripciones sobre alimentación y estilo de vida

CAPÍTULO 5

Comprender el papel de las proteínas, los hidratos de carbono y las grasas en la curación de los daños provocados por la acidez de los alimentos

He creado la Dieta Antiácido en respuesta a la alarmante dieta occidental habitual, rica en alimentos procesados, aditivos, ácidos, grasas, azúcar y sal. El objetivo principal de este programa es utilizar los alimentos para curar los daños ocasionados por los ácidos en la región gastrointestinal, reducir la inflamación sistémica y la provocada por la pepsina y prevenir un amplio abanico de enfermedades crónicas sin padecer déficit de vitaminas, pérdida de energía ni antojos de azúcar o sal, que nos llevan a quedarnos sin cintura. Aunque había que descartar los alimentos muy ácidos —procesados o naturales— para dar forma a este plan, no quería convertirlo en una dieta más basada en una eliminación inmisericorde; muy al contrario, yo deseaba ver cómo mis pacientes ampliaban sus gustos y sus opciones para preparar unas comidas satisfactorias y variadas. Ese es el motivo de que haya diseñado el programa basándome en tres pilares alimentarios: el consumo de macronutrientes de calidad, una elevada concentración de fibra y la sustitución de alimentos muy ácidos por otros de baja acidez. Antes de zambullirnos en la planificación diaria, resultará útil que repasemos unos cuantos datos básicos sobre la nutrición.

La guía antiácido de los macronutrientes

Los alimentos que consumimos son una fuente de muchos *macronutrientes* y *micronutrientes* que nuestro cuerpo necesita para mantenerse con vida. Los macronutrientes son *las proteínas, los hidratos de carbono y las grasas*, los componentes estructurales y calóricos que crean energía. Los micronutrientes son *los minerales, las vitaminas y las sustancias fitoquímicas*, unos compuestos que regulan las funciones del organismo, combaten los radicales libres que generan estrés oxidativo y reparan el daño celular. Los *minerales*, que derivan de alimentos vegetales, construyen tejidos y mantienen la salud de los órganos y el equilibrio del pH en todo el cuerpo. Las *vitaminas* aportan más antioxidantes y ayudan a las enzimas ya presentes en el cuerpo a combatir la inflamación. Las *sustancias fitoquímicas*, que aportan a las plantas su color, sabor, olor y textura distintivos, combaten la inflamación y son fundamentales para prevenir determinadas enfermedades como el cáncer.

Los macronutrientes son una fuente rica de micronutrientes y, en condiciones ideales, una dieta equilibrada en este tipo de elementos aporta al organismo todos los nutrientes que necesita para funcionar correctamente.

A pesar de su papel crucial como suministradores de nutrientes esenciales para conservar la salud general, los tres macronutrientes —proteínas, hidratos de carbono y grasas— se han ido turnando en el papel de culpables en una batalla encarnizada contra la gordura. Por desgracia, esta búsqueda bien intencionada ha dado lugar a modas alimentarias bastante cuestionables desde el punto de vista médico. Hemos tenido una moda de las dietas pobres en grasa, a la que sustituyó la dieta pobre en hidratos de carbono, que, a su vez, fue reemplazada por una dieta rica en proteínas, y luego el ciclo empezó otra vez desde el principio.

En mi opinión, las dietas que privan al cuerpo de cualquiera de los tres macronutrientes jamás son buenas a la larga para la salud. Si eliminamos por completo uno de ellos —ya sean las proteínas, las grasas o los hidratos de carbono—, estamos eliminando también las vitaminas, los minerales, las sustancias fitoquímicas y el resto de los elementos que reducen el estrés oxidativo y la inflamación y que mantienen el equilibrio hormonal. Una persona con problemas de acidez debe recordar asimismo que cada macronutriente ayuda a su manera a mantener y reparar las funciones celulares, sobre todo en el delicado tejido del esófago. Por eso una dieta equilibrada es fundamental para la salud.

Las dietas que eliminan macronutrientes son también insostenibles a largo plazo, porque nos dejan muertos de hambre (sobre todo si suprimimos la fibra), con falta de energía (las dietas bajas en hidratos de carbono y proteínas) o con un estado de ánimo mal regulado (las bajas en grasa). La evidencia científica sugiere que cuando se elimina un macronutriente de la dieta para adelgazar —como cuando eliminamos los hidratos de carbono de una dieta rica en proteínas—, el efecto es solo a corto plazo y a la larga puede dar lugar a un aumento de peso.

No existe ninguna evidencia que sugiera que el agotamiento de macronutrientes pueda reducir el daño que los ácidos provocan en el esófago o en otros órganos del tracto aerodigestivo. Solo el aumento de la ingesta de fibra alimentaria puede extinguir los fuegos internos encendidos por este tipo de daños, porque disminuye los desencadenantes de la pepsina que produce inflamación, mejora la digestión y reduce los antojos de alimentos salados, azucarados y ácidos. En el próximo capítulo analizaré con más detalle el papel fundamental de la fibra alimentaria.

Guía antiácido de las proteínas

Las proteínas son un macronutriente fundamental que ayuda al cuerpo a crecer y a repararse. Este dato tiene una importancia crucial para la mayoría de los pacientes de reflujo ácido con tejidos inflamados o dañados en el esófago o en la garganta. Los aminoácidos de las proteínas facilitan la reconstrucción de estas células y tejidos. Otras sustancias químicas importantes del organismo, como las hormonas y las enzimas que regulan la digestión, también están compuestas por estos macronutrientes y todo aquello que favorezca la digestión debe ser un componente básico de una dieta que pretenda combatir la inflamación y los daños provocados por los ácidos.

Como ya habrás supuesto a estas alturas, cualquier cosa que facilite la digestión produce beneficios fundamentales para las personas que padecen reflujo ácido. En el caso de las proteínas, lo importante no es solo tener suficientes, sino también el *tipo* al que pertenecen.

Cuando elijas tus fuentes proteicas, ten en cuenta el valor nutricional general. Algunas de ellas, como la carne roja, son ricas en grasas saturadas. Una ingesta excesiva de grasas puede exacerbar el reflujo ácido, porque dificulta la capacidad de funcionamiento del esfínter esofágico inferior y permite a los jugos gástricos fluir sin impedimentos desde el estómago y dañar el esófago. Por tanto, si quieres controlar los ácidos, te recomiendo que evites este tipo de carnes…, pero no todas las proteínas derivadas de los animales.

Existen dos fuentes de proteínas saludables: las *animales* y las *vegetales*. Las proteínas de origen animal buenas para las personas con problemas de acidez son, entre otras, las sardinas, el salmón, el atún, el fletán, el pavo (la pechuga sin piel), el pollo (la pechuga sin piel), el yogur, el kéfir y los huevos. Entre las proteínas derivadas de los vegetales encontramos los cacahuetes, la avena, los anacardos, las legumbres (de todo tipo), el tofu, el edamame, las nueces, la leche de soja (que no haya sido modificada genéticamente), las avellanas, los cereales integrales, la quinua, el brécol, las espinacas, la col crespa y la espirulina.

¿Qué es un organismo modificado genéticamente?

Es posible que conozcas algunos datos básicos de la ingeniería genética, una rama relativamente nueva de la ciencia que ha sido concebida y desarrollada con la noble intención de prevenir y eliminar las enfermedades, el hambre y otros problemas persistentes a que debe hacer frente la humanidad. La idea básica es que manipulando determinadas partes del genoma de cualquier organismo vivo —como la flora y la fauna— podemos reducir el riesgo genético de enfermedades potencialmente letales, como el cáncer en los seres humanos, o mejorar la cantidad de alimentos vegetales aumentando la resistencia de las plantas a agentes dañinos, como las plagas. En pocas palabras, podemos vivir una vida más larga y saludable y cultivar alimentos abundantes y suficientemente resistentes como para alimentar a una población en constante crecimiento. Al menos eso es lo que dice la teoría. En la práctica, lo cierto es que desconocemos los efectos a largo plazo que puede provocar la modificación del genoma de plantas o animales. Nuestros productos alimentarios son especialmente vulnerables a los efectos no previstos de los cambios bioquímicos que exige la alteración genómica. Por ejemplo, todo aquello que aumente la vida útil de una fruta o una verdura puede resultar perjudicial para nuestro organismo si lo consumimos. Yo creo que, mientras no dispongamos de más información acerca de los efectos de la modificación genética, resulta más seguro evitar todos los alimentos transgénicos.

Las legumbres y los huevos, sobre todo la yema, pueden resultar difíciles de digerir para algunas personas. Yo recomiendo consumirlos con moderación. Lo mejor es tomar las proteínas animales junto con verduras, a ser posible crudas o al vapor para que se digieran con más facilidad.

¿Por qué debes elegir carnes y aves ecológicas?

Los alimentos procesados no se limitan a los productos que han sido acidificados, embotellados o enlatados. Los animales criados en la mayoría de las granjas de engorde suelen pasar toda su vida sin recibir la luz del sol y se alimentan con cantidades excesivas de cereales plagados de restos de pesticidas, antibióticos y hormonas de crecimiento, es decir, de aditivos artificiales. Estas prácticas ganaderas disminuyen la capacidad de los alimentos de origen animal de aportarnos beneficios —como vitaminas E y B y betacarotenos— y, por el contrario, introducen en nuestra dieta unos niveles más elevados de ácidos grasos omega-6 y basuras químicas cáusticas, dos elementos que favorecen la inflamación. Por eso recomiendo que siempre que tomes huevos, productos lácteos o carnes, intentes que sean ecológicos y procedentes de animales criados con pastos.

Los hidratos de carbono: por qué los necesitamos

Las dietas que pretenden regular la ingesta de hidratos de carbono se han puesto de moda y han dejado de estarlo varias veces. Sin embargo, hay una cosa que sabemos con seguridad: estos macronutrientes siguen siendo una fuente esencial de energía para el cerebro, los músculos y el corazón. Dependiendo de su estructura molecular, se dividen en dos grupos: complejos y simples.

Hidratos de carbono complejos (buenos)

Los hidratos de carbono complejos se descomponen poco a poco en azúcares durante un periodo de tiempo más largo debido a su estructura molecular más compleja, distinta de la de los hidratos simples. Esto permite una liberación lenta y gradual de azúcar en el torrente sanguíneo y aporta al organismo una fuente de energía constante y más equilibrada. Después de consumir este tipo de carbohidratos, los niveles de azúcar en sangre permanecen relativamente estables.

Aquí tienes algunas fuentes naturales de hidratos de carbono complejos (buenos):

Verduras: brécol, pepino, coliflor, espinacas, patatas, maíz, zanahorias, lechuga.

Cereales integrales: arroz integral, avena, cereales de grano entero, pasta de trigo integral, pan integral, pan de granos enteros.

Legumbres: todas.

Frutas: albaricoques, manzanas, peras, ciruelas pasas, naranjas, pomelos, ciruelas.

Productos lácteos: leche, queso, yogur (en cantidades limitadas).

De todas formas, una persona que quiera vigilar la ingesta de ácidos debe recordar que, aunque la mayoría de estos alimentos tienen un pH elevado, algunos de ellos —como las naranjas, los pomelos y las ciruelas pasas— son extremadamente ácidos, por lo que las personas con reflujo ácido deben evitarlos. En el capítulo 9 analizaremos más en profundidad los alimentos con un pH bueno pero nefastos para estas personas.

Hidratos de carbono simples (malos)

Tal y como sugiere su nombre, los hidratos de carbono simples tienen una estructura molecular mucho más sencilla que la de los complejos. Por eso se descomponen en azúcar muy rápidamente y a menudo provocan fuertes picos de glucemia.

Estos carbohidratos forman la base de la mayoría de los alimentos procesados y de la bollería industrial: galletas, donuts, chocolate, patatas fritas y refrescos azucarados, además de miles de otros alimentos que consumimos a diario. De hecho, casi todos los alimentos envasados, zumos, edulcorantes, comidas «bajas en grasa», alimentos «bajos en calorías» y casi todos los elaborados con harina blanca, como el pan y la pasta no integrales, los contienen.

Cuando consumimos una cantidad excesiva, sobre todo si procede de alimentos procesados y refinados vacíos de fibra, en lugar de llenar nuestro cuerpo de energía nos quedamos con sensación de privación. Por ejemplo, tomar un trozo grande de tarta de chocolate con el estómago vacío nos produce un estallido inmediato de energía, pero, al cabo de entre quince minutos y un par de horas (dependiendo del metabolismo de cada persona), nos invadirá la fatiga. ¿Qué es lo que sucede realmente cuando una cantidad excesiva de azúcar llega de forma rápida a la sangre? El páncreas empieza a producir grandes cantidades de insulina hasta que el nivel de azúcar en sangre disminuye. Cuando este nivel de glucemia ha bajado, empezamos a sentirnos cansados, lo que puede llevarnos a querer más azúcar. Entonces cogemos el helado que tenemos en el congelador y el proceso se repite.

Esta conducta resulta peligrosa, porque los antojos de azúcar no controlados pueden con el tiempo predisponernos no solo a sufrir reflujo ácido, sino también obesidad, diabetes tipo 2, cardiopatías y otras enfermedades que asolan a muchas de las personas que siguen la típica dieta occidental.

Aquí tienes algunos hidratos de carbono simples que debes evitar:

Zumos de frutas
Refrescos
Azúcar de mesa
Tartas
Galletas (envasadas o de cualquier otro tipo)
Caramelos
Pan blanco
Pasta no integral
Helados
Cualquier cosa que contenga jarabe de maíz rico en fructosa

Muchas frutas —como los plátanos, los mangos, las granadas y las uvas pasas— contienen hidratos de carbono simples de forma natural, pero eso no significa que debamos evitarlas. También contienen fibra y una gran variedad de vitaminas y minerales que el cuerpo necesita. De todas formas, actúa con precaución en lo que respecta a los zumos de fruta, aunque los hayas exprimido tú mismo, porque contienen muy poca fibra o nada. El azúcar alcanza el torrente sanguíneo mucho más rápido y provoca un pico de glucemia poco sano.

* * *

Consumir los hidratos de carbono correctos nos asegura un nivel de azúcar en sangre constante. Los niveles equilibrados se corresponden con una energía constante y con pocos antojos, y evitan que comamos demasiado. Los hidratos de carbono complejos —verduras, cereales integrales, productos lácteos, legumbres y frutas— mantienen la glucemia estable y previenen los antojos, con lo que facilitan la pérdida de peso. Las frutas y verduras contienen fibra y una gran variedad de vitaminas y minerales que el cuerpo necesita para mantenerse estable, lleno de energía y libre de ácidos. Por tanto, *aumenta* la ingesta de este tipo de alimentos. Las bayas y los cítricos, aunque son ricos en micronutrientes, resultan demasiado ácidos para las personas que tienen lesiones provocadas por la acidez. Su ingesta debe *reducirse* en la Fase Curativa de la dieta y *cuidarse* durante la Fase de Mantenimiento. Los hidratos de carbono simples —panes y pastas no integrales y bebidas azucaradas que contengan jarabe de maíz rico en fructosa— estimulan la producción de insulina, con lo que provocan picos de azúcar y ácidos. *Elimina* estos carbohidratos de tu dieta si quieres gozar de buena salud en general.

¿Sufres hinchazón o indigestión? Estos hidratos de carbono podrían ser los culpables

No todos los alimentos más alcalinos son necesariamente neutros en cuestiones de acidez. Las cebollas y el ajo, por ejemplo, no son ácidos pero sí favorecen la hinchazón, la indigestión y el ardor de estómago. Estos alimentos se denominan *fructanos* y forman parte del grupo FODMAP de hidratos de carbono. FODMAP son las iniciales en inglés de *oligosacáridos, disacáridos, monosacáridos y polioles fermentables,* y este término se acuñó para describir un grupo de carbohidratos de cadena corta y alcoholes de azúcar (polioles) que anteriormente no estaban relacionados entre sí pero que comparten tres propiedades funcionales:

- *El intestino delgado los absorbe mal* y provocan gases e hinchazón.

- *Tienen un efecto laxante* gracias a su capacidad de absorber agua en los intestinos. Esto se aplica especialmente a fructanos como la cebolla y el ajo.
- *Las bacterias los fermentan rápidamente*: la mayoría de los FODMAP, como los oligosacáridos y los azúcares, son hidratos de carbono de cadena corta que fermentan muy rápido, lo que provoca un aumento en la producción de gases.

Guía antiácido de las grasas

La grasa es uno de los componentes cruciales para el cuerpo humano. Un cuerpo sano contiene un 20 por ciento, y el cerebro, un 60. Ayuda a regular la temperatura corporal y protege los órganos internos de las lesiones que puedan ocasionar los impactos. También es importante para mantener una producción saludable de hormonas y la lubricación de las articulaciones. Otra de sus funciones es conservar la estructura nerviosa, por lo que resulta fundamental para la neurotransmisión. Y, además, muchas de las vitaminas y minerales esenciales solo pueden ser absorbidos por el organismo si están unidos a ellas.

Te voy a mostrar cómo sustituir las grasas *malas* por otras *buenas*. Las malas son las grasas trans y, en cantidades excesivas, las saturadas. Las buenas son las insaturadas, que incluyen las monoinsaturadas y las poliinsaturadas. En primer lugar, vamos a eliminar las malas.

Grasas trans (grasas malas)

Todas las personas que sufren reflujo ácido deben evitar totalmente las grasas trans. De hecho, las debería evitar todo el mundo. La mayoría de las que llegan a nuestra mesa se forman durante el proceso industrial de los alimentos para solidificar las grasas y también para que los alimentos industrializados duren más tiempo. ¿Alguna vez te has preguntado por qué aquellas galletas que compraste hace un montón de años siguen estando tan crujientes y frescas como entonces? La respuesta es que se lo debes a las grasas trans.

Este tipo de grasas se forman cuando se bombardean con iones de hidrógeno aceites vegetales bajo presión para hacerlos más sólidos. Por eso, este tipo de grasas se esconden también bajo el nombre genérico de «aceites hidrogenados». Las galletas, las patatas fritas, las palomitas de maíz para el microondas y la mayoría de las sustancias mantequillosas «saludables» como la margarina, que en los años setenta se consideró erróneamente una alternativa «sana» para la mantequilla, son ejemplos de grasas trans en un envase bonito.

Estas grasas son perjudiciales por varias razones. Aumentan los niveles de LDL (recuerda: ese es el colesterol «malo») y, al mismo tiempo, disminuyen los de HDL, las lipoproteínas de alta densidad, lo que se conoce como «colesterol bueno». Con ello aumenta significativamente el riesgo de sufrir una cardiopatía. Además, en las personas con reflujo ácido relajan el esfínter esofágico inferior, lo que permite a los jugos gástricos subir libremente al esófago.

Grasas saturadas

Las grasas saturadas están presentes tanto en los animales como en los vegetales. Es el tipo de grasa que forma la capa situada debajo de la piel y que regula la temperatura corporal, así como la placa de las arterias.

Lo que suele hacer que resulten perjudiciales para la salud no es solo el proceso al que a menudo se someten antes de que lleguen a nuestras mesas, sino también la cantidad que ingerimos. Cuando comemos un filete vemos que, aunque sea pequeño, ocupa un espacio grande en el plato. Y si, como la mayoría de los habitantes del mundo occidental, seguimos la dieta estándar, lo más probable es que consumamos proteínas de origen animal para comer, cenar y, en algunos casos, hasta para desayunar. Por tanto, no debe sorprendernos que una dieta rica en grasas saturadas sea a menudo uno de los principales factores que contribuyen al reflujo ácido.

Si no puedes conseguir productos animales ecológicos, intenta sustituirlos por grasas vegetales (aguacates, coco, aceitunas, frutos secos, semillas) o por las grasas saludables del pescado que analizaremos en las próximas secciones. Aunque la grasa saturada es necesaria para nuestro organismo, en cantidades excesivas puede resultar perjudicial. Una de las cosas más importantes que debemos recordar acerca de nuestra ingesta de comida es que la moderación no significa «mitad y mitad». En el caso de las grasas saturadas, si de verdad quieres saber qué porcentaje debes consumir, hazte a la idea de que no más del 10 por ciento de la ingesta diaria de grasa debe ser saturada. Esta es una de las razones por las que la Dieta Antiácido te anima a hacer una comida vegetariana al día, ya sea la de mediodía o la cena. De este modo reducirás automáticamente la cantidad de grasas saturadas que consumes a diario y aumentarás la ingesta de fibra.

Grasas insaturadas (grasas buenas)

GRASAS MONOINSATURADAS: Las grasas monoinsaturadas se consideran buenas cuando se consumen con moderación. Incrementan los niveles de HDL en el organismo y disminuyen los de LDL. A temperatura ambiente son líquidas, pero se solidifican al refrigerarlas. Podemos encontrarlas en una amplia variedad de

alimentos, como la carne, la leche entera, las aceitunas y el aceite de oliva, los aguacates, las almendras, los anacardos y los cacahuetes. Con la excepción de las de la carne roja, las demás suelen
ser apropiadas para las personas con reflujo ácido.

Sin embargo, existe un tipo de grasas monoinsaturadas que
no son buenas para estas personas: los aceites vegetales de semillas. Entre ellos estarían los de soja, maíz, colza, cártamo, semilla
de algodón, semilla de uva y girasol. La extracción de este tipo de
aceites requiere un procesado muy industrial que emplea un
calor extremo, presión o disolventes químicos. El calor elevado
desestabiliza la estructura molecular de los aceites, lo que da
como resultado la formación de radicales libres, unas sustancias
sumamente inflamatorias y cáusticas para el organismo.

Los aceites vegetales prensados en frío son siempre la mejor
opción para las personas con reflujo ácido. Si puedes, elige el de
oliva virgen extra que haya sido extraído de la primera presión
de las aceitunas. Las presiones subsiguientes producen un aceite de
menor calidad. Si alguna vez has tenido la oportunidad de oler y
degustar un aceite de oliva hecho en casa, sabrás que tiene un
olor muy fuerte y particular. Cualquier aceite de oliva que no
tenga olor habrá sido sometido a muchos procesos o desodoriza-
do y debe evitarse.

Las mejores fuentes de grasas monoinsaturadas para personas con reflujo ácido son las siguientes:

Aceite de oliva virgen extra prensado en frío
Aguacate y aceite de aguacate
Aceite de coco
Anacardos
Almendras
Cacahuetes

GRASAS POLIINSATURADAS (OMEGA-3 Y OMEGA-6): Las grasas poliinsaturadas son una de las formas más saludables de grasa. Dos de las subcategorías más importantes son las omega-3 y las omega-6. Se consideran grasas esenciales porque nuestro organismo no puede producirlas y debe obtenerlas a través de los alimentos.

La omega-3 se produce en las hojas de las plantas durante la fotosíntesis. La omega-6 se produce sobre todo en las semillas. Los animales consiguen la mayor parte de las omega-3 consumiendo directamente plantas de hoja o hierba. Por eso la carne y los huevos de animales alimentados con pastos tienen más que los de aquellos que han sido alimentados con cereales.

El pescado es una fuente muy importante de omega-3. Los peces la adquieren al comer las algas o el plancton de los océanos. De todas formas, no todo el pescado se cría de la misma forma. Al igual que sucede con los animales de tierra, que pueden correr libremente y alimentarse de hierba o no, el pescado salvaje es más rico en omega-3 que el de piscifactoría. Además, el de agua fría tiene mayor cantidad de este tipo de grasas porque su hábitat natural favorece las mejores condiciones para su acumulación en el organismo.

La omega-3 se considera uno de los tipos de grasa más beneficiosos, porque ayuda a mantener la integridad y la permeabilidad de las paredes celulares. Además, facilita el metabolismo de la glucosa, disminuye el colesterol y favorece la función cerebral.

Los ácidos grasos omega-6 son más complicados. Se encuentran de forma natural en las semillas, los cereales y los frutos secos y en aceites vegetales como los de colza y girasol. Algunos tipos producen unos efectos beneficiosos innegables en la salud, pero la dieta occidental, que se caracteriza por una ingesta elevada de alimentos procesados ricos en aceites de semillas, impide que lleguen a nosotros.

Se han hecho muchos trabajos de investigación para intentar encontrar la proporción ideal entre omega-3 y omega-6, pero, en mi opinión, a cualquiera que no sea un científico le resulta difícil entender el significado de estas cifras en un sentido práctico. Por tanto, voy a intentar simplificar este asunto con un mensaje fácil: elimina de tu dieta los alimentos procesados y fritos. Ambos forman ácidos y los últimos engordan mucho. Al mismo tiempo, consume pescado al menos dos veces por semana y toma gran cantidad de verduras para que tu cuerpo encuentre el equilibrio natural entre las grasas omega-3 y omega-6.

Aquí tienes una lista de algunas grasas poliinsaturadas saludables:

Alimentos ricos en omega-3:

Salmón	Huevos (de gallina
Anchoas	criada con pastos)
Arenques	Espinacas
Caballa	Col crespa (kale)
Trucha	Algas marinas
Sardinas	Semilla de lino
Fletán	Nueces
Atún	

Alimentos ricos en omega-6:

Pipas de girasol	Aguacates
Pipas de calabaza	Nueces
Aves	Nueces pecanas
Huevos	Anacardos

Por qué los alimentos «bajos en grasas» son perjudiciales para la salud

Da la sensación de que la cruzada en favor de los alimentos bajos en grasas no ha conseguido convertirnos en una sociedad sana y delgada. Quizá con la mejor de las intenciones seguimos confundiendo los alimentos sin grasas o bajos en grasas con alimentos saludables. A estas alturas, es evidente que no lo son.

Hace poco estaba comprando yogur natural y me quedé embobado con las multicolores etiquetas de los de frutas. Todos los que había en la tienda, y no eran pocos, eran sin grasa o bajos en grasa. No conseguí encontrar un yogur de frutas normal por ningún sitio. Quizá estés pensando qué hay de malo en ello. Pues bien, es erróneo creer que por el simple hecho de eliminar o disminuir la cantidad de un macronutriente de nuestra dieta podamos mejorar nuestra salud general. La naturaleza es mucho más compleja. Al leer la etiqueta de uno de esos yogures de frutas tan ponderados y populares por sus muchas pretensiones saludables, me di cuenta de que su contenido en azúcar era de 23 gramos por cada 113 gramos de yogur. ¡Esto equivale a tomarse casi cinco cucharaditas de azúcar de una sentada como tentempié! Y resulta aún más absurdo si tenemos en cuenta que se supone que el yogur es un alimento saludable.

De primeras uno podría pensar que un yogur etiquetado como 0% grasas no puede ser tan malo. Después de todo, suponemos que se ha eliminado la grasa del yogur. Pero ahí es precisamente donde radica el problema. La grasa nos produce sensación de saciedad. Cuando tomamos alimentos sin grasa, tendemos a comer mucho más. Intentamos sentirnos llenos y por eso ingerimos unas cantidades excesivas (e incluso perjudiciales) de azúcar.

Otra propiedad importante de la grasa que debemos tener en cuenta es que da sabor. Cuando la eliminan, los fabricantes de alimentos tienen que añadir una gran cantidad de azúcar o de aromas artificiales para que el yogur esté rico. La salud de la población en general no va a mejorar si nos dedicamos a demonizar y a expulsar macronutrientes de los alimentos. Solo lo hará cuando dejemos de añadirles sustancias artificiales innecesarias.

A modo de resumen sobre los macronutrientes y micronutrientes

Por desgracia, la industrialización de los alimentos que ha tenido lugar a partir de los años setenta ha perjudicado nuestra capacidad para llevar la cantidad correcta de micronutrientes a la mesa. Los pesticidas, los suelos excesivamente ácidos o alcalinos y los métodos de procesado y conserva reducen drásticamente el valor nutricional de los alimentos, es decir, los minerales, las vitaminas y las sustancias fitoquímicas. Echa un vistazo a la lista de ingredientes impresa en los envases de los productos que tienes en la nevera o en la despensa. ¿Cuántas palabras reconoces que sean alimentos y no productos químicos? ¿Cuántas eres capaz de pronunciar? Recuerda que cuanto más larga sea la lista de aditivos y conservantes y cuanto más impronunciables sean las palabras, peor será el producto para la salud.

Los alimentos industrializados y procesados que encuentras en el supermercado han sido acidificados, se ha disminuido su pH, y la viabilidad de sus micronutrientes se ha reducido de manera significativa. El simple hecho de cocinar algunos alimentos vegetales como el brécol y el calabacín elimina algunos antioxidantes como la vitamina C. Por eso es importante evitar el consumo de alimentos procesados y sustituirlos por abundantes frutas y verduras ecológicas y mínimamente cocinadas (en mi opinión, lo mejor es hacerlas al vapor). También recomiendo que siempre que tomes huevos, productos lácteos o carnes, intentes que sean de animales alimentados con pastos para asegurarte de que tu dieta está equilibrada en macronutrientes y de que estás recibiendo todos los micronutrientes que necesita tu cuerpo.

La diferencia entre la cantidad de fibra recomendada y la que ingerimos, y cómo debemos resolverla

El consumo de una concentración elevada de fibra es uno de los tres elementos básicos de la Dieta Antiácido. Quizá te preguntes por qué la fibra es importante en una dieta diseñada para aliviar y curar los efectos del reflujo ácido. Pues lo es por muchas razones: no solo mejora la digestión —este es probablemente su beneficio más conocido— sino que con el tiempo ha demostrado ser un instrumento muy polifacético de la salud. Vamos a analizar cómo ha evolucionado nuestra forma de entenderla y el papel vital que desempeña en la recuperación de los daños provocados por la acidez y también en la salud en general.

Datos acerca de la fibra

La fibra ha estado en el punto de mira de las personas interesadas por la salud desde hace más de mil ochocientos años. En el 130 d. C. el médico griego Galeno escribió acerca de los alimentos que «estimulan al intestino a evacuar y los que lo impiden» y afirmó que los panes blancos eran «pegajosos y lentos» y que los marrones, por su parte, eran «buenos para el intestino». Siglos más tarde, un hombre cuyo apellido reconocerás en seguida, el doctor J. H. Kellogg, recetaba salvado de trigo rico en fibra

a las personas que acudían a su sanatorio y en 1915 su marca
introdujo el primer cereal rico en fibra, Bran Flakes. Más tarde,
en los años cuarenta, este producto bueno para la digestión recibió el nombre de «fibra alimentaria».

En principio, esta fibra se definió como la parte de las plantas que no se digiere, en concreto la pared exterior de las células
vegetales que forma el «esqueleto» de la planta y que está cons-
tituida en su mayor parte de celulosa, un hidrato de carbono
complejo que elaboran los vegetales para protegerse contra las
plagas y otros ataques medioambientales. Su naturaleza protectora hace que permanezca prácticamente intacta al pasar por el
aparato digestivo humano. Ni siquiera los jugos gástricos o las
enzimas digestivas de mayor poder de degradación consiguen
romperla totalmente, ni tampoco otros componentes igual de
fibrosos. Un ejemplo perfecto de una fibra alimentaria rica en
celulosa es el salvado, la dura capa exterior que envuelve los
granos de cereales como el trigo, el arroz y la cebada (es lo que
hace que el pan sea «marrón», como decía Galeno).

Investigaciones posteriores han ampliado esta definición de
fibra alimentaria para incluir otros materiales de origen vegetal
que, aunque menos resistentes a la digestión, tampoco se descomponen totalmente al pasar por el tracto digestivo. Entre ellos
estarían sustancias como la pectina, presente en las remolachas,
las manzanas y las pieles de la fruta; las ligninas de los rábanos, las
espinacas y la col crespa, y oligosacáridos como la inulina de los
puerros, las cebollas y los espárragos. Estos dos tipos de fibra, que
se distinguen por su digestibilidad, se dividen en dos categorías:
solubles e insolubles.

La **fibra soluble** atrae el agua y adquiere durante la digestión
una consistencia gelatinosa. Con ello ralentiza el proceso digestivo y aumenta la sensación de saciedad. Los alimentos que la
contienen son, entre otros, las alubias, las lentejas, los frutos se-

cos, las semillas, el salvado de avena, las peras, las coles de Bruselas y las batatas.

La **fibra insoluble** no atrae el agua ni la absorbe y actúa como una escoba dura que barre los intestinos mientras desciende por el tracto digestivo. De este modo ayuda a limpiar el colon y combate el estreñimiento. Entre sus fuentes estarían el salvado de trigo, los cereales enteros, las verduras de hoja oscura, el brécol, el repollo y el calabacín.

Aunque algunos alimentos contienen más cantidad de uno de estos dos tipos de fibra que del otro, la mayoría de las frutas enteras, las verduras, los frutos secos y las semillas contienen ambos. Por eso, si quieres vigilar la producción de ácidos deberás aumentar tu ingesta total de fibra en lugar de intentar consumir más cantidad de un tipo concreto. Según la Asociación Dietética Estadounidense, se deben tomar entre 25 y 35 gramos al día, aunque, si eres como el ciudadano occidental medio, estarás tomando alrededor de 15. Un estudio publicado en el 2014 en la revista *Nutritional Journal* sugiere que acabar con esa diferencia es fundamental para mejorar la salud general en todo el mundo.

Los diez beneficios principales demostrados de tomar más fibra

Desde hace mucho tiempo sabemos que la fibra mejora la digestión. Estudios realizados en los primeros seres humanos y en comunidades africanas contemporáneas han relacionado las dietas ricas en fibra con unas deposiciones más voluminosas, que reflejan que el tránsito (es decir, el paso de los desechos por el cuerpo) es más rápido y que la digestión es mejor. Por el contrario, las deposiciones escasas producto de una dieta pobre en fibra se han relacionado con un mayor riesgo de sufrir enfermedades diverticulares y cáncer de intestino y de colon. Si nos basamos en estas observaciones, podríamos deducir que la fibra no es más que una fuerza que empuja a los alimentos para que atraviesen correctamente nuestro tracto digestivo. Sin embargo, se ha demostrado que es y hace mucho más.

Un estudio dirigido en el 2011 por investigadores del Instituto Nacional del Cáncer de Estados Unidos y publicado en *Archives of Internal Medicine* descubrió que la ingesta de fibra alimentaria está «inversamente asociada de manera significativa con el riesgo total de fallecimientos y con el fallecimiento por enfermedades cardiovasculares, infecciosas y respiratorias tanto en hombres como en mujeres». Es decir, tomar más fibra puede ayudarte a evitar enfermedades y a vivir más tiempo, por lo que es un factor determinante para tener una vida larga.

Aunque el estudio señaló la importancia de la «fibra de cereales», un análisis más detallado proporcionado por Lawrence de Koning y Frank Hu, ambos pertenecientes a la Escuela de Salud Pública de Harvard, sugirió que quizá este tipo de fibra no sea la que proporciona, por sí misma, los beneficios para la salud que se le atribuyen. Más bien podría ser el conjunto natural de nutrientes que acompaña a la fibra —vitaminas, minerales y otros fitonutrientes, desde los antioxidantes hasta el zinc— lo que protege los tejidos de los seres humanos.

Ya sea por la integridad estructural de la fibra, por su naturaleza nutricional o por alguna otra propiedad beneficiosa que esté aún por descubrir, lo cierto es que aumentar su ingesta durante la Dieta Antiácido y después te va a proporcionar muchas recompensas. Algunas son específicas para la recuperación de los efectos del reflujo ácido y otras están relacionadas con la mejora de la salud en general. Estos son los diez beneficios principales demostrados de consumir más fibra:

10. **Disminuye los niveles de colesterol**. Durante la digestión, la fibra soluble se convierte en una sustancia gelatinosa y pegajosa que se adhiere a las bacterias y a otras sustancias que flotan libremente. Una de ellas es el colesterol LDL, que es absorbido por este vehículo viscoso en el tracto digestivo y luego excretado con las deposiciones. Al disminuir el colesterol LDL y el colesterol total, se reduce el riesgo de desarrollar cardiopatías, la principal causa de muerte en el mundo occidental.

9. **Reduce el riesgo de sufrir cardiopatías**. Las investigaciones han demostrado que el riesgo de sufrir cardiopatías disminuye de forma creciente por cada 7 gramos adicionales de fibra que se consuman al día (para que te hagas una idea de cuánto es te diré que una taza de frambuesas contiene 8 gramos; cuando le añadimos leche de almendras siguiendo la receta del Estupendo Batido de Bayas del Doctor Aviv [página 215], obtenemos un batido rico en fibra y muy sabroso). Esta disminución del riesgo de sufrir enfermedades podría deberse a los efectos de la fibra sobre el colesterol o a otros de sus beneficios como el incremento de la sensibilidad a la insulina y la disminución de la presión arterial. Sea por el motivo que fuere, según el estudio del año 2004 «Dietary Fiber and Risk of Coronary Heart Disease»*, seguir una dieta abundante en alimentos ricos en fibra para prevenir las cardiopatías es una conducta «basada en una gran cantidad de evidencia científica coherente».

---

* «La fibra alimentaria y el riesgo de sufrir cardiopatías coronarias». (*N. de la T.*)

8. **Controla el nivel de azúcar en sangre.** Las dietas ricas en hidratos de carbono refinados —aquellos a los que se les ha retirado la fibra— se han relacionado con la hiperglucemia, un trastorno que se caracteriza por un exceso de glucosa en la sangre y que puede ser precursor de la diabetes tipo 2. Por el contrario, se ha comprobado que los hidratos de carbono complejos ricos en fibra ayudan a controlar el nivel de glucemia al ralentizar el proceso digestivo y equilibrar la respuesta al azúcar en sangre. Como la fibra no dispara la respuesta insulínica, puede contrarrestar las partes menos fibrosas de un alimento que sí la disparan (por eso se deben consumir las frutas y verduras enteras y sin pelar siempre que sea posible y sobre todo cuando son de cultivo ecológico, en cuyo caso no contienen pesticidas). En las personas con diabetes tipo 2, tener el nivel de azúcar en sangre equilibrado es un factor importante para estar bien, y para todo el mundo este equilibrio conduce a mantener los antojos controlados y prevenir los bajones de energía.

7. **Alivia problemas relacionados con el síndrome del intestino irritable, el estreñimiento y otras dolencias digestivas.** Recuerda que se ha demostrado que la fibra alimentaria aumenta el tamaño de las deposiciones y acelera el tránsito intestinal. Estos dos efectos beneficiosos por sí solos ya bastan para cambiar la vida de las personas con síndrome del intestino irritable o estreñimiento crónico. Las deposiciones grandes y pesadas limpian el colon y proporcionan alivio cuando se tiene el tracto intestinal atascado. Un colon limpio, además, disminuye las probabilidades de desarrollar una dolencia muy dolorosa: la diverticulitis.

6. **Reduce la presión sobre el esfínter esofágico inferior.** Cuando el aparato digestivo no funciona correctamente, la presión generada por el estreñimiento, los gases o la hinchazón excesiva puede alcanzar el esfínter esofágico inferior y debilitar el importante sistema de cierre que impide que los jugos gástricos lleguen a los tejidos situados encima del estómago. Como la fibra mejora la eficiencia y la efectividad del aparato digestivo, también disminuye la presión hacia arriba que puede abrir la puerta a los daños provocados por la acidez.

5. **Mejora la salud intestinal.** Los oligosacáridos presentes en muchas fibras solubles resisten la digestión en el intestino delgado, pero son fermentados por las bacterias del colon. De este modo, estas fibras fermentables actúan como prebióticos que estimulan la producción de bacterias beneficiosas que, como se ha comprobado, mejoran la absorción de los nutrientes, incrementan la inmunidad y disminuyen la presencia de bacterias patógenas. Las alcachofas, los puerros, el brécol, el trigo, la avena y la soja son unas fuentes muy buenas de prebióticos.

4. **Favorece la pérdida de peso y el mantenimiento.** Aumentar la ingesta de fibra es una de las formas más inteligentes y al mismo tiempo más simples de favorecer la pérdida de peso. Los alimentos que contienen fibra nos ayudan a sentirnos llenos antes y durante más tiempo, porque ralentizan la digestión y, en el caso de la fibra soluble, aumentan de volumen, lo que nos permite sentirnos saciados con menos cantidad de comida. Las investigaciones han demostrado que aumentar la ingesta de fibra reduce las calorías que consumimos. Quizá parezca matemáticamente imposible aumentar lo que

comemos disminuyendo al mismo tiempo la ingesta de calorías, pero esa es la magia de la fibra. Esta en sí misma no contiene calorías y por eso los alimentos con una proporción elevada (brécol, espinacas, apio y col crespa) son poco calóricos.

3. **Reduce la inflamación.** La fibra alimentaria ayuda tanto directa como indirectamente a disminuir la inflamación. Al mitigar los factores que la provocan —como la hiperglucemia, las bacterias intestinales perjudiciales y los niveles elevados de colesterol LDL—, la reduce indirectamente en todo el cuerpo. Los mecanismos responsables de las propiedades antiinflamatorias más directas de la fibra todavía no están muy claros, pero estas son algunas posibilidades plausibles. Por un lado, se ha asociado la ingesta de alimentos ricos en fibra con unos niveles más bajos de los marcadores inflamatorios, como la proteína C-reactiva, vinculados a la inflamación crónica. Además, la fibra alimentaria disminuye la oxidación de los lípidos, con lo que minimiza la producción de radicales libres que favorecen los daños. Por otra parte, muchos alimentos ricos en fibra están repletos de antioxidantes, nutrientes y minerales que contrarrestan los efectos de la inflamación. Los cereales enteros, por ejemplo, contienen diversos minerales, incluidos el zinc y el selenio, que según se ha comprobado ayudan a disminuir los niveles de estrés oxidativo. El resultado neto de este control de la inflamación mediante la fibra alimentaria es una protección muy potente contra las enfermedades infecciosas y respiratorias.

2. **Combate el cáncer en sus inicios.** A diario estamos ingiriendo carcinógenos, seamos conscientes de ello o no. Las carnes procesadas y chamuscadas, los productos no

ecológicos (como consecuencia de los residuos de pesticidas) y los alimentos y bebidas que contienen aditivos químicos son solo algunos de los medios de que se valen los carcinógenos para entrar en nuestro organismo. Lo bueno es que si aumentamos la ingesta de fibra podemos librarnos de ellos antes de que lleguen a provocar daños. Se cree que la fibra se une a los carcinógenos y a otras toxinas y favorece su excreción. Su naturaleza pegajosa ayuda en este caso a reducir la carcinogénesis, o formación de cáncer, en los intestinos.

Y el principal beneficio de un mayor consumo de fibra para las personas que vigilan la acidez es...

1. **Reduce el riesgo de desarrollar esófago de Barrett y cáncer esofágico.** Un metaestudio publicado en la revista *Food Science and Nutrition* en octubre del 2015 sugiere que la ingesta de fibra alimentaria está «significativamente asociada con un menor riesgo de desarrollar esófago de Barrett y cáncer esofágico». Como otorrinolaringólogo, he visto a demasiadas personas cuyas vidas se han dado la vuelta por culpa de los tejidos precancerosos y claramente malignos en el esófago. Esta propiedad de la fibra me parece excepcional y maravillosa; es la prueba de que la forma en la que comemos a diario puede cambiarnos la salud y la vida. El estudio identificó el hexafosfato de inositol, un componente de los alimentos ricos en fibra, como un factor importante en la lucha contra el cáncer (al menos en el esófago) y demostró que inhibe el ritmo de crecimiento de las células cancerosas en el esófago limitando su capacidad para multiplicarse y estimulando la muerte celular.

Cómo acabar con la diferencia entre la cantidad de fibra recomendada y la que ingerimos

Como ves, seguir una dieta rica en fibra es una buena norma general, tanto si tienes reflujo ácido como si no lo tienes. Para las personas que sufren problemas de acidez, aumentar la ingesta de fibra es el segundo paso después de eliminar los alimentos ácidos. Si tu dieta actual solo te aporta alrededor de 10 o 15 gramos al día —la ingesta media de la mayoría de los habitantes de Occidente—, quizá te preguntes cómo vas a duplicar esta cifra para conseguir alcanzar la cantidad recomendada de entre 25 y 35 gramos. Para ayudarte a conseguirlo he creado dos reglas muy simples pero concretas:

Consume al menos medio kilo de verduras con un pH superior a 5, y la mitad de ellas crudas

Las verduras tienen tres propiedades muy interesantes: están repletas de minerales y nutrientes que no encontrarás en ningún otro sitio, son tremendamente bajas en calorías (a pesar de ser deliciosamente saciantes) y están llenas de fibra. Aunque podemos encontrar fibra en todos los alimentos vegetales, algunos contienen más que otros: las alcachofas, el brécol, las zanahorias y las espinacas son solo unas pocas de las verduras con mayor cantidad.

Para tomar medio kilo de verduras al día, la mitad cocidas y la otra mitad crudas, tendrás que consumir el equivalente a dos tazas de verduras (medidas en crudo). Tomarlas tanto crudas como cocidas te asegura la obtención de una mayor variedad de antioxidantes. Algunas como las zanahorias, los espárragos, el repollo, los champiñones y las espinacas ofrecen una mayor concentración si están cocidas (si se hacen al vapor o hervidas, claro está), pero obtendrás una mayor cantidad de vitamina C si las tomas crudas, recién sacadas de la nevera. El brécol es una fuente de nutrición que deberíamos consumir en crudo, al menos en parte, porque de ese modo es más rico en sulforafano, una sustancia con propiedades anticancerosas comprobadas. La parte más importante de esta norma es que se debe consumir al menos medio kilo de verduras al día; no importa cómo se preparen, pero hay que hacer lo posible para tomar un cuarto de kilo crudas y otro cuarto de kilo cocidas.

En la mayoría de los casos, la forma más fácil de alcanzar este objetivo es ir más allá de las verduras aisladas. Es decir, debemos disfrutar de varias con las comidas. Echa un vistazo a la Ensalada Rica en Fibra (página 226) para que te sirva como ejemplo. En esta receta vas a encontrar lechuga romana, brécol, pepino, zanahoria, guisantes y remolacha cruda. Esta combinación por sí sola ya aporta casi medio kilo de verduras y unos ocho gramos de fibra. Cada una de las recetas de ensaladas de esa sección del libro te aportará medio kilo de verduras; espero que las disfrutes y te animo a que inventes otras nuevas; que no te asuste la idea de hacer distintas combinaciones de verduras.

Toma cada día como mínimo un cuarto de kilo de fruta cruda con un pH superior a 5

La fruta es una parte esencial de una dieta saludable. Al igual que las verduras, las frutas nos aportan vitaminas y minerales exclusivos. Además, son hidratantes, bajas en calorías y contienen gran cantidad de fibra (sobre todo si se toman sin pelar). Una taza de fruta picada o en rodajas o una pieza mediana equivalen a un cuarto de kilo y cumplen la ración diaria. Para la mayoría de las que se toman con la mano, el equivalente es una pieza mediana. Cada uno de los batidos de la Dieta Antiácido aporta al menos un cuarto de kilo de fruta. Estas directrices son recomendaciones mínimas y no nos impiden tomar más cantidad.

Cuando alcances estos objetivos, cumplirás y en algunos casos superarás la cantidad diaria recomendada de fibra. No tendrás que preocuparte por medirla. Sencillamente cumple los mínimos diarios de fruta y verdura y listo.

El plan incluye otros alimentos que te ayudarán a aumentar la ingesta de fibra. Los frutos secos y las semillas, que complementan a la fruta, contienen gran cantidad, al igual que los cereales enteros y las legumbres, que van muy bien con las verduras. La tabla siguiente enumera una variedad de alimentos populares ricos en fibra y excelentes para personas con reflujo ácido. Aunque las bayas tienen gran cantidad, son muy ácidas. De todas formas, como muy pronto verás en la tercera parte del libro, se puede neutralizar o disminuir su acidez mezclándolas con determinados alimentos alcalinos.

Verduras	Cereales	Fruta	Frutos secos / Semillas	Legumbres
Brécol	Arroz integral	Manzanas	Almendras	Lentejas
Coles de Bruselas	Salvado de avena y de trigo	Bayas	Nueces	Garbanzos
Remolacha	Pan integral	Plátanos	Semilla de lino	Alubias
Espárragos	Alforfón	Aguacate	Pipas de girasol	Guisantes
Patatas	Cebada	Peras	Nueces pecanas	
Zanahorias	Centeno			
Pepinos				
Algas marinas				
Todas las verduras de hoja verde				

Verás que nos hemos centrado en las fuentes de fibra que encontramos en los alimentos. Los productos industriales como el Metamucil y las barritas de cereales con sabor a cartón no sirven por dos motivos importantes. En primer lugar, mi objetivo es animarte a que te alejes de los alimentos procesados repletos de aditivos químicos y conservantes ácidos, lo que incluye la mayoría de las comidas que se compran en cajas, botellas o envases. Por el contrario, comprar la comida en la frutería y a granel, que es donde vas a encontrar la mayoría de los cereales, semillas y legumbres (y a menudo a un precio inferior), es la forma más directa de incluir más alimentos enteros y ricos en fibra en la dieta.

La otra razón es el «envase natural de nutrientes» que ya he mencionado en este capítulo y que automáticamente encontramos en los alimentos ricos en fibras. Es como obtener alimentos con una talla nutricional XXL sin tener siquiera que pedirlos. Un dato muy importante es que las vitaminas, los minerales y los nutrientes que obtienes cuando consumes alimentos enteros y frescos no se han introducido en ellos en una fábrica ni en un laboratorio, sino que son naturales. Sencillamente es imposible reproducir este conjunto completo de nutrientes en un suplemento, por mucho que se intente. Cuando intentes aumentar tu ingesta de fibra en la Dieta Antiácido, piensa siempre en primer lugar en las frutas y las verduras.

CAPÍTULO 7

DESARROLLA TU DESTREZA CON EL pH
La verdad acerca del equilibrio ácido/alcalino y los alimentos «saludables» que las personas con reflujo ácido deben evitar

Un dato importante acerca de los micronutrientes, tanto los de origen vegetal como los de origen animal (sobre todo los de animales que comen muchas plantas), es que son fundamentales para mantener el equilibrio perfecto del pH en el organismo. Eso no significa que lo que comemos influya directamente en este equilibrio —de hecho, ese es uno de los mitos más arraigados acerca del pH y lo vamos a analizar en este capítulo—, sino que, cuando la dieta es equilibrada, nos aseguramos de que el organismo recibe siempre los ajustes que necesita. Cada uno de nosotros puede averiguar cuál es la mejor dieta posible si utiliza correctamente el pH, no para mantener su equilibrio en todo el cuerpo, sino para controlar la cantidad de alimentos que lo tienen bajo, ya sea de forma natural o por causa de procesos industriales, y que inflaman los órganos del tracto aerodigestivo. No es difícil de conseguir; de hecho, en unos días podemos coger el hábito de hacerlo. De todas formas, lo que sí necesitamos es adquirir un poco de destreza.

Conoce mejor el pH

Como ya sabes, el pH es la medida estándar de la acidez en los alimentos que consumimos. Es importante entender que sus efectos en los órganos, fluidos y funciones corporales tienen muchos matices. Su nivel en los alimentos que ingerimos influye sobre el organismo en ciertos aspectos, pero en otros, no. Hay algunas funciones corporales que es imposible controlar manipulando la dieta. Por ejemplo, el pH de la sangre humana en un cuerpo relativamente sano está siempre en el estrecho intervalo de 7,35 a 7,45. Los encargados de mantenerlo son, por un lado, los riñones, que excretan el exceso de ácido a través de la orina, y por otro los pulmones, que excretan dióxido de carbono (un subproducto de la oxigenación) mediante la exhalación.

Aunque este mecanismo tan fiable mantiene en la sangre el nivel del pH que nos permite seguir con vida, los del resto del cuerpo varían de un órgano a otro y cada uno tiene uno ideal, dependiendo de la función que realiza. Por ejemplo, el pH de la piel es de alrededor del 5,5, ligeramente ácido, para defendernos de las bacterias patógenas. El de la saliva, sin embargo, es más bien alcalino y está entre el 6,5 y el 7,5. De este modo, los alimentos ácidos se alcalinizan (o equilibran) ligeramente en la boca y se previene la erosión del esmalte dental que se produce cuando lo exponemos a los componentes ácidos de lo que comemos. En el estómago, el pH normal es muy ácido, entre 1,0 y 4,0, lo que nos permite descomponer o digerir la comida. Si no fuera por este proceso, el cuerpo sería incapaz de absorber los nutrientes.

A diferencia del pH de la sangre, los del resto del cuerpo se ven influidos por los alimentos que ingerimos y también por nuestro estilo de vida y nuestros hábitos. Esto abarca lo que comemos y bebemos, si fumamos o consumimos drogas y nuestro nivel de estrés cotidiano, así como nuestros hábitos de ejercicio y de sueño. Cuando estos niveles se salen de su intervalo óptimo, nuestra salud peligra.

Aunque es imposible medir el pH de cada órgano mediante un análisis de orina o de sangre —ni necesitamos hacerlo tampoco—, sí podemos controlar nuestra exposición a los ácidos eligiendo bien nuestra dieta y practicando hábitos saludables. El objetivo último debe ser permitir la reparación de los tejidos que han resultado dañados por la acidez y, a largo plazo, detener o reducir el estrés oxidativo. Esta gestión del ácido alimentario fomenta múltiples beneficios para la salud, como, por ejemplo, la reducción de los antojos, que nos llevan a romper la báscula, y de las oportunidades de desarrollar enfermedades crónicas. Podemos aprovechar la escala del pH para proporcionar a nuestro organismo el combustible y los nutrientes que necesita para funcionar correctamente y evitar los aditivos, las sustancias químicas perjudiciales y determinados productos cuya acidez natural no puede neutralizarse. Pero antes que nada tenemos que comprenderla correctamente.

Poner fin a los mitos sobre el pH

Fuera de los círculos científicos y médicos, la idea que se tiene de la relación entre el pH del cuerpo, la dieta, el peso y la salud está terriblemente distorsionada. Parte de esta confusión radica en el uso de la palabra *ácido*. El equilibrio ácido-base no es lo mismo que el ácido gástrico ni que el equilibrio ácido en la dieta, aunque todos ellos se midan en la escala del pH (el papel de la pepsina es crucial para distinguir entre ácido alimentario y equilibrio ácido-base). Por desgracia, esta interpretación y aplicación tan burda del pH ha dado lugar a un montón de programas nutricionales que favorecen diversas variaciones de dietas «alcalinas» que posiblemente resulten beneficiosas en términos genéricos para algunos consumidores, pero no para las personas con reflujo ácido.

Si alguna vez has probado una dieta alcalina o equilibradora del pH, eres una de entre los millones de personas con reflu-

jo ácido que han hecho lo mismo. Estos programas alimentarios prometen combatir un entorno ácido ayudando a recuperar
el pH, o equilibrio ácido-base, mediante la restricción de alimentos «ácidos» (con un pH inferior a 7) que provocan una
sobrecarga ácida. Se supone que los beneficios de este tipo de
dietas son numerosos e incluyen pérdida de grasa, un aumento
de la energía y una menor susceptibilidad a diversas enfermedades crónicas.

Muchos programas de pérdida de peso basados en el pH
afirman también que una dieta alcalina ayuda a recuperar el
equilibrio del pH de la sangre. Esto es biológicamente imposible.
No podemos cambiar ni «equilibrar» el pH de la sangre con medidas alimentarias, porque el que lo hace es un mecanismo auto-
rregulado que depende de la comunicación entre los «tampones»
del ácido del cuerpo: la sangre, los riñones y los pulmones. En un
organismo saludable en líneas generales, el equilibrio ácido-alca-
lino de la sangre se mantiene con independencia de la dieta.
Tampoco podemos medirlo con tiras de papel tornasol, análisis
de orina ni ningún otro medio casero, como afirman muchas de
estas dietas alcalinas. La orina —que, según algunos programas,
debemos analizar periódicamente— puede reflejar los componentes ácidos de los alimentos que hemos consumido ese mismo
día, pero no nos va a dar ningún dato fiable acerca de los daños
que la acidez está provocando en otras partes del cuerpo, sobre
todo en los órganos gastrointestinales o respiratorios, que es donde la reparación resulta más urgente.

Otro de los grandes errores promovidos por los nutricionis-
tas y dietistas que abogan por la dieta alcalina es que eliminando
macronutrientes «acidificantes» como las proteínas animales re-
ducimos la sobrecarga ácida y estamos más sanos. Nuestro organismo es mucho más complejo que eso y no siempre responde
ante la privación de nutrientes, como suponíamos que iba a ha-

cer. En cualquier caso, si tienes reflujo ácido, disminuir los nutrientes es lo peor que puedes hacer.

Entender estos dos mensajes importantes te va a permitir
controlar mejor la acidez. Evitarás perder tiempo (y dinero) intentado analizar tu pH, porque ya sabrás que al consumir alimentos poco ácidos lo que pretendemos es reducir los daños y
la inflamación en los tejidos, no manipular el pH de la sangre o
de la orina. Tampoco eliminarás macronutrientes valiosos que
facilitan, e incluso aceleran, la curación después de una larga
exposición a los ácidos.

La conexión entre el pH y los micronutrientes

Como consecuencia del aumento de las emisiones de dióxido
de carbono que se ha producido a partir de la Revolución Industrial, hace un siglo y medio, el pH de los océanos ha bajado del 8,2
al 8,1. Es fácil deducir que, por tanto, los alimentos que extraemos
hoy en día de los mares (aunque la mayoría de los que consumimos procedan de piscifactorías) son más ácidos y contienen menos micronutrientes que los que salían de los océanos antes del
siglo XVIII. De todas formas, aunque el pescado salvaje que se pes-
ca hoy en día es probablemente menos alcalino que el de aquellos
tiempos, sigue ofreciéndonos grandes beneficios para la salud, no
solo para las personas con problemas de acidez, sino para todo el
mundo. En algunos países se consume mucho más que en otros,
que prefieren la carne roja y la de ave como fuentes de proteínas
animales. Si tienes problemas de acidez, aprende a conocer las
distintas variedades de pescado fresco que venden en los mercados y tiendas.

*La guía antiácido para evaluar los datos y tendencias
de la alimentación*

Evidentemente también se dicen otras cosas acerca la alimentación que son más ciertas que falsas y que incluso han superado la prueba del tiempo y del escrutinio científico. Por ejemplo, la dieta mediterránea es tan buena como se proclama (con algunas modificaciones para las personas con reflujo ácido; más adelante veremos más sobre este tema). Esta forma popular de comer refleja los patrones dietéticos de varios países de la cuenca mediterránea: España, Francia, Italia, Grecia y algunas regiones de Oriente Próximo. Se caracteriza por una elevada ingesta de aceite de oliva virgen extra, frutos secos, frutas de la zona y de temporada, verduras, legumbres y cereales integrales; una ingesta moderada de pescado, aves y productos lácteos no grasos y un consumo escaso de carne roja, carnes procesadas, dulces y bollería industrial. Con las comidas se suele tomar vino, por lo general tinto. Este tipo de dieta aumenta la ingesta de antioxidantes y grasas insaturadas, sobre todo ácidos grasos monoinsaturados, que, según se ha podido demostrar, están relacionados con la longevidad y la salud sistémica. En lugares remotos del Mediterráneo abundan los casos de curas milagrosas de cáncer y de personas que han alcanzado edades exageradamente avanzadas, y a menudo se atribuyen a estos patrones alimentarios.

También existe abundante evidencia científica concreta que revela que la dieta mediterránea protege contra la inflamación de grado bajo que favorece las enfermedades cardiovasculares, la obesidad y la resistencia a la insulina, un precursor de la diabetes tipo 2. Además, no solo ayuda a prevenir el desarrollo de los síntomas de estas enfermedades, sino que, según se ha podido demostrar, tiene también efectos terapéuticos en este tipo de dolencias. Esto demuestra la perogrullada de que nunca es demasiado tarde para cambiar nuestros hábitos alimentarios y mejorar con ello la salud cardiovascular. Un estudio reveló que la dieta mediterránea produce efectos positivos ¡al cabo de solo tres meses en individuos de entre cincuenta y cinco y ochenta años! Aunque la evidencia de la correlación entre este tipo de dieta y la prevención del cáncer resulta más difícil de encontrar, sí sabemos que la ingesta elevada de carnes rojas y procesadas está asociada con un mayor riesgo de sufrir cáncer colorrectal y que las personas que siguen la dieta mediterránea tienen menos riesgo de padecer esta enfermedad, diabetes e hipertensión. Es posible que los productos lácteos desempeñen también un papel protector.

Otra dieta muy inspiradora es la DASH (iniciales en inglés de Enfoques Alimentarios para Detener la Hipertensión), que se desarrolló en los años noventa para reducir las enfermedades cardiovasculares y que tiene muchos seguidores, no solo porque reduce los síntomas de esta enfermedad, sino también por la pérdida de peso que lleva aparejada. La diferencia entre la dieta mediterránea y la DASH es que esta última promueve un mayor consumo de grasas cardiosaludables —las que están presentes en los productos ricos en omega-3 y omega-6— y de suplementos de vitamina D. La mediterránea, por el contrario, es rica en vitamina D de forma natural, porque la exposición al sol tiende a ser mayor en esta zona del mundo que en otras regiones. Por tanto, no necesita suplementos.

La alusión a estas dietas está en uno de los principios antiácido: el requisito de consumir medio kilo de verduras y un cuarto de kilo de fruta al día. Las culturas mediterráneas llevan haciéndolo desde hace siglos y la dieta DASH lo promueve desde principios de los años noventa, y es evidente que funciona.

El gran pero...

Sin embargo, para las personas con problemas de acidez, practicar esta dieta sin tener en cuenta una serie de advertencias podría resultar más perjudicial que beneficioso. El problema es que algunos de los alimentos básicos de la dieta mediterránea son muy nutritivos pero ácidos, y debemos evitarlos. Entre ellos estarían el vino, los tomates, el vinagre, el limón y dos productos que dificultan la digestión: la cebolla y el ajo. De todos ellos, el más perjudicial para las personas con reflujo ácido es el vino (aunque en la Fase de Mantenimiento sí se permite disfrutar de vez en cuando de licores elaborados con agave [tequila] y patata o maíz [vodka]).

En la Fase de Curación es fundamental evitar los tomates, las cebollas, el ajo, el vinagre y los cítricos para que puedan curarse los tejidos del esófago y de la garganta que han resultado dañados por la acidez. Pero no te desanimes; en esta fase puedes sustituir los sabores de estos alimentos por especias como el zumaque y la asafétida, hierbas secas como la ajedrea o el condimento Bragg Liquid Aminos*. En la Fase de Mantenimiento sí se permiten modificaciones para los tomates, las cebollas y el ajo. La acidez del tomate puede neutralizarse con un pepino sin semillas; las cebollas y el ajo cocidos a alta temperatura se pueden consumir si no son los alimentos concretos que nos provocan acidez.

Lo bueno es que en la Dieta Antiácido he conservado algunos de los principios más valiosos de la mediterránea. Es antiinflamatoria por naturaleza, con lo que evitamos los radicales libres; es rica en fibra para que nos sintamos saciados, con lo que favorece la pérdida de peso, y es rica en antioxidantes, que nos

---

* Una salsa de soja sin trigo ni sal ni más ingredientes que soja y agua, muy popular en EE. UU. *(N. de la T.)*

ayudan a combatir los radicales libres. Sin embargo, la aventaja en un aspecto: contiene pocos ácidos (naturales y químicos), que, como ya hemos visto, son una fuente de inflamación crónica en todo el cuerpo y sobre todo en el tracto aerodigestivo.

Los alimentos procesados pueden arruinar la dieta más saludable: un punto importante del Estudio Nicotera

Allá por los años sesenta, los científicos se pusieron a investigar y comparar los beneficios de la dieta mediterránea sobre la salud cardiovascular, y para ello hicieron un trabajo trascendental que se conoció como el Estudio de Siete Países. Como los países que bordean el mar Mediterráneo no tienen los mismos gustos culturales, económicos y ni siquiera alimentarios, los científicos eligieron cuatro zonas concretas de la región: Creta y Corfú en Grecia, Dalmacia en Croacia y Montegiorgio en Italia central. La dieta de cada una de ellas presentaba diferencias sutiles con respecto a las de las demás: la griega era la que tenía mayor abundancia de aceite de oliva y era rica en fruta, la dálmata era la más rica en pescado y la italiana la más rica en verduras. La elección del momento en que se realizó este estudio resultó ser clarividente, porque toda la región estaba disfrutando de un periodo de recuperación tras la devastación sufrida en la Segunda Guerra Mundial, pero todavía no había llegado a ella la invasión de la dieta occidental, rica en grasas, azúcares y alimentos procesados, que se extendió por todo el mundo industrializado a partir de los años setenta. En ese momento, los descubrimientos que se lograron se utilizaron para comprender mejor la relación entre la dieta y las enfermedades cardiovasculares.

Sin embargo, la revelación realmente interesante no llegó hasta 1996, cuando los investigadores regresaron al somnoliento pueblo de Nicotera, en la región italiana de Montegiorgio, una de las localidades donde se había llevado a cabo el Estudio de Siete Países original. Aunque los resultados de aquel primer estudio mostraban que la población exhibía algunos de los efectos positivos de la dieta mediterránea —incluida una incidencia relativamente baja de enfermedades cardiovasculares—, el que se realizó en 1996 produjo unos resultados más alarmantes. Daba la impresión de que los residentes en Nicotera mostraban un aumento en la incidencia de este tipo de enfermedades, cáncer y otros trastornos inflamatorios. Con ello exhibían los mismos patrones de incremento de enfermedades crónicas que se observaban en otros países de Europa y en todo el mundo.

¿A qué atribuyeron los científicos este cambio tan drástico operado en Nicotera en el transcurso de tres décadas? En su opinión, se debía a que en esos treinta y cinco años se habían ido apartando de la dieta mediterránea estándar y habían aumentado el consumo de alimentos procesados, bollería industrial y dulces. Pero el estudio no terminó ahí. Algunos residentes accedieron a volver a la dieta mediterránea original y, al cabo de seis meses, los resultados fueron muy estimulantes, tal y como se había previsto. Al seguir de nuevo este tipo de dieta, los participantes en el estudio mostraron una disminución de peso corporal, índice de masa corporal, circunferencia de la cintura, índice cintura/cadera y grasa corporal total.

Da la impresión de que una tendencia alimentaria puede llegar lejos... hacia atrás o hacia adelante.

Una última palabra acerca de los cítricos y el vinagre

Quizá te sorprenda descubrir que el vinagre y los cítricos son dos de los peores enemigos de las personas que tienen problemas de acidez. Si has sufrido reflujo ácido con cierta regularidad, probablemente hayas oído o leído un consejo que consistía en tomar un chorreón de vinagre de sidra o de zumo de limón para aliviarlo. Mis pacientes se muestran a menudo confusos acerca de lo que pueden y no pueden comer y me preguntan, casi a diario, cosas como: «¿Debo tomar vinagre de sidra para el reflujo? He oído decir que es una cura natural» o «¿Es cierto que el zumo de limón cura el ardor de estómago?».

Estas preguntas son el resultado de una hipótesis no demostrada que arraigó mucho hace medio siglo: la teoría equivocada de la «ceniza alcalina». Según esta hipótesis (y según su contraria, la de la ceniza ácida), los alimentos, una vez digeridos, dejan un residuo ácido o alcalino en el cuerpo dependiendo de su composición mineral. Por ejemplo, se dice que el limón deja un residuo alcalino tras la digestión y que, por tanto, es bueno para la alcalinización del organismo. Como ejemplo de ceniza ácida se dice que las proteínas y los cereales dejan residuos ácidos que pueden provocar la lixiviación del calcio de los huesos. Por muy seductoras que resulten estas teorías, todavía no han sido confirmadas científicamente como medio de regular el pH del cuerpo o como cura para ninguna enfermedad.

Para las personas con reflujo ácido, esta teoría resulta especialmente contraproducente, porque no considera la posibilidad de que los alimentos en sí mismos, y no su residuo, puedan dañar la garganta y el esófago. Por ejemplo, hay mucha gente que afirma que el agua de limón es un buen remedio casero para el ardor de estómago… o sencillamente para las personas que quieren empezar el día con fuerza. Sin embargo, las últimas investigaciones revelan que, en cuanto la bebes, se activan los receptores de pepsina de la garganta. Como ya sabes, la pepsina es la enzima estomacal cuya función principal es descomponer las proteínas. Tiene dos formas: activa e inactiva. Cuando está inactiva, podríamos decir que está «dormida» en el estómago. Se activa, o despierta, cuando entra en contacto con un ácido… como el agua

de limón o el vinagre de sidra. Entonces empieza a realizar su
tarea digiriendo los alimentos del estómago como si acabaras de
comer.

Como no se queda quieta, se ha comprobado que las personas que sufren reflujo ácido tienen receptores muy lejos del estómago: en el esófago, las cuerdas vocales, la laringe, los pulmones, los senos paranasales e incluso el oído medio. Por eso,
cuando una pequeña cantidad de ácido procedente del estómago llega a la garganta, las moléculas de pepsina viajan con él, se
adhieren a la garganta y al esófago y pueden permanecer allí
durante muchísimo tiempo «durmiéndose y despertándose».
Cada vez que tomas zumo de limón, un refresco o vinagre de
sidra, la pepsina se «despierta» y empieza a comerse los delicados
tejidos de la garganta y del revestimiento esofágico, lo que provoca una inflamación grave en estos órganos. Es un efecto muy
similar al de verter ácido en una herida. La única forma de detener este ciclo corrosivo es mantener inactivos los receptores de
pepsina situados fuera del estómago. El consumo de sustancias
ácidas como el agua de limón o el vinagre activa estas moléculas
y provoca inflamación más allá del estómago.

Y aunque sí sabemos que la pepsina activada por los ácidos
provoca inflamación allí donde se encuentre, no hay ninguna
prueba de que la «ceniza alcalina» que producen estos alimentos
ácidos una vez digeridos vaya a resultar beneficiosa para la salud
en general. Para las personas con reflujo ácido, la abundante des-
información asociada con el zumo de limón y el vinagre de sidra
como «tratamientos naturales» para su enfermedad es algo más
que inexacta, es directamente peligrosa.

Otro factor importante acerca de la pepsina es que muestra
mayor actividad en entornos con un pH de entre 1 y 4. Por el
contrario, cuando el pH es de 5 o superior, está cada vez más
inactiva. Una persona que sufra reflujo ácido debe tener cuidado,

porque la pepsina «ligada a los tejidos» se reactiva cada vez que entra en contacto con alimentos que tengan un pH bajo (esta es otra razón por la que la dieta de la ceniza alcalina no es apropiada para las personas con reflujo ácido; no tiene en cuenta cómo influye el pH de los alimentos que ingerimos en la pepsina que ya está presente en la garganta y el esófago). Durante la Fase Curativa de la Dieta Antiácido se limitan los alimentos a aquellos que tengan un pH de 5 o superior. De este modo se anula la actividad de la pepsina y se permite que los tejidos del esófago y de la garganta se curen. En la Fase de Mantenimiento podrás tomar alimentos con un pH de 4, lo que te amplía las posibilidades de elección de comidas.

CAPÍTULO 8
Acabar con los hábitos que generan acidez y establecer prácticas que reduzcan los ácidos

Adquirir destreza con el pH es esencial para reducir la acidez, cuidar el peso y disfrutar de buena salud a largo plazo. Otro paso importantísimo es diseñar una estrategia personalizada para la reducción del estrés, mejorar el sueño y hacer ejercicio. Para las personas que sufren problemas de acidez, eliminar los hábitos y costumbres que exacerban la inflamación que provoca las enfermedades —fumar, tomar determinados tipos de bebidas y hacer comidas pesadas por la noche— es también una tarea crucial.

Si sufres una dolencia provocada por la acidez, estoy convencido de que se ha visto agravada por algunos de tus hábitos. En este capítulo vamos a analizar las costumbres y los errores más comunes con los que hay que acabar para que pueda empezar el proceso de curación y las prácticas positivas que te ayudarán a mantener los progresos que vayas haciendo.

La tormenta perfecta: la historia de Kira

He tenido muchos pacientes cantantes, actores y de otras profesiones para los que las cuerdas vocales no son solo un órgano vital del cuerpo, sino también un instrumento sumamente refinado y básico para su subsistencia. Los cantantes están especialmente pendientes de los cambios que se puedan producir en su voz y son muy sensibles a cualquier molestia —ya sea una ronquera, falta de aliento u obstrucción en la garganta— que aparezca durante los ensayos o en las actuaciones. Este es uno de los motivos por los que perciben más que las demás personas los daños que provoca la acidez en las vías respiratorias superiores y muestran un interés especial en encontrar y eliminar la causa de sus problemas.

Kira era una de estas pacientes. Con veintidós años estudiaba en la universidad la especialidad de teatro musical. Últimamente había observado en las audiciones que tenía la voz más débil y que era incapaz de mantener los registros agudos. Se quejaba de que tenía que aclararse la garganta con frecuencia y de la presencia de una mucosidad densa en esa zona del cuerpo, sobre todo por la mañana. Sin embargo, no experimentaba dificultades para tragar ni dolor abdominal. Las pruebas de alergia habían dado resultados negativos. Al examinarle la laringe pude ver la causa del problema: dos bultos asimétricos en las cuerdas vocales rodeados de tejido inflamado y enrojecido. Esta combinación de bultos e inflamación impedía que los pliegues vocales se cerraran totalmente, lo que permitía la salida de aire por encima y por debajo. Con ello se reducía la capacidad de vibración que necesitaba Kira para emitir el sonido deseado.

La descripción de su dieta y de sus rutinas diarias nos dio unas pistas acerca del posible origen del problema. Por las mañanas solía arrancar el día con un refresco de cola sin azúcar y un panecillo con crema de queso. Aunque no tomaba té ni café, solía consumir dos o tres refrescos de cola sin azúcar al día, comía de vez en cuando algo de chocolate y muy a menudo se metía un caramelo de menta en la boca. Los fines de semana se relajaba y bebía algo de alcohol, sobre todo vino y cerveza. Pude reconocer también otros signos delatores de sobrecarga ácida: a mediodía tomaba siempre una ensalada con mucho tomate, cebolla o ajo aliñada con vinagre. Por las tardes trabajaba en un restaurante y cenaba después del trabajo, siempre muy tarde, justo antes de volver a casa y derrumbarse sobre la cama después de una larga jornada de trabajo. Las tardes que libraba tenía que ensayar o actuar. Cuando actuaba, aliviaba la ansiedad con algún que otro porro y al terminar compraba una pizza o algo de comida china para cenar de camino a casa.

Aunque ninguno de estos hábitos, tanto alimentarios como de estilo de vida, podría parecer demasiado peligroso para la salud, lo cierto es que en conjunto tenían un efecto acumulativo muy perjudicial. Cenar tarde y acostarse justo después facilita la sobrecarga ácida alimentaria. Recuerda que el estómago necesita entre tres y cuatro horas para terminar de hacer la digestión. Si te acuestas en ese tiempo, la fuerza de la gravedad actúa y predispone al contenido parcialmente digerido del estómago, recubierto e impregnado de jugos gástricos, a refluir hacia el esófago y la garganta en lugar de bajar hacia el intestino delgado como debiera hacer. Los porros que se fumaba Kira de vez en cuando y la inhalación de vapor para reducir el estrés puede que la relajaran, pero no le hacían un gran favor a sus delicadas cuerdas vocales. Todo humo inhalado tiene unos efectos sumamente inflamatorios sobre los pliegues vocales, la garganta, los pulmones y el esófago, los lugares donde la pepsina está pegada a los tejidos esperando pacientemente a que la despierten.

Por las mañanas, Kira echaba más leña al fuego tomando refrescos carbonatados con cafeína, que relajaban el esfínter esofágico inferior, situado en el extremo del tracto gastrointestinal, y, al mismo tiempo, activaban la pepsina de las vías respiratorias altas. Eran las circunstancias perfectas para sufrir una sobrecarga ácida y, aunque por lo demás Kira era una joven sana, habían estropeado la calidad de sus actuaciones y habían sentado las bases para más problemas en el futuro.

Deja de fumar (de todo)

Si los últimos cincuenta años no has estado viviendo en una cueva ni en el espacio exterior, ya sabrás que fumar es un hábito que provoca la muerte. Lo más probable es que no necesites que te reitere el rastro destructor que deja el humo del tabaco en tu organismo. Su conexión con enfermedades crónicas y mortales, incluido el cáncer, ha sido bien documentada por la ciencia, la literatura médica y la literatura popular. Sus efectos sobre todo lo que te rodea, desde tus seres queridos (se ha comprobado que el tabaquismo pasivo afecta a las personas inocentes que están cerca, sobre todo a los niños, en los que provoca propensión a sufrir asma) hasta tu apariencia y vitalidad (el tabaco acelera el proceso de envejecimiento), son generalizados y traicioneros.

Para las personas que tienen problemas de acidez, dejar de fumar es un requisito absoluto e innegociable. Aquí tienes unas breves estadísticas que te permitirán ver lo directo que es el vínculo entre el tabaco y los daños provocados por la acidez. El cien por cien de los fumadores tienen reflujo ácido. Dicho de otra forma, si fumas, te garantizo que vas a sufrir reflujo ácido por todo el tracto aerodigestivo, desde la faringe hasta el esfínter esofágico inferior, que impide que los jugos gástricos del estómago penetren en el esófago. El tabaco es un factor de riesgo comprobado de adenocarcinoma esofágico (cáncer de la parte inferior del esófago), carcinoma esofágico de células escamosas (cáncer en las regiones media y superior de este órgano) y carcinoma de la unión esofagogástrica (cáncer en los tejidos situados debajo del esfínter esofágico inferior que separa el estómago del esófago).

Los daños fisiológicos que provocan en estos órganos el humo y la nicotina del tabaco, que empeoran todavía más si al mismo tiempo se consume alcohol, son consecuencia de cambios tanto químicos como mecánicos. Sabemos que la nicotina afecta negativamente a la mucosa esofágica, porque produce radicales libres que dan lugar a lesiones por estrés oxidativo. El humo tiene unos efectos similares sobre la mucosa de la faringe, que afecta a las terminaciones sensoriales de este órgano. Esto podría explicar por qué los fumadores cuentan con más probabilidades de tener el esfínter esofágico superior relajado, lo que permite que la mucosidad fluya desde el esófago otra vez a la garganta, salpique las cuerdas vocales y llegue incluso a los pulmones. De este modo se crean las condiciones clásicas para sufrir reflujo laringofaríngeo y todos los síntomas que lo acompañan: inflamación de las cuerdas vocales, aspiración (sensación de ahogo), ronquera y tos.

El tabaco y la nicotina predisponen a los fumadores a sufrir ERGE, porque retrasan el vaciamiento gástrico, disminuyen la presión del esfínter esofágico inferior y, con ello, permiten que los jugos gástricos refluyan hacia el esófago y perjudiquen su mecanismo para eliminar los ácidos. Por eso los fumadores tienen más probabilidades de sufrir reflujo laringofaríngeo *y* ardor de estómago.

Otro tipo de humo tóxico para las personas con lesiones provocadas por la acidez es el que procede de la planta *Cannabis sativa*, también conocida como marihuana. Como persona que controla el consumo de alimentos ácidos y como médico me preocupa el posible papel que puede estar desempeñando en los índices crecientes de cáncer de esófago, sobre todo porque en lo que se refiere a esta popular droga recreativa nos movemos por un terreno nuevo y desconocido. No hay duda de que son menos las personas que fuman marihuana que las que fuman tabaco. En Estados Unidos hay 18 millones de consumidores de marihuana y 42,1 millones de consumidores de tabaco, y además, según la

revista *New England Journal of Medicine*, los fumadores de marihuana consumen menos que los de tabaco. Sin embargo, aunque
en líneas generales el uso del tabaco ha disminuido desde los
años setenta, lo más probable es que el de la marihuana aumente en las próximas décadas. El movimiento para su legalización
con fines medicinales y recreativos ha hecho grandes avances
entre 1996 y 2014, y veintitrés de los cincuenta estados de
EE. UU. la han legalizado de una forma u otra. Además, no está
consiguiendo solo el apoyo del público en general; un sondeo
reciente realizado entre profesionales de la medicina reveló que
el 76 por ciento apoyaba su uso con fines médicos, en contraposición al 54 por ciento de la población en general que apoya la
legalización.

Para una persona que tenga problemas de acidez, la marihuana no puede ser nunca considerada como una sustancia me-
dicinal. De hecho, sus propiedades carcinogénicas son más potentes que las del tabaco y producen un efecto inflamatorio en
todo el tracto aerodigestivo: boca, lengua, cuerdas vocales, pulmones, esófago e incluso en la vejiga. Estudios realizados en animales demuestran que su uso acelera el crecimiento de células
anormales. Un solo porro tiene cuatro veces más alquitrán que
un cigarrillo, lo que puede explicar por qué el humo de la marihuana, que se inhala con menos frecuencia que el del tabaco,
puede producir a largo plazo los mismos efectos.

Los componentes de esta planta activan unos receptores es-
pecíficos *tanto* en el cerebro *como* en la región gastrointestinal y
ambos tipos se enfrentan entre sí. Una vez estimulados, los receptores del cerebro no solo provocan los subidones que la persona experimenta, sino que además relajan los reflejos que nos
protegen de la aspiración y la regurgitación ácida. Los receptores
del sistema límbico cerebral que producen placer pueden también influir en la regulación de la conducta alimentaria y provo-

car unos antojos de comida que los fumadores de marihuana conocen bien. Por tanto, esta planta favorece de forma indirecta los depósitos de energía en forma de grasa en los tejidos adiposos. Y ya sabemos que el aumento de peso, sobre todo alrededor de la cintura, favorece la ERGE y diversos problemas metabólicos más.

Elimina de tu dieta el vino, sobre todo el blanco (3,3 pH), que es todavía más ácido que el tinto (3,5 pH), y limita la ingesta de otras bebidas alcohólicas

Este punto es complicado. Hemos oído hablar muchísimo de los beneficios que produce el vino en la salud gracias a su oferta de antioxidantes, repelentes de enfermedades cardiovasculares y delicias epicúreas que lo convierten en uno de los grandes placeres de la vida (al menos para algunas personas). Este apreciado producto es un elemento básico de la dieta mediterránea y de la alta cocina y el tónico preferido de cualquier *gourmand*, pero, por desgracia, para las personas con reflujo ácido resulta devastador.

Por su pH de entre 2,9 y 3,9 queda totalmente excluido de la Dieta Antiácido, tanto de la Fase Curativa como de la de Mantenimiento. Otras bebidas alcohólicas deben abordarse con precaución. En la Fase de Mantenimiento se permite el consumo moderado de agave (tequila) y vodka de patata o de maíz, pero en todo momento debemos tener en cuenta que el alcohol estimula la gastrina —una hormona que desencadena la producción de jugos gástricos— y la secreción ácida en el estómago. Así como ralentiza los reflejos y nos afloja la lengua, también retrasa el vaciamiento de ácido gástrico en el tracto digestivo. Además, relaja el esfínter esofágico inferior, con lo que permite que el ácido se desplace a lugares donde no debe estar. Los reflejos del músculo esofágico se vuelven tan vacilantes como los pasos de la persona que ha bebido y ponen en peligro su capacidad para eliminar este ácido con la ayuda de la saliva que lo neutraliza. Diversos estudios han demostrado que el alcohol ralentiza de forma aguda el movimiento o motilidad del esófago. Por eso, no solo relaja el esfínter esofágico inferior, sino que además perjudica el movimiento del esófago y hace que este órgano resulte especialmente vulnerable a las lesiones.

En el caso peor aún de las personas que fuman y beben, los estudios han demostrado que el uso conjunto de tabaco y alcohol puede producir un efecto perjudicial acumulativo sobre los reflejos aerodigestivos. Por tanto, al fumar y beber al mismo tiempo exacerbamos de manera exponencial los síntomas de reflujo ácido.

Reduce los productos con cafeína (café, té, chocolate) y elimina las bebidas carbonatadas (incluidas las variedades sin azúcar o *light*)

Si tienes la costumbre de empezar el día tomando una taza de café, estoy seguro de que esta restricción ya te está haciendo encogerte. Y si llevas tomando seis tazas de café al día desde hace cuarenta años, lo más probable es que hayas entrado en estado de pánico. Tranquilo. Respira hondo. No pretendo que rompas este hábito de la noche a la mañana. Te resultará más fácil si primero reduces la cantidad de café que tomas. Lo bueno es que los síntomas de abstinencia del café, aunque son desagradables, se pasan en unos días y cuando los hayas superado comprobarás que disfrutas de más energía que cuando dependías de la cafeína para ponerte en marcha.

El café se omite durante la Fase Curativa de la Dieta Antiácido por una serie de buenas razones:

- En primer lugar, el café contiene eso que te pone las pilas, la cafeína, que a su vez contiene metalxantina, una sustancia química que también está presente en el té, en los refrescos con y sin azúcar, en el chocolate y en muchos fármacos y que, según se ha demostrado, favorece la relajación del esfínter esofágico inferior.
- La segunda razón, y quizá la más importante para una persona con problemas de acidez, es que la cafeína estimula la secreción de jugos gástricos. Al beberla no solo despiertas los receptores de pepsina cuando la bebida desciende por el esófago, sino que estás aumentando las probabilidades de sufrir reflujo, que provoca unas lesiones más graves, porque el contenido sin digerir del estómago es todavía más ácido. Durante la fase curativa de la Dieta Antiácido no puedes tomar cafeína, porque es la manera de que se puedan curar los tejidos dañados. La restricción de café se aplica también a las variedades descafeinadas, porque nunca están totalmente libres de cafeína. Lo que sí puedes hacer es esperar con ilusión la reintroducción del café y del té en cantidades limitadas durante la Fase de Mantenimiento.

Con las bebidas carbonatadas soy menos flexible. Todas ellas, ya sean con azúcar (especialmente tóxicas por la acidez y por la capacidad para perturbar la secreción de insulina que tiene el jarabe de maíz rico en fructosa que contienen), sin azúcar o descafeinadas, deben ser eliminadas. Tanto con cafeína, azúcar o sustitutos del azúcar o sin ellos, el proceso de carbonatación provoca dos cosas: en primer lugar, reduce ligeramente el pH de cualquier bebida, lo que hace que esta resulte más ácida y que estimule de una forma más agresiva la pepsina. Todo el tracto gastrointestinal percibe el dolor y la inflamación con cada sorbo que tomas. En segundo lugar, las burbujas distienden el estómago casi el doble que las bebidas no carbonatadas. Imagina esta distensión como si estuviéramos hinchando un globo, con lo que el contenido del estómago sale disparado hacia el esófago. Los refrescos, tanto azucarados como *light*, son tan corrosivos para los delicados tejidos del esófago y del resto del tracto gastrointestinal, incluidas las delicadas cuerdas vocales, que yo los comparo con el ácido de la batería del coche.

Deja de depender de alimentos procesados

Si recuerdas, en el capítulo 2 dijimos que el motivo principal del cambio drástico que se ha producido de un tipo de cáncer esofágico (el carcinoma de células escamosas o cáncer del esófago superior) a otro (el adenocarcinoma esofágico, que afecta al esófago inferior) es la transformación radical que se ha producido en la dieta occidental a partir de los años setenta. Esta transformación se caracteriza por la proliferación y disponibilidad instantánea de grandes cantidades de alimentos sumamente industrializados, muy ácidos, extremadamente adictivos y poco saludables, como las comidas preparadas, los aperitivos grasientos y salados, los refrescos azucarados y el café, todos los cuales han entrado a formar parte de nuestra vida cotidiana, aunque quizá no en igual medida. Los alimentos procesados están repletos de las sustancias que conforman el eje de la maldad alimentaria —sal, azúcar y grasas perjudiciales— y en ocasiones están tan bien enmascaradas que ni siquiera notas su sabor. El cambio a las variedades bajas en grasa, bajas en azúcar y bajas en calorías empeoró aún más la situación... y las estadísticas de obesidad. En este caso, los productos estaban todavía más procesados, su pH era más bajo aún y su cociente ácido había aumentado.

Cuando estas terribles modas alimentarias empezaron a ser promovidas y adoptadas, en seguida comenzó una tendencia contraria encabezada por el movimiento culinario de los alimentos integrales que se originó en California, donde la legendaria chef y restauradora Alice Waters abogaba por un regreso a las comidas basadas en los vegetales, ricas en nutrientes, naturales, locales y respetuosas con el medioambiente como base de una dieta sana y satisfactoria. Este movimiento fue creciendo —aunque no lo bastante deprisa para las personas con reflujo ácido— apoyado por periodistas, expertos en nutrición, médicos y escritores dedicados al tema de la alimentación, como Michael Pollan, Mark Bittman y Michael Moss, el endocrinólogo pediátrico Robert Lustig y la chef y educadora Anne Cooper. Ha tardado un tiempo, pero poco a poco está calando en la mentalidad de la gente.

Existen indicios prometedores de que la generación nacida entre 1980 y 2000 está haciéndose partícipe de este movimiento de comidas integrales y rechazando los alimentos procesados, comercializados y perjudiciales repletos de sustancias químicas que tanto apreciaron las generaciones anteriores y de los que dependen de una forma tan peligrosa. Es una tendencia esperanzadora para los jóvenes que están volviendo a incorporar a su estilo de vida los alimentos naturales y no procesados.

Por desgracia, esta generación no ha conseguido escapar totalmente del influjo negativo de los ácidos de la alimentación. Solo en el último año he diagnosticado esófago de Barrett a nueve hombres y mujeres de menos de treinta años. Hace diez años, esto habría sido un hallazgo médico digno de señalar. Además, todos ellos parecían no darse cuenta de la relación que existe entre los alimentos que consumen y el problema que sufren…, algo muy parecido a lo que sucede con los pacientes de las generaciones anteriores. Y así como los malos alimentos son parte del problema, los buenos deben convertirse en parte de la solución. Consumir los alimentos apropiados puede ser un factor importante para la prevención y la curación.

Las personas con problemas de acidez deben recordar que algunos alimentos naturales han sido procesados y, con ello, se han vuelto más peligrosos. Son los vinagres y las frutas, verduras y proteínas animales encurtidas, envasadas, fermentadas y conservadas. Algunos de estos antiguos métodos de preparación y conservación han sido redescubiertos y reinventados por artesanos y cocineros creativos y pueden producir unos resultados deliciosos. Sin embargo, si estás intentando reparar los daños que te ha producido la acidez, debes evitar estas tentaciones, porque son desencadenantes de la pepsina.

No comas en las tres horas anteriores a acostarte

Aquellos de mis pacientes que han probado con éxito la Dieta Antiácido afirman que, de todas las restricciones tanto de la alimentación como de las costumbres que les impongo, esta es la más difícil de cumplir. Nos hemos acostumbrado tanto a cenar tarde para estar con la gente, desconectar delante de la televisión o de una pantalla, o calmar los nervios con comida, que no podemos imaginar nuestra actividad vespertina de otra forma.

Las normas culturales y económicas que en un tiempo delimitaron la vida laboral de la personal y separaron las horas de trabajo de nuestro tiempo privado se han difuminado. El aumento de los trabajos a tiempo parcial y temporales y la presencia de una economía vasta y globalizada por internet han convertido las horas de trabajo establecidas en algo del pasado. Las horas de las comidas, que hace un tiempo estaban tan determinadas —el desayuno por la mañana, la comida al mediodía y la cena por la noche— han pasado a ser una elección individual más que una experiencia o expectativa común. Hay veces que la cena a horas tardías es la única comida del día que podemos disfrutar con nuestros seres queridos, así que quién va a estar dispuesto a renunciar a ella, aunque sea por el bien de nuestra salud.

Sin embargo, para una persona que tenga problemas de acidez, acostarse o reclinarse justo después de comer es peligroso por unas razones evidentes. Cuando estamos en posición reclinada, la fuerza de la gravedad empuja la digestión en la dirección contraria y proyecta el contenido del estómago —que ha sido bombeado con jugos gástricos— hacia arriba en lugar de hacia abajo. Si tienes reflujo ácido en la parte inferior del tracto digestivo, el esfínter esofágico ya dañado tiene más probabilidades todavía de permitir que este contenido ácido penetre en el esófago, donde no debería estar. Por tanto, ya puedes ir añadiendo la prevención del ardor de estómago a la lista de motivos metabólicos por los que es más recomendable tomar la última comida del día más pronto que tarde. Recuerda que el estómago necesita entre tres y cuatro horas para vaciarse, por lo que en la puerta del comedor de toda persona con problemas de acidez debería haber un cartel que dijera: «La cocina se cierra a las 7:30. ¡En punto!».

Por difícil que resulte, todos los que tienen problemas de acidez deberían intentar romper la costumbre de cenar tarde. Puedes considerarlo un paso hacia la recuperación de los daños provocados por los ácidos. Recuerda que romper los hábitos de vida y de alimentación ayuda a establecer rutinas y compromisos que permiten revertir los daños y adoptar prácticas saludables de comer y de alimentarse.

Reduce el estrés

En los años cincuenta, el químico, endocrinólogo e investigador húngaro Hans Selye acuñó el término *estrés* para referirse a un abanico de síntomas fisiológicos que experimentaban los pacientes que pasaban por una serie de respuestas adaptativas a los cambios bioquímicos que se producían en su cerebro. Lo tomó prestado de la física para mostrar cómo el conjunto de sucesos psicológicos y fisiológicos que estos pacientes experimentaban tras un trauma agravaba aún más su enfermedad, y lo describió de un modo más formal en términos médicos como *síndrome general de adaptación*. Como endocrinólogo magistral, sabía que los cambios hormonales provocados por el estrés daban lugar al desarrollo de distintos tipos de enfermedades. Trabajando con la hipótesis de que el estrés afecta a distintas regiones del cerebro, se interesó especialmente por la relación que existe entre los mensajeros químicos corticosterona (también conocida como hormona esteroidea) y dopamina y cómo estos producen en los pacientes una respuesta para afrontarlo.

En las décadas que han transcurrido desde que Selye iniciara esta fascinante exploración del trastorno médico en el que se cruzan la psicología y la fisiología, hemos aprendido muchísimo acerca de los devastadores efectos que este trastorno provoca en nuestro bienestar y muy especialmente en nuestra salud digestiva. Este aspecto es el que me interesa, sobre todo porque está muy relacionado con la producción de ácido y pepsina, su proliferación y la inflamación en la región gastrointestinal y en todo el organismo.

Quizá te preguntes cómo es que el estrés, que se origina como una reacción química en el sistema nervioso central, afecta a nuestra salud digestiva. El motivo está relacionado con la microbiota, un ecosistema completo de microbios (o bacterias) que regula la digestión en el estómago y que desempeña un papel muy importante en nuestra salud general.

La microbiota (o el microbioma) es un conjunto de microbios que habita en todo nuestro organismo. El tracto gastrointestinal, que es el lugar en el que viven y prosperan la mayor parte de ellos gracias a la enorme cantidad de nutrientes que encuentran en él, alberga unos 100 billones y el órgano más poblado es el colon. Otras partes del cuerpo, como la piel, la vagina y las vías respiratorias albergan también familias concretas. Esta comunidad microbiana regula algunas de las funciones metabólicas y fisiológicas importantes del organismo, empezando por el sistema inmunitario en las primeras etapas de la vida. Mediante distintos mecanismos, regula también otras funciones fisiológicas importantes relacionadas con el gasto de energía, la saciedad y la estabilidad de los niveles de azúcar en sangre. La microbiota intestinal está en contacto con las células inmunitarias y muy en especial con el cerebro.

La relación entre el cerebro y el estómago es bidireccional, es decir, los cambios en las señales del sistema nervioso central influyen sobre la composición de la microbiota, con lo que se trastornan aún más estas señales que surgen del sistema nervioso. Esta relación se conoce como eje intestino-cerebro. Todavía nos queda mucho por aprender sobre su funcionamiento y la forma en la que influye sobre todo, desde nuestro desarrollo cognitivo hasta nuestros aparatos y sistemas inmunitario, endocrino (señalización del almacenamiento de grasa), nervioso, digestivo y respiratorio. Hay dos cosas que sí sabemos: un mal equilibrio de la comunidad microbiana intestinal puede ser una fuente de infección, y las alteraciones en la microbiota intestinal tienen implicaciones en las funciones metabólicas del tracto gastrointestinal y del sistema inmunitario, lo que en último término da lugar al desarrollo de un amplio abanico de enfermedades gastrointestinales como ERGE, úlceras pépticas y alergias e intolerancias alimentarias (reacciones adversas a los antígenos). Sabemos también que el estrés hace que segreguemos más hormonas esteroideas, y una de las consecuencias de este aumento de hormonas en circulación es el incremento de la producción de jugos gástricos y pepsina. Para las personas con problemas de acidez resulta especialmente perjudicial, porque provoca la estimulación de la producción de ácidos y pepsina tanto por el microbioma intestinal como por el «efecto esteroideo».

El aumento de la secreción de hormonas y enzimas es un asunto grave. Las consecuencias que producen los niveles más altos de corticosterona y cortisol debidos al estrés crónico van mucho más allá del incremento de la producción de ácidos. El cortisol estimula el hambre y por eso tanta gente come cuando se siente estresada. Peor aún, cuando sufres estrés crónico, es probable que te cueste dormirte o permanecer dormido. Un sueño de mala calidad puede ser tan perjudicial como la falta absoluta de sueño. Cuando dormimos poco, experimentamos un aumento de ghrelina, una hormona que estimula el apetito, por lo que al despertarnos comemos más. Al mismo tiempo, un sueño de baja calidad provoca una disminución de la leptina, la hormona responsable de la sensación de saciedad. Por eso, no solo tenemos más hambre por el aumento de ghrelina en la sangre, sino que la señal de saciedad, que está amortiguada, no se molestará en decirte que cierres la puerta de la nevera porque estás tan lleno que casi no puedes ni respirar. Y sigues comiendo.

Y en ese estado agotado y lleno de estrés, tienes menos probabilidades de ponerte a hacer ejercicio saludable, que sabes que es lo que deberías hacer, pero tienes cien razones para dejarlo para otro día.

Pero eso no es todo. En las últimas tres décadas, los avances en la tecnología han obligado a una gran parte de la población a pasar de un labor manual a otra sedentaria, y muy concretamente ante una mesa de ordenador (alrededor del 25 por ciento de las personas en el mundo occidental trabajan hoy con este aparato). Cuando hacemos un trabajo sedentario, nos movemos menos y, por tanto, quemamos menos calorías. El estrés que provoca el trabajo mental favorece el problema del aumento de peso. Diversos estudios han demostrado que cuando hacemos un trabajo que requiere esfuerzo mental y no esfuerzo físico, tendemos a segregar más hormonas del estrés, como el cortisol, que nos hacen creer que tenemos hambre cuando no es así. En respuesta a esta señal comemos más y consumimos unas calorías que al final se acumularán en forma de grasa. Al envejecer engordamos, sobre todo en la zona media del cuerpo, y de este modo se instauran las condiciones perfectas para el desarrollo de la ERGE. Si sigues las normas que se indican a continuación lograrás reducir al menos algunos de los efectos del estrés que podrías estar sufriendo.

Mejora tus patrones de sueño

La gestión del sueño se ha convertido en las últimas décadas en un tema urgente, porque muchos de los cambios que se han producido en nuestro entorno exterior —las exigencias del trabajo, el ritmo acelerado y las presiones sociales relacionadas con la globalización y la modernización— han afectado a cómo y cuándo dormimos. Sabemos que el estrés afecta a la duración y la calidad del sueño y también que la falta de sueño está relacionada con la obesidad. La reducción de las horas de sueño aumenta la producción de ghrelina, la hormona que estimula el apetito, y disminuye la de leptina, la responsable de la sensación de saciedad. Dicho de otra forma, cuanto menos dormimos más queremos comer cuando estamos despiertos y menos capaces son las sustancias químicas de nuestro cerebro de impedir que sigamos comiendo. Por eso una de las soluciones, además de mejorar nuestros hábitos alimentarios, es evaluar la cantidad de estrés que estamos sufriendo, cómo afecta a nuestro sueño y a nuestro peso y cómo podemos trabajar con los profesionales médicos para corregirlo. Si estás sometido a niveles elevados de estrés, tienes dificultades para iniciar y mantener el sueño durante toda la noche y te cuesta tener un peso saludable, te ruego que lo hables con tu médico de cabecera. Pueden ser síntomas interconectados y el tratamiento es muy específico para cada persona. Normalmente implica una o varias terapias combinadas: conductual, farmacológica y ejercicio.

Se trata de unos problemas médicos importantes que están relacionados con los daños provocados por la acidez, que tienen que gestionarse al mismo tiempo que la dieta. Sin embargo, la solución no tiene por qué ser complicada ni cara ni exigir mucho tiempo. Se ha comprobado que unos simples cambios de rutina —como la terapia musical (escuchar música clásica relajante durante veinte minutos antes de acostarse) o practicar relajación muscular (ejercicios de respiración)— que puedes llevar a cabo en tu propia casa mejoran la calidad del sueño en personas que experimentan manifestaciones extremas de estrés, como el trastorno de estrés postraumático. Y siempre podemos recurrir al poder del ejercicio para reducir el estrés, mejorar la calidad del sueño y perder peso.

Incorpora el ejercicio a tu vida

El ejercicio puede corregir los patrones de sueño y los hábitos disfuncionales que, además de trastornar las funciones metabólicas, suponen un mayor riesgo de sufrir cardiopatías, hipertensión, ictus y diabetes tipo 2. En los adultos de más edad (por encima de sesenta años), el insomnio es un factor de riesgo conocido en el desarrollo de la obesidad y las enfermedades crónicas. Las investigaciones han demostrado que cuando cuesta dormir bien por las noches es preferible coger las zapatillas de deporte y salir a correr antes que recurrir a los somníferos. Un estudio aleatorio realizado con sesenta adultos de esta edad descubrió que un programa de ejercicios aeróbicos (tres sesiones de una hora a la semana durante doce semanas consecutivas) mejoraba drásticamente la calidad y la cantidad del sueño. Para las mujeres con trastorno de ansiedad generalizado y problemas para dormir, la terapia de ejercicios durante un tiempo breve mejoraba el inicio y la duración del sueño y conseguía una mejora medible de otros síntomas de este trastorno. Incluso las personas que sufren síndrome de fatiga crónica, una enfermedad debilitante caracterizada por una fatiga constante y médicamente inexplicable, dolor, trastornos del sueño, cefaleas y trastornos en la concentración y la memoria a corto plazo se sienten menos cansadas después de practicar durante doce semanas una terapia de ejercicio constante que incluye caminar, nadar, montar en bicicleta y bailar.

Añadir un régimen de ejercicios constante pero estratégico (que se describe de forma más detallada en el capítulo 12) a la Dieta Antiácido hace que la gestión general de la acidez alimentaria resulte más eficaz. Ya sabemos que, en lo que respecta a la pérdida de peso, el ejercicio y la dieta son más eficaces si se practican de forma conjunta. Diversos estudios han demostrado también que la combinación de pérdida de peso y ejercicio mejora otros aspectos de la salud —incluso factores psicosociales como el estrés o la depresión— más que la dieta o el ejercicio por sí solos. Llevar una carga más ligera —en el peso o en la mente— no hace más que favorecer tus esfuerzos para revertir los daños provocados por la acidez.

El programa de 28 días para reducir los daños producidos por los ácidos, acelerar el metabolismo y seguir estando sanos el resto de nuestra vida

CAPÍTULO 9
La Fase Curativa (días 1 a 28)

Bienvenido a la Fase Curativa de la Dieta Antiácido. Durante las cuatro semanas que dura este programa, el cuerpo empieza a curarse de los daños que le han producido los ácidos a lo largo de años de exposición. Desde el primer día se eliminan los alimentos ácidos que provocan inflamación, se sientan las bases para que los tejidos del esófago puedan empezar a repararse... y este es el paso inicial y fundamental para conseguir el alivio de los síntomas.

Lo bueno es que no eres la primera persona que va a probar mi plan de 28 días para comer con pocos ácidos; miles de personas lo han hecho ya y han experimentado unos cambios radicales. Los pacientes que completan esta fase de cuatro semanas afirman sentirse rejuvenecidos, hasta cinco kilos más ligeros y libres de antojos o sensación de privación. Si pasas a la Fase de Mantenimiento de la dieta y te comprometes a seguirla ya de forma habitual, los resultados son aún más impresionantes. Tengo bastantes pacientes que en seis meses con la Dieta Antiácido han perdido diez kilos. Además de acabar con los síntomas del reflujo, también han conseguido otros beneficios; su nivel de colesterol LDL ha disminuido, han aplacado el dolor y han logrado aliviar síntomas de enfermedades autoinmunes como la artritis reumatoide y la psoriasis.

El éxito de la Fase Curativa se basa en cinco principios fundamentales de modificaciones alimentarias y de conducta que te ayudarán a eliminar o reducir la inflamación y los daños provocados por la acidez en el esófago y en las vías respiratorias altas. Este enfoque tan completo permite al organismo curarse de estos daños y reparar los tejidos, y al mismo tiempo favorece una pérdida de peso gradual. El nivel de energía aumenta porque se estimula el metabolismo. Sin embargo, exige compromiso y una atención escrupulosa a los detalles, pero mis pacientes no dejan de asombrarse del resultado.

Principio número 1 de la Dieta Antiácido: elimina los alimentos que desencadenan la acidez

El primer principio de la Fase Curativa consiste en **eliminar una docena de alimentos perjudiciales:**

1. **Refrescos carbonatados:** Incluye los azucarados y los *light* —todos ellos muy ácidos— y el agua gasificada, tanto si está aromatizada como si no lo está.
2. **Café y té:** En esta categoría se incluye muy especialmente el té helado embotellado, que está repleto de conservantes acidificados.
3. **Frutas cítricas:** Limones, limas, naranjas, pomelos y piñas. Son unas frutas extremadamente ácidas, con un pH inferior a 4. Sí las permito como condimento, pero solo con proteínas animales crudas, como en los adobos para pescado o pollo.
4. **Tomates:** Aunque tienen gran cantidad de licopenos —un antioxidante natural—, resultan muy ácidos y favorecen la inflamación en personas con reflujo ácido,

porque activan y liberan pepsina en los tejidos. Si te preocupa el hecho de que renunciar a ellos signifique renunciar también a una fuente fundamental de licopeno,
no te apures; en la Fase Curativa (véase recuadro siguiente) se permiten otros alimentos que nos aportan
licopenos. Además, para que los tomates nos puedan
proporcionar estas sustancias, hay que cocinarlos.

5. **Vinagre:** Este condimento tan habitual es extremadamente ácido como consecuencia del proceso de fermentación que sufre, y todas las variedades —incluido
el de sidra— activan la pepsina.

Las mejores fuentes de licopeno

El licopeno es un potente antioxidante al que se le atribuyen
propiedades preventivas del cáncer y las cardiopatías. Lo contienen todas las frutas y verduras de color rojo o rosa, aunque no
todas ellas resultan apropiadas para las personas con problemas
de acidez, porque algunas activan la pepsina. Aquí tienes una lista
de las que puedes consumir sin problemas:

1. Guayabas.
2. Sandía: Las investigaciones han demostrado que la sandía
   tiene un 40 por ciento más de licopeno que el tomate crudo. Por tanto, siempre que añores los tomates en una ensalada, sustitúyelos por sandía en ambas fases de la dieta,
   sobre todo en verano, que es cuando esta fruta rebosa
   dulzor natural.
3. Papaya.
4. Espárragos.
5. Lombarda.
6. Mango.
7. Zanahorias.

6. **Vino:** Todas las variedades de alcohol son carminativas (es decir, relajan el esfínter esofágico inferior). El vino, además, es muy ácido, con un pH que va del 2,9 (el blanco y el rosado del 3,3) al 3,9.

7. **Cafeína:** El café y el té quedan fuera de los límites del pH de la Fase Curativa, pero también debes estar pendiente de otros productos que contienen cafeína, como algunas medicinas, bebidas alcohólicas y postres. Allí donde se encuentre, la cafeína relaja el esfínter esofágico inferior y aumenta la producción de ácidos en el estómago.

8. **Chocolate:** Este alimento, de gran valor nutricional, es malo para las personas con problemas de acidez, sobre todo para las que sufren ardor de estómago. Contiene metilxantina, una sustancia que relaja el esfínter esofágico inferior y aumenta la producción de ácido clorhídrico en el estómago. Lo bueno es que la Dieta Antiácido permite el consumo de algarroba, una alternativa natural que está igual de exquisita en los postres caseros.

9. **Alcohol:** Como ya he mencionado anteriormente, las bebidas alcohólicas aparte del vino también quedan fuera de la Fase Curativa, porque son carminativas. Sin embargo, como algunas de ellas no son tan ácidas como el vino —como las elaboradas con agave (tequila), patata o maíz (vodka)—, sí se permiten en pequeñas cantidades en la Fase de Mantenimiento.

10. **Menta:** Esta planta es un potente carminativo, y la restricción se aplica a la hierba en sí, a su uso como especia y a los chicles y caramelos con este sabor.

11. **Cebolla cruda:** Este es otro potente carminativo que relaja el esfínter esofágico inferior, con lo que deja la

puerta abierta para la entrada del reflujo ácido. Además, es un fructano, es decir, hace que los intestinos absorban agua, con lo que provoca hinchazón. Durante la digestión produce gases, sobre todo si se consume cruda. Durante la Fase Curativa debes evitarla totalmente. En la Fase de Mantenimiento, sin embargo, se reintroduce siempre y cuando se cocine a gran temperatura.

12. **Ajo crudo:** Al igual que la cebolla, el ajo es carminativo y un fructano, por lo que no tiene cabida en ninguna de las dos fases de la dieta. Se le aplican las mismas normas que a la cebolla.

Al eliminar esta docena de alimentos perjudiciales, y sobre todo los cinco «desencadenantes» clásicos de la acidez, que son la cafeína, la carbonatación, los cítricos, el chocolate y los cócteles (lo que yo denomino las cinco ces), harás una especie de borrón y cuenta nueva digestivo. A partir de ese momento empezarás a notar un alivio de la indigestión y las demás molestias que sufrías después de comer.

Principio número 2 de la Dieta Antiácido: controla los hábitos que generan reflujo

Esto significa eliminar las sustancias y las prácticas que desencadenan el reflujo ácido:

1. **Deja de fumar totalmente.** El tabaco y el resto de las fuentes de humo inhalado son carcinógenos, relajan el esfínter esofágico inferior y estimulan la secreción de jugos gástricos. No puedes acabar con el reflujo ácido ni

curar los daños de los tejidos del esófago si sigues fu-
mando.

2. **Deja de consumir alimentos procesados.** Los métodos
de conservación de los alimentos envasados, en tarros,
procesados y enlatados requieren el uso de una serie de
sustancias químicas que son ácidas de por sí o que relajan el esfínter esofágico inferior. En la Dieta Antiácido
permito tres excepciones: las latas de atún y los tarros de
garbanzos y alubias. El atún debe ser al natural, es decir,
en agua, y es necesario escurrirlo antes de usarlo. Los
garbanzos y las alubias envasados deben ser ecológicos y
es fundamental aclararlos perfectamente para eliminar
los restos de líquidos acidificados.

3. **Olvídate de los fritos.** Probablemente ya sepas que esta
forma de preparación no es buena porque incorpora grasas malas y calorías vacías a la dieta. Lo que quizá no
sepas es que la fritura oxida los alimentos y favorece la
proliferación de radicales libres en el organismo, con lo
que prepara el terreno para la inflamación crónica. Además, este tipo de alimentos relajan notablemente el esfínter esofágico inferior y por eso muchos de nosotros
regurgitamos después de tomarlos. Existen muchas otras
formas de lo más satisfactorias y fáciles de preparar las
comidas.

4. **Come a tus horas.** Las personas que tienen problemas
de acidez deben comer frecuentemente pero de forma
consciente. Tanto en la Fase Curativa como en la Fase de
Mantenimiento se hacen tres comidas completas y dos
tentempiés al día entre las siete de la mañana y las siete
y media de la tarde. Aunque en esta dieta no se controla
el tamaño de las porciones, no se debe comer en exceso,
porque un estómago demasiado lleno es una fuente de

presión intraabdominal que relaja el esfínter esofágico inferior. Es fundamental no saltarse ninguna comida y comer a la hora que se sugiere, porque de ese modo podemos reducir el reflujo nocturno —un cruel ladrón del sueño— y prevenir unos niveles erráticos del azúcar en sangre que a menudo son la causa de fuertes antojos. Los tentempiés son fundamentales para mantener los antojos controlados (te proporcionaré una lista de alimentos con un pH adecuado para que elijas los que más te apetezcan). De todas formas, ten cuidado con los aperitivos que escoges; los procesados actuales podrían describirse con gran exactitud como *carbohidratos adulterados y especialmente perversos que matan.*

Puedes utilizar el horario siguiente para que sea siempre el mismo:

7:00-9:00	desayuno
10:00-11:00	media mañana
12:30-14:00	comida
15:00-16:00	merienda
18:00-19:30	cena

Cierra la cocina a las siete y media de la tarde y dale tres horas al estómago antes de acostarte para que pueda digerir la comida. Será una medida estupenda para evitar que los contenidos del estómago, bañados en jugos gástricos, se regurgiten al esófago.

Principio número 3 de la Dieta Antiácido: practica la regla del 5

La regla del 5 implica que solo debes consumir alimentos con un pH de 5 o superior. Con ello se eliminan la mayoría de los productos enlatados y envasados, porque los conservantes y las sustancias químicas que se emplean para aumentar su vida útil disminuyen drásticamente su pH. La evidencia científica ha demostrado que la mayor parte de las sustancias que tienen un pH inferior a 5 —y definitivamente todas las que lo tienen por debajo del 4— son los activadores más potentes de la pepsina. Si comes siguiendo la regla del 5 ayudarás a tu organismo a moderar la actividad de esta enzima, un paso esencial para lograr la recuperación completa de los daños provocados por la acidez.

La regla del 5 incluye más cosas de las que excluye. En la lista siguiente vas a encontrar un abanico muy amplio de alimentos entre los que se incluyen proteínas magras, cereales integrales, frutas y verduras, condimentos y especias. Como la Dieta Antiácido se basa en el equilibrio y la moderación como factores opuestos de la privación, no excluye los hidratos de carbono, las grasas ni las proteínas. La única prohibición son los alimentos muy ácidos y procesados.

Aquí tienes una muestra de alimentos con un pH de 5 o superior:

Pescado: salmón, fletán, tilapia, trucha, platija, lubina y lenguado.

Aves: pechuga de pollo, pavo picado, huevos.

Verduras y hierbas: espinacas, lechuga romana, rúcula, col crespa, col china, brécol, espárragos, apio, pepinos, calabacín, berenjenas, calabaza, patatas, batatas, zanahorias (no las pequeñitas), remolachas (frescas o congeladas), champiñones, albahaca, cilantro, perejil, romero, tomillo seco y salvia.

Fruta cruda: plátano, peras, papayas, melón dulce, sandía, lichis y aguacates.

Fruta deshidratada: dátiles, uvas pasas, coco rallado.

Frutos secos y semillas: anacardos, nueces pecanas, pistachos, nueces, pipas de calabaza, sésamo, almendras, piñones.

Mantecas: manteca fresca, cruda y ecológica de cacahuete y de almendra.

Quesos: parmesano, mozzarella, feta y otros quesos duros de calidad.

Pan y cereales: copos de avena tradicionales, pasta integral, pan cien por cien integral, harina de trigo integral.

Edulcorantes: néctar de agave (tiene un pH situado en el límite: en la página 182 puedes ver cómo se utiliza de forma segura).

Condimentos: sal céltica, aceite de oliva y de coco, salsa de soja sin trigo, proteína de cáñamo, extracto de vainilla, miso blanco.

Estas opciones te permiten infinitas variedades para lograr unas comidas muy satisfactorias.

Principio número 4 de la Dieta Antiácido: toma decisiones alimentarias positivas

La Dieta Antiácido es muy popular entre los pacientes a los que no les gusta tener que llevar un control férreo de las porciones ni estar contando calorías, y yo soy uno de ellos. Pero no me malinterpretes; no estoy defendiendo las comidas pantagruélicas, porque a las personas con problemas de acidez les cuesta mucho digerirlas sin tener reflujo. Las comidas y los tentempiés deben tener un tamaño razonable y con el tiempo irás viendo que necesitas comer menos porque estás consumiendo más fibra y espaciando las comidas en intervalos razonables para prevenir que te asalte el hambre. Recuerda que la Dieta Antiácido te aporta todos los macronutrientes que necesita tu cuerpo, y cuando estamos tomando una dieta que los incluye a todos, nos aseguramos de que nuestro apetito se va a ver satisfecho. También empiezas a experimentar otros efectos secundarios positivos: te sientes menos hinchado, tienes la tripa más esbelta y disfrutas de más energía. Esto es lo que debes hacer para obtener unos resultados rápidos:

1. **Introduce más fibra en la dieta.** La fibra es fundamental, porque es la «escoba» encargada de barrer todos los desechos del estómago, con lo que favorece las digestiones sanas, protege el esófago y ralentiza la digestión. Aumentar la ingesta de fibra te permite dejar atrás los antojos… y los kilos de más. Y para aumentar la ingesta de fibra no necesitas depender de suplementos.

2. **Consume diariamente al menos medio kilo de verduras con un pH superior a 5, la mitad de ellas crudas.** Medio kilo puede parecer mucho, pero si vas disfrutando de ellas a lo largo del día comprobarás que se puede hacer fácilmente. Por ejemplo, es lo que pesan aproximadamente cinco zanahorias de tamaño mediano. Puedes tomar la mitad crudas, como aperitivo, e incluir el resto en una sopa o tomarlas rehogadas en otro momento del día. Es también lo que pesan cuatro puñados de judías verdes, mientras que 5 tazas de espinacas son un cuarto de kilo. La típica ensalada que

nos servimos en un bufet de ensaladas ya suele pesar al menos ese medio kilo.

3. **Consume diariamente al menos un cuarto de kilo de fruta cruda con un pH superior a 5.** Es lo que pesa, por ejemplo, un cuenco de melón en dados con un plátano, y también la fruta del Estupendo Batido de Bayas del Dr. Aviv (página 215).

4. **Sé consciente de los alimentos con un pH situado en el límite admisible pero que son perjudiciales para las personas con problemas de acidez.** Entre las sustancias que inducen el reflujo podemos encontrar condimentos y productos naturales que tienen un pH apropiado (de 5 o superior) pero que las personas con reflujo ácido no deben consumir. Entre ellos están algunos de los elementos de la docena prohibida de la Regla número 1: café, cebollas, tomates, cítricos, vinagre, ajo, menta y chocolate. Además, si tienes reflujo ácido también debes tener cuidado con los siguientes productos:

Aceites de semillas
Pimientos
Bayas
Miel
Agave ecológico

Vamos a analizar por separado cada uno de ellos:

Los *aceites de semillas* como los de girasol, cártamo, colza y sésamo son ácidos por definición, porque en el proceso de extracción se utilizan sustancias químicas y conservantes. Yo recomiendo utilizar aceite de oliva virgen extra prensado en frío y sin filtrar, si puedes conseguirlo. Estas variedades tienen un pH superior y saben mucho mejor. Otra opción es el aceite de coco.

Los *pimientos* son, en la mayoría de los sentidos, superalimentos, con un pH alto y repletos de nutrientes y propiedades antioxidantes. Sin embargo, se consideran ácidos porque su digestión estimula la producción de pepsina. Por eso he excluido de la Dieta Antiácido las especias elaboradas con ellos, aunque en la Fase de Mantenimiento permito la introducción de pimientos morrones siempre y cuando se consuman cocinados, ya sea a la plancha, asados o rehogados.

Qué aspecto tiene medio kilo de verduras o un cuarto de kilo de fruta en el carrito del supermercado

Algunas personas se alarman cuando me oyen hablar de la norma de medio kilo de verduras y un cuarto de kilo de fruta, pero yo siempre les digo que no deben preocuparse; para cumplirla no hace falta ir corriendo a comprar un frigorífico mayor ni asaltar toda la sección de frutas y verduras del supermercado. Para ofrecerte una idea de lo razonable que es esta regla, aquí tienes una lista de lo que supone este incremento.

Cada uno de los siguientes elementos pesa aproximadamente medio kilo:
   1 pepino grande
   2 calabacines
   1 repollo pequeño
   1 bolsa de espinacas (que se quedarán en menos de una taza una vez hechas al vapor, escaldadas o rehogadas)

1 manojo de espárragos
4 ramas de apio

Cada uno de los siguientes elementos pesa aproximadamente un cuarto de kilo:
1 plátano
¼ de papaya grande, que da 1 ½ tazas de pulpa
¼ de sandía pequeña de 3,5 kilos, que da 1 ½ tazas de pulpa
1 pera
1 manzana (¡solo para la Fase de Mantenimiento!)
½ bandeja de fresas (¡solo para la Fase de Mantenimiento!), que da 1 ½ tazas de fruta
1 mango haitiano (¡solo para la Fase de Mantenimiento!), que da 75 gramos (⅓ de taza) de pulpa

Es decir, tomando una ensalada saludable y dos guarniciones de verduras al día ya se cumple la cantidad indicada. Y para cumplir la de fruta no tienes más que tomar unas rodajas de sandía y un plátano. También puedes introducir unas cuantas frutas y verduras crudas en la batidora y prepararte un batido, con lo que estarás servido para todo el día.

Las *bayas* son también una fruta deliciosa y repleta de nutrientes, pero provocan ardor porque estimulan la pepsina. De todas formas, están permitidas en las dos fases de la dieta *siempre y cuando* las equilibremos con productos que neutralicen el ácido, como la leche de almendras, la leche de soja no transgénica, la leche de arroz o la leche de coco (véase página 103). Una forma segura de consumirlas es en batido, porque al combinarlas con una leche vegetal se convierten en un plato alcalinizante y muy agradable al paladar.

La *miel* es un condimento natural antiinflamatorio que estimula la producción de pepsina. Su pH es ligeramente inferior a 5, por lo que no se permite en la Fase Curativa a menos que se combine con sustancias que neutralicen el ácido, como las mantecas de frutos secos o las proteínas animales crudas (en adobos, por ejemplo). Siempre y cuando no sea para ti el alimento desencadenante, puedes disfrutar de ella libremente en la Fase de Mantenimiento.

El *agave ecológico* es otro edulcorante natural que se queda ligeramente corto en la Regla del 5. Su pH está entre el 4,3 y el 4,8, por lo que se permite como condimento en la Fase de Mantenimiento, pero en la Fase Curativa solo puede utilizarse para adobar proteínas animales, que son más alcalinas. Resulta especialmente bueno cuando se combina con miso para adobar pescados y aves, porque a continuación se cocina. Otro producto alcalinizante con el que se puede mezclar es la leche de frutos secos.

5. **Equilibra la ingesta diaria de verduras y proteínas.** Para elegir los alimentos de una forma más positiva se debe hacer más hincapié en la ingesta de verduras. Si tomas aves o pescado para comer, deberías hacer una cena vegetariana. Por el contrario, una comida vegetariana debe ir seguida de una cena a base de aves o pescado. La razón de hacer al menos una comida vegetariana al día es que el consumo mayor de verduras (y también de fruta) está asociado con una disminución del riesgo de mortalidad, en particular de la cardiovascular. Además, es otra forma de aumentar la ingesta de fibra.

6. Sustituye los productos de forma inteligente:

- Elige proteínas animales procedentes de ganados criados con pastos o ecológicos.
- La proporción de omega-3 debe ser más alta que la de omega-6 (pescados).
- Elige frutas y verduras ecológicas a menos que tengan una cáscara protectora gruesa (como, por ejemplo, los plátanos y las sandías).
- Elige manteca de cacahuete ecológica, a ser posible recién molida, porque las industriales son más ácidas.
- Sustituye la sal de mesa procesada, a la que se le han eliminado los minerales esenciales, por sal céltica.
- Toma pan elaborado con cereales cien por cien integrales. Puede ser de centeno, de espelta, de trigo, de cebada y de avena. Cuando el grano se desmenuce en el proceso de elaboración, se deben utilizar todas las partes. Deben estar presentes el salvado, el germen y el endospermo. Si no puedes conseguir pan cien por cien integral, elige uno que no contenga conservantes ni aromas artificiales.
- La única bebida que deberás consumir durante la Fase Curativa es agua. Si no te gusta sola, puedes añadirle un trozo de sandía para que le aporte un poco de dulzor o unas rodajitas finas de pepino para que tenga más sabor.
- Cuando comas fuera de casa, pide pollo o pescado al vapor, asado o a la plancha, ¡nunca frito!

Por qué la sal céltica es mejor que la de mesa normal para las personas con problemas de acidez

Sin duda has oído decir lo mala que puede ser la sal para la salud, sobre todo si tienes una enfermedad cardiovascular, hipertensión o diabetes. Resulta fácil creer que una referencia tan genérica abarca todas las variedades de sal, pero no es así. Este condimento, que de forma natural contiene minerales esenciales, no es en absoluto perjudicial. La que sí es mala, incluso tóxica, es la sal de mesa procesada. Por desgracia, esta es la variedad que utiliza la mayor parte de la gente para condimentar la comida. Durante el proceso de elaboración, los cristales naturales se someten a temperaturas extremadamente altas y sufren una transformación química en la que pierden casi todos sus nutrientes. Por otra parte, se rocían con aditivos para que resulten más uniformes, duraderos y pulverulentos. Al igual que todos los materiales tóxicos, los aditivos de la sal provocan respuestas inflamatorias en el organismo, una de las cuales es la retención de líquidos.

En contraste con la sal de mesa normal, la céltica es una sal marina recolectada de forma natural y que conserva los cristales enteros. Puedes saber que es natural porque tiene un color grisáceo, y no totalmente blanco, y los cristales tienen todo tipo de tamaños y formas. Se produce mediante métodos muy poco tecnificados que ya se utilizaban en Bretaña hace dos mil años. Este método le permite conservar todos sus minerales, electrolitos y enzimas digestivas que benefician la salud en lugar de perjudicarla.

Observarás que resulta menos «salada» que la de mesa a la que estás acostumbrado. Por eso en algunas de las recetas de la Dieta Antiácido se indica una cantidad de sal que podría parecer excesiva. Cuando te acostumbres a condimentar tus comidas con ella, podrás determinar la cantidad que más te gusta. Recuerda que, como es tan pura, es un condimento mucho más sutil.

Principio número 5 de la Dieta Antiácido: conviértete en un quíntuple peligro en la cocina

El quinto principio de la Dieta Antiácido es aprender a preparar las comidas sin hacer grandes alharacas. Si eres capaz de **asar, rehogar o hacer a la plancha, gratinar o hacer a la parrilla, hervir o escalfar y escaldar**, podrás preparar unas comidas deliciosas con un esfuerzo mínimo. Son técnicas de cocción sencillas y estratégicas que deberían convertirse en las habituales de tu cocina (si es que no lo son ya). Solo con estos cinco métodos de preparación podrás producir una variedad ilimitada de comidas. Si eres un cocinero novato, verás que resultan fáciles de aprender y de mejorar. ¿Te consideras un experto en la cocina? Entonces considera esta sección como una oportunidad para ampliar tu repertorio o un recordatorio de una serie de técnicas que quizá hayas pasado por alto. Todas las personas que quieran controlar la acidez pueden beneficiarse de ellas.

ASADO. Este método de cocción aporta a las verduras de raíz y a las aves una suculencia y una exquisitez muy sutiles. El desafío para las personas con problemas de acidez es encontrar alternativas para las especias, hierbas, líquidos y cítricos (piensa en los pimientos, el ajo, el vino y el limón) que hacen que aves como el pavo y el pollo asado resulten tan extraordinarias. Sin embargo, he descubierto que una mezcla de hinojo, comino, cilantro, semillas de apio y jengibre molidos produce unos sabores igual de excepcionales, si no más aromáticos incluso. En lugar de regar con vino, puedes hacerlo con Caldo Casero de Pollo (página 299) o un poco de agua, que aportará a tus asados un aspecto crujiente, atractivo y delicioso. Cuando vayas a asar un pollo, recubre el fondo de la fuente con patatas amarillas o batatas ligeramente cocidas, que van a absorber todos los jugos y a ofrecerte una comida memorable.

A las verduras de raíz (zanahorias, remolachas, calabaza, batatas) puedes ponerles una combinación de canela, sal céltica, comino y jengibre, y obtendrás una guarnición de sabor exótico que puedes servir recién sacada del horno, a temperatura ambiente o incluso al día siguiente. Eso sí, debes recordar una serie de puntos importantes: empieza a una temperatura alta, entre 190 y 230 °C (entre 375 y 450 °F) y bájala luego dos veces (en cada una de las recetas podrás ver los intervalos de tiempo) entre 15 y 20 °C (25 a 35 °F). Este tipo de verduras deben asarse en una fuente de horno recubierta de papel para hornear y les daremos la vuelta cada veinte minutos hasta que estén hechas para impedir que se quemen.

Las aves, si se asan enteras, deben estar bridadas y colocarse sobre la espalda, con la pechuga alejada del fuego directo.

SALTEADO, REHOGADO O A LA PLANCHA. Suena muy elegante, pero si alguna vez has preparado una comida caliente, lo más probable es que hayas rehogado algo. Este método está especialmente indicado para porciones de alimento relativamente pequeñas —filetes de pescado o de pechuga de pollo, verduras en rodajas— que se cuecen rápido a fuego vivo y que nos permiten preparar un plato único completo en un santiamén. Es una de mis técnicas favoritas para las personas muy ocupadas, como la mayoría de las que sufren problemas de acidez. No requiere pasar horas en la cocina, sino que garantiza una comida muy agradable y sabrosa en menos de treinta minutos. Como todas las demás, mejora con la experiencia, pero resulta razonablemente fácil incluso para un novato. Necesitarás el siguiente equipo y estos conocimientos:

1. *Una sartén antiadherente redonda.* Seguro que tienes alguna en la cocina.

2. *Al menos al principio, cocina a fuego alto.* En mi opinión, es más fácil controlar la temperatura en una cocina de gas, pero si la tuya es eléctrica, lo mejor es que la pongas a una temperatura media-alta. Calienta una o dos cucharaditas de aceite de oliva o de coco en la sartén antes de introducir el pescado, el pollo o las verduras para que, cuando las pongas, se doren rápido. Cuando el aceite empiece a chisporrotear, será señal de que ya está suficientemente caliente como para cocinar los ingredientes. Evita las salpicaduras manteniéndote a una distancia segura.

3. *Utiliza una espátula ancha y larga* (preferiblemente de silicona y con ranuras) para darle la vuelta a los filetes (de pollo o de pescado). De esta forma evitarás raspar la superficie de la sartén antiadherente.

4. *Cocina el pollo y el pescado durante el tiempo apropiado.* El pescado de agua dulce (tilapia, lubina, lenguado, róbalo y platija) se hace en seguida; bastan uno o dos minutos por cada lado. La pechuga de pollo tarda un poco más. Debe estar bien hecha pero no demasiado, porque si no, se queda reseca y fibrosa. Hazla dos o tres minutos por cada lado, aparta la sartén del fuego, tápala bien y deja la carne otros dos minutos para que se cueza bien por dentro pero siga estando jugosa.

5. *El tiempo de salteado de las verduras varía.* En líneas generales, las verduras de raíz y de hoja, como las zanahorias, los rábanos, el hinojo, los puerros, el repollo, la col crespa, las acelgas, las berzas y la achicoria, se ponen más dulces y blandas cuanto más las rehogas. Si les das la vuelta de vez en cuando conseguirás que no se peguen y regándolas con un chorrito de agua podrás hacerlas al vapor para que adquieran una textura más sedosa. Las verduras con más agua, como el calabacín y la berenjena,

deben someterse a un salteado relámpago (cocerlas rápidamente a fuego alto para que queden caramelizadas, crujientes y sabrosas por fuera y jugosas por dentro). De esta forma conservarán su textura crujiente e impedirás que se pongan blanduchas.

GRATINAR O COCINAR A LA PARRILLA. Para las personas que tienen problemas de acidez, las parrillas, sobre todo de pescado, suponen una oportunidad de impregnar a los platos de proteínas de un sabor que de lo contrario solo podría obtenerse con adobos y especias ácidas. He descubierto que el mejor elemento para realzar el sabor natural de los alimentos es utilizar una tabla de madera de cedro o una envoltura de esta misma madera. El sabor a humo que sale de la tabla chamuscada impregna el pescado con un aroma a tierra tan intenso que no vas a necesitar añadirle más condimentos que un poco de sal céltica. Para cocinar sobre una tabla o una envoltura de cedro solo se requiere un paso extra pero sencillo: ponerlas a remojo durante al menos quince minutos (sigue las instrucciones que las acompañen) antes de colocarlas sobre la parrilla para evitar que se quemen. Este método no cambia la norma general para hacer el pescado: dos o tres minutos por cada lado si lo quieres al punto (salmón, atún) y entre tres y seis minutos por cada lado para que esté bien hecho (fletán, emperador y lubina).

Las gambas, las vieiras y los calamares se pueden ensartar en pinchos de cedro para preparar unas brochetas muy sabrosas que no necesitan ningún condimento ácido.

HERVIR O ESCALFAR. En lo que respecta a la forma de hervir el pescado, a mí me gusta seguir los consejos de la gran cocinera y restauradora estadounidense Alice Waters, que recomienda hacerlo con poca agua. Para ello se sumerge (entero o fileteado) en agua aromatizada hirviendo. Normalmente se suele utilizar vino blanco y limón para dar sabor al agua, pero cuando tenemos problemas de acidez, no podemos recurrir a ellos. En cambio, yo recomiendo introducir en el agua unas cuantas hierbas aromáticas frescas —ramas de hinojo, jengibre, eneldo, perejil y una hoja fresca de laurel—, que van a aportar a los alimentos unos sabores frescos y naturales. También se puede hervir el pescado en Caldo de Verduras (página 302). Este tipo de cocción tarda entre tres y siete minutos, dependiendo del grosor del pescado, y produce una delicada textura en lascas. Para darle más sabor recomiendo espolvorearle por encima un poco de eneldo fresco y unas semillas de sésamo tostado antes de servirlo.

Escalfar fruta es uno de los métodos más fáciles y satisfactorios de preparar un postre antiácido. Para la Fase Curativa, las peras marrones y las uvas pasas forman una combinación estupenda, y la Fase de Mantenimiento aumenta la lista e incluye determinadas variedades de manzanas y frutas deshidratadas. Las frutas frescas, como las manzanas y las peras, se deben pelar, descorazonar y cortar por la mitad (las peras) o en cuartos (las manzanas). El líquido en el que se van a escalfar puede aromatizarse con canela, vainilla, anís estrellado y clavo (en las páginas 193-194 encontrarás más detalles). La fruta, a diferencia del pescado, hay que sumergirla completamente en el líquido para que se haga por igual y, cuando la saques para que enfríe, debe conservar la forma y un poco de su textura crujiente. Tanto la fresca como la deshidratada pueden hervirse a fuego lento durante un máximo de treinta minutos y después tapar la cazuela y dejarlas en el agua hasta que enfríen. Si quieres que tengan más sabor, sácalas con una cuchara con ranuras, pon a hervir el líquido en el que las habías cocido y deja que reduzca dos tercios de su volumen para hacer un jarabe. Sirve frío.

ESCALDADO O BLANQUEADO. Algunas verduras —sobre todo
las verdes— se hicieron para ser escaldadas. Los espárragos, las
judías verdes, el brécol, los guisantes y las coles de Bruselas adquieren un color verde brillante cuando se blanquean, y conservan toda su esencia y su textura crujiente sin añadirles un solo
ingrediente ni caloría. El proceso para hacerlo, de cinco pasos, no
puede ser más simple: pon a hervir una cazuela de agua con sal
céltica, añade las verduras, deja cocer entre cinco y siete minutos, escurre y pasa la verdura a un bol de agua con hielo para
«asustarlas», con lo que detienes el proceso de cocción e impides
que se pongan blanduchas. Tómalas tal cual o añádelas a una
ensalada.

**Hacer que el alimento sea la medicina es algo más que
«tomar verduras»**

Soy consciente de que los cocineros más experimentados y
los entusiastas de la comida estarán mirando estas cinco normas
dietéticas antiácido y preguntándose cómo van a poder elaborar
platos básicos como sopas, estofados, ensaladas, guarniciones y
otros preparados culinarios fundamentales sin el toque que aportan el ajo y la cebolla o hacer aliños para ensalada sin el matiz
agrio del vinagre o de los cítricos. ¿Existe alguna posibilidad de
preparar un postre satisfactorio sin chocolate? Pues bien, a todas
esas personas con problemas de acidez y mentalidad epicúrea
puedo decirles que no desesperen. Estoy convencido de que una
dieta saludable y de poca acidez puede resultar deliciosa si se
plantean las restricciones de una forma creativa. En lo que respecta a los alimentos, la naturaleza nos ofrece más de una posibilidad y los elementos que he incluido pueden encontrarse en
la frutería, en los mercados agrícolas o en los herbolarios.

En la Fase Curativa de la dieta se pueden sustituir la **cebolla** y el **ajo** por **hinojo** y una especia india, la **asafétida**. Se puede utilizar **zumaque** en lugar del limón y el resto de los cítricos. Y prueba la **algarroba** como sustituto del chocolate. Para que el aliño de la ensalada resulte más cremoso puedes añadirle tofu o aguacate y sustituir el toque agrio del cítrico (o la salsa de soja, si te gustan las ensaladas más al estilo asiático) por **salsa de soja sin trigo**. Y para animar los postres puedes utilizar **anís estrellado** y **clavo**.

ASAFÉTIDA. Esta especia no resulta fácil de encontrar en las fruterías, pero sí se puede conseguir por internet (amazon.com y otros portales) y en tiendas indias y persas. Es una pena que una especia tan valorada por sus propiedades medicinales —en el mundo antiguo se utilizaba como tratamiento para todo tipo de males, desde la calvicie y la bronquitis hasta la indigestión y las picaduras de escorpión— sea tan poco conocida hoy en día. Originalmente se extraía de una planta parecida al hinojo que crece en las montañas de Afganistán. De ahí viajó hacia el sureste, atravesó Irán y se asentó en la India, donde sigue siendo un potenciador del sabor que está presente en todos los platos vegetarianos. Probablemente la hayas degustado en la salsa Worcestershire o en platos de curry al estilo indio. Es posible que la falta de demanda por parte de los consumidores normales se deba a su olor desagradable, que su nombre indica con claridad. A menudo se la denomina «excremento del diablo». Sin embargo, por muy desagradable que pueda parecer al principio su aroma, desaparece totalmente con el calor de la cocción (sobre todo si se combina con aceite de oliva) y adquiere un tono sutil que recuerda al de la cebolla y el ajo rehogados. Para las personas con problemas de acidez que no pueden disfrutar de estos últimos pero desean experimentar el sabor que aportan a todos los platos salados, la asafétida es un buen recurso, sobre todo en la Fase Curativa de la dieta.

HINOJO. Esta verdura —un bulbo blanco con pequeños tallos verdes y unas hojas fragantes de color verde más oscuro— se puede encontrar en todas las grandes superficies y en algunas fruterías especializadas. A menudo se etiqueta erróneamente como anís, con el que comparte un fuerte aroma a regaliz; pero mientras el hinojo es una planta de flor, el anís es una semilla (no debe confundirse con el *anís estrellado,* un condimento muy popular de las gastronomías asiáticas) que se emplea como ingrediente fundamental de la absenta y que podemos reconocer en el *pastis* francés y en el *ouzo* griego. El hinojo es al mismo tiempo una verdura y una hierba aromática, dependiendo de cómo queramos utilizarlo. En Italia, donde sigue siendo tan venerado como lo era en la antigüedad, el bulbo se fríe, se hace a la brasa, se toma en puré y se consume crudo en ensalada. Tanto este como las hojas maridan a la perfección con cualquier producto procedente del mar, razón por la cual es tan popular en ciudades portuarias como Marsella. Toda la planta se utiliza para condimentar caldos de carne y de verduras y puede sustituir a la cebolla en sopas, ensaladas y rehogados de verduras en los que usaríamos esta última. Es una fuente estupenda de potasio, vitamina C y fibra; en estudios con animales, se ha comprobado que sus fitonutrientes reducen la inflamación y la mutación celular.

ZUMAQUE: Esta especia potente de color granate es un elemento muy importante en las cocinas de Oriente Próximo y el Mediterráneo oriental. Se obtiene a partir de las bayas de una planta subtropical originaria del norte de África y Norteamérica. En la antigüedad, los países del Mediterráneo oriental —Irán, Turquía, Sicilia y el norte de África— la utilizaban para aportar un toque agrio a estofados, carnes, pescados y verduras hasta que los romanos introdujeron el limón para obtener ese sabor ácido que amplifica el gusto de tantos alimentos. Hoy en día sigue siendo popular, sobre todo entre los cocineros profesionales; pero también los domésticos inteligentes que se preocupan por la salud están redescubriéndolo poco a poco. Diversos estudios han demostrado que es rico en antioxidantes y beneficioso para la salud cardiovascular, para el control de la glucemia y para reducir el colesterol.

ALGARROBA. La algarroba es la vaina de un árbol originario del Mediterráneo oriental (aunque hoy en día se cultiva en otros sitios) perteneciente a la familia de las leguminosas. Es una alternativa al chocolate baja en grasa, sin cafeína ni estimulantes, habitual desde hace mucho tiempo en las dietas veganas. Los beneficios que el cacao aporta a la salud no son los mismos que los de la algarroba, pero uno de los principales de esta última es que está repleta de calcio y pectina, una fibra soluble. Es también la base de los nuevos postres para la Fase Curativa de la Dieta Antiácido que satisfarán tus deseos de tomar algo dulce con la textura untuosa y los aromas que asociamos al chocolate. Normalmente se encuentra en polvo (estupenda para tartas, glaseados y jarabes) y trocitos (para galletas, barritas y magdalenas). Al igual que el chocolate, es un excelente acompañamiento para la manteca de cacahuete y la vainilla, con lo que aporta a las personas con acidez unas cuantas opciones saludables de satisfacer las ganas de postre.

ANÍS ESTRELLADO. El anís estrellado es el fruto de un árbol originario de China y Vietnam y, como su nombre indica, tiene forma de estrella. Una vez seco se utiliza como especia culinaria y, en la medicina homeopática, como remedio para la indigestión y otras dolencias. Es uno de los integrantes de las populares cinco especias chinas y del *garam masala* molido indio. Entero se emplea para condimentar platos salados, como las sopas y estofados asiáticos que se elaboran a fuego lento con carne roja, aves y cerdo. En el mundo occidental se suele utilizar en postres, como el arroz con leche, los pasteles y las compotas de fruta. A mí me gusta usarlo para preparar fruta escalfada. Su aroma floral aporta un sabor mucho más agradable y es mucho mejor para la salud que los ingredientes artificiales, azucarados y cítricos que las personas con problemas de acidez tienen que evitar.

CLAVO. El clavo es la flor de un árbol perennifolio que crece en las islas Molucas de Indonesia. Como especia potente y dulce puede utilizarse en platos salados (lentejas, chiles, sopas frías) y postres (pastel de calabaza). Desde el punto de vista médico, es una panacea natural: antiséptico y antioxidante, combate la flatulencia y tiene propiedades antiinflamatorias. En pocas palabras, es la especia perfecta para las personas con problemas de acidez. De todas formas, hay que tener cuidado con él, porque cuando se usa en exceso sobrecarga los platos. Si vas a utilizarlo en grano para condimentar el líquido de escalfar fruta, no pongas más de dos o tres. También se vende molido. Al igual que todas las especias, al molerlo pierde parte de sus aceites esenciales y nutrientes, pero, si lo quieres para hornear, es la única forma de usarlo. Lo he incluido en varias recetas de postres para la Fase de Mantenimiento. Asegúrate de no poner demasiado: no más de un cuarto de cucharadita.

Lista de alimentos para la Fase Curativa

Lácteos (si no tienes intolerancia a la lactosa ni estos productos son los que te desencadenan la acidez)
Queso azul
Mantequilla (ecológica)
Quesos duros

Frutos secos
Almendras
Nueces
Anacardos
Pistachos

Alternativas a la leche
Leche de almendras
Leche de soja (natural)
Leche de arroz

Condimentos y pastas para untar
Manteca de almendras
Manteca de cacahuete
(a ser posible recién molida y ecológica)
Salsa de soja sin trigo

Especias
Jengibre
Zumaque

Semillas de apio
Comino
Semillas de hinojo
Semillas de cilantro

Pescados y mariscos
Langosta (hervida)
Gambas y langostinos (hervidos)
Carne de cangrejo
Fletán (hervido)
Salmón (a la parrilla)
Pulpo (a la parrilla)
Sardinas (frescas)
Atún (enlatado al natural)
Atún (a la brasa)
Tilapia
Lenguado
Róbalo
Platija
Emperador
Lubina
Bacalao (asado)

Aves y carnes
Huevos
Pavo (fresco asado)
Pollo (a la parrilla)
Ternera (solomillo)

Cereales
Pan multicereales
Arroz integral
Avena en gachas o cortada
Hélices de pasta integral
Cebada
Harina gruesa de alforfón
Pan cien por cien integral
Pan de fibra de trigo
    integral

Legumbres
Guisantes (verdes)
Judías de careta
Edamame
Alubias blancas

Verduras
Alcachofas
Pepino
Hinojo
Achicoria
Berenjena
Judías verdes
Coles de Bruselas
Calabacín
Coliflor
Lechuga romana
Espinacas
Brécol
Apio
Lechuga iceberg

Acelgas
Espárragos
Col crespa
Repollo
Champiñones
Patatas blancas, amarillas
    y rojas
Batatas
Remolacha
Zanahorias

Hierbas
Cilantro
Jengibre
Albahaca
Perejil

Frutas
Aguacate
Aceitunas negras
Sandía
Lichis
Calabaza carrucha
Plátano
Papaya
Dátiles (Halawi, Delilah)
Pitahaya
Melón dulce
Calabaza
Pera
Limón (solo con proteínas
    animales crudas)

¿Qué pasa si persisten los síntomas?

Aun siguiendo las normas, es posible que experimentes de forma ocasional algún que otro trastorno digestivo. En ese caso, puede que alguno de los elementos de la lista anterior sea el que desencadena tus problemas de acidez. Hay personas con reflujo ácido que notan dificultades para digerir alimentos como los huevos (sobre todo la yema), las alubias o los productos lácteos, que son elementos irritantes incluso en personas que no tienen problemas de reflujo. Los huevos contienen lisozima, una enzima que provoca grandes problemas digestivos en algunas personas; las alubias son ricas en oligosacáridos, un azúcar complejo que puede resultar difícil de digerir, y los productos lácteos pueden ser problemáticos para las personas que no son capaces de procesar la lactosa, la forma predominante de azúcar en la mayoría de los alimentos elaborados con leche de vaca.

El problema de la leche de vaca

Los pacientes me preguntan muchas veces si pueden incluir productos lácteos en la dieta y yo siempre les advierto que deben tener cuidado. Es cierto que admito algunos de ellos, como determinados quesos en la Fase Curativa y yogur y kéfir en la Fase de Mantenimiento por su elevado contenido en probióticos. Sin embargo, lo mejor es dejar la leche de vaca para los mamíferos para los que la naturaleza la destinó: los terneros. Existe mucha controversia científica en lo que respecta al estudio de este tipo de leche, pero contamos con evidencia suficiente para poder sugerir que es un agente inflamatorio. Por tanto, si consideramos que la Dieta Antiácido es una dieta antiinflamatoria, me resisto a recomendarla a pesar de su pH. De todas formas, si es tu debilidad, podrías plantearte la posibilidad de ir dejándola y cambiarla por leche de cabra, que es más sana y deliciosa.

Sorprende comprobar lo habitual que es que una persona tolere perfectamente un tipo de comida y otra no pueda tomarla bajo ningún concepto. En estos años he tenido casos en los que los alimentos desencadenantes de la acidez eran el pomelo, la piña, el pan o la pasta. Como los carminativos en conjunto pueden resultar problemáticos para las personas con reflujo ácido, los vamos a omitir totalmente de la dieta durante la Fase Curativa (por eso no encontrarás los rábanos ni el rábano picante crudo en la lista de alimentos para esta fase).

Si sigues experimentando síntomas clásicos de reflujo gástrico (ardor de estómago o regurgitación) o de reflujo laringofaríngeo (tos crónica, ronquera, necesidad constante de aclarar la garganta o la sensación de tener algo atascado en ella) después de seguir la Fase Curativa durante un mínimo de 21 días, puedes plantearte al posibilidad de llevar un diario de comidas para que te ayude a identificar los alimentos que te resultan irritantes a ti personalmente. Si registras lo que has tomado podrás ir viendo si tus síntomas siguen algún patrón fijo. Quizá observes que experimentas reflujo a media mañana solo después de haber desayunado huevos o que la irritación de la garganta aparece justo los días en los que has tomado queso o leche con el desayuno.

Si cualquiera de los alimentos que consumes, con independencia del pH que tenga, te provoca una reacción negativa, es importante que lo elimines. De este modo podrás poner fin a la inflamación que pueda estar obstaculizando la curación y el alivio de los síntomas.

Cuando te saltas la dieta

En los años que llevo prescribiendo la Dieta Antiácido, todavía no he visto a ningún paciente que no haya experimentado mejoría al menos en uno de sus síntomas después de seguir la Fase Curativa de 28 días... excepto cuando no siguen las normas. De hecho, he elaborado una serie de preguntas que me ayudan a predecir qué síntomas se van a aliviar midiendo el grado de cumplimiento de cada una de las normas por parte del paciente. Con los años, los comentarios de los enfermos me han revelado una serie de dificultades comunes. Aquí tienes algunas y unos consejos para superarlas.

1. Como ya he mencionado, los cambios de hábitos son los más difíciles. Por eso la mayor dificultad en la Fase Curativa para mis pacientes ha sido renunciar a su café matutino. Si no puedes hacerlo, al menos al principio, no te alteres. Intenta ir dejando el hábito poco a poco y para ello ve reduciendo la cantidad que tomas. Si necesitas dos tazas de café por la mañana para ponerte en marcha, déjalo en una. Si necesitas una taza, toma media, y así sucesivamente.

2. El otro hábito muy arraigado es el de cenar tarde. Mi consejo es que no hagas nada drástico como sellar la puerta del frigorífico con pegamento superrápido, sembrar el suelo de la cocina con trampas explosivas ni encerrarte en el ático para pasar la noche. Sencillamente, date cuenta de tus hábitos. Vas a descubrir que si sigues la planificación de hacer tres comidas completas y dos tentempiés y aumentas la ingesta de fibra, con el tiempo (y la costumbre) los antojos irán desapareciendo.

3. Por lo que se refiere a dejar el alcohol y el vino, ya sé que es duro, pero tienes que hacerlo.

4. A mis pacientes siempre les parece una medida muy drástica tener que renunciar al vinagre en los aliños para las ensaladas. Son innumerables las veces que he tenido que oír: «¿Qué es un aliño sin vinagre?», a lo que siempre respondo lo simple y deliciosa que es una mezcla de aceite de oliva, hierbas y sal céltica, que saca todo el sabor natural de las hortalizas frescas. De todas formas, si necesitas un toque agrio para disfrutar de la ensalada, puedes añadir un poco de zumaque a la sal. También puedes mezclar zanahoria y jengibre con salsa de soja sin trigo o hacer un aliño más cremoso con aguacate o tofu. Si a pesar de todo te encuentras en un estado de desesperación constante por verte privado de tus ensaladas, un poco de aliño ranchero, de queso azul o César tampoco te va a matar (sobre todo si eres consciente de que te vas a agarrar una curda de ajo).

5. Otro de los desafíos de la Fase Curativa es reconocer los alimentos procesados «ocultos», sobre todo los cereales fríos, que contienen muchísimos conservantes capaces de relajar el esfínter esofágico inferior, y las barritas de muesli de tienda. He descubierto que resulta más fácil dejar el hábito de tomar cereales si los sustituyes por una tostada untada con una de las mantecas permitidas en la Dieta Antiácido. Será un desayuno mucho más saciante y menos azucarado. En el caso de las barritas, yo siempre recuerdo a mis pacientes que la Barrita Energética del Doctor Aviv (página 224), que contiene diez almendras, dos dátiles y una cucharadita de manteca de cacahuete fresca (la procesada resulta demasiado ácida) está deliciosa. Si quieres darle un toque *gourmet*

puedes añadirle uvas pasas, orejones de albaricoque y algarrobas.

6. La última queja que me suelen formular antes incluso de empezar la Fase Curativa es: «¿Cómo voy a poder COMER si no puedo tomar cebolla ni ajo?». Yo recuerdo a mis pacientes que se les disiparán los miedos en cuanto aprendan a utilizar las especias de forma creativa. Las combinaciones de jengibre, comino y cilantro, o de orégano, pimentón y sal, y también el azafrán y la asafétida, son suficientemente intensos y gratificantes como para que los recuerdos de la cebolla y el ajo se desvanezcan. Y cuando menciono que el dúo fabuloso de cebolla y ajo regresará, aunque cocido (¡si no son los que desencadenan la acidez!) en la Fase de Mantenimiento, la consulta se ilumina con sus sonrisas.

¡Y ahora vamos a cocinar!

En el próximo capítulo vas a descubrir docenas de recetas para el desayuno, la comida, la cena y los tentempiés de la Fase Curativa. También encontrarás una planificación de comidas de muestra para dos semanas diseñada para que no tengas que romperte la cabeza elaborando menús con poco ácido.

Planificación de comidas con recetas para la Fase Curativa

Empecemos

Para aquellas personas que prefieran seguir un menú de 28 días sin tener que preocuparse por planificar cada una de las comidas he diseñado una tabla semanal muy fácil de entender que se puede repetir cuatro veces consecutivas hasta completar el programa de curación. Si tú, por el contrario, prefieres disponer de más flexibilidad a la hora de organizar tus comidas, siempre puedes diseñarte tus menús diarios a partir de las selecciones que he distribuido bajo los encabezamientos de Desayuno, Tentempiés, Comida, Cena, Guarniciones y Postres (he preparado otro menú semanal para que te sirva de ejemplo e inspiración). Simplemente recuerda que debes hacer tres comidas completas y dos tentempiés al día, entre las 7:00 y las 19:30 horas, y que o bien la comida o bien la cena deben ser vegetarianas. He hecho una selección de guarniciones antiácido por si quieres sustituir algunas de las que te indico o por si te entra de repente un antojo de postre que no te puedes sacudir de encima. En cualquier caso, planifica las comidas con una semana de antelación y utiliza la lista semanal de la compra para que en ningún momento te falten ingredientes antiácido.

Todas las recetas de la Fase Curativa se crearon respetando los principios antiácido que he descrito en el libro y con el objetivo de curar los tejidos dañados por la acidez. Ninguna requiere mucho tiempo de elaboración. Todas las opciones de menú permiten sustituir ingredientes siempre y cuando los que elijas estén incluidos en la lista de alimentos con un pH de 5 o superior que se permiten en la Fase Curativa (¡con esto puedes preparar infinitas variantes de batidos!).

Las comidas se han diseñado de tal manera que incluso aquellos que no tienen mucha experiencia en la cocina puedan prepararlas. Algunas son suficientemente abundantes como para que las compartan dos personas, mientras que otras son para una sola. Como hay tanta gente que trabaja fuera de casa durante todo el día, también he tenido en cuenta que a la hora de comer no se suele tener demasiado tiempo para preparar una comida que requiera una elaboración larga. Por eso la mayoría de los platos de la dieta pueden tomarse fríos y dejarse preparados la noche anterior. Si por un compromiso laboral o social tienes que comer fuera, puedes utilizar los siguientes consejos para elegir comidas antiácido prácticamente en cualquier lugar.

Cómo respetar la Dieta Antiácido en un restaurante

La Dieta Antiácido ha sido diseñada para ser «portátil». Eso significa que si no quieres llevarte la comida al trabajo o si gestionas tu negocio en comidas de restaurante, no tienes que preocuparte; solo tendrás que leer el menú y pedirle al cocinero que haga pequeños ajustes en los platos que elijas. Aquí tienes unas cuantas recomendaciones fáciles de recordar:

1. Tanto en un restaurante como en una charcutería o en la sección de comidas preparadas del supermercado, compra solo pollo o pescado y marisco si quieres tomar proteínas animales.

2. El pollo, el pescado y marisco y las verduras deben ser asados, a la plancha, hervidos, al vapor, al horno o a la parrilla.
3. No escojas platos empanados, fritos ni con salsas.
4. Puedes seguir disfrutando del sushi, si eso es lo que te gusta; eso sí, prescinde de la salsa de soja y el wasabi.

La lista de la compra semanal para la Fase Curativa

Esta sección contiene tu lista de la compra semanal para la Fase Curativa de la Dieta Antiácido. Deberás repetirla durante cuatro semanas consecutivas si sigues el menú semanal. Las cantidades de proteínas, fruta y verduras se calculan según las necesidades de una persona, por lo que si la vais a seguir varios, tendrás que ajustarlas.

Ten en cuenta que, aparte de las proteínas, las frutas y las verduras, casi todos los elementos que compres para la primera semana te durarán para las siguientes.

Pescado
150-180 gramos
(5-6 onzas) de salmón
en lomos
150-180 gramos
(5-6 onzas) de fletán
en lomos sin piel
150-180 gramos
(5-6 onzas) de pescado
fresco en lomos (tilapia,
trucha, platija, róbalo o

lenguado; cómpralo
fresco para el jueves)

Aves
Medio kilo (1 libra) de
pechuga de pollo sin
hueso ni piel
120-150 gramos
(4-5 onzas) de pavo
picado (cómpralo fresco
para el miércoles)

Huevos
12 huevos

Verduras y hierbas
Medio kilo (1 libra) de
  espinacas
1 lechuga romana
125 gramos (¼ de libra) de
  rúcula
1 manojo de col rizada
  (para ensalada)
120-150 gramos (4-5
  onzas [5 o 6 hojas])
  de berza (kale) para
  licuar
1 o 2 coles chinas
  medianas
1 kilo (2 libras) de brécol
1 manojo de espárragos
3 ramas de apio
2 o 3 pepinos
1 calabacín pequeño
1 berenjena pequeña
1 calabaza amarilla (no
  modificada
  genéticamente)
1 patata pequeña
2 batatas
1 kilo (2 libras) de
  zanahorias
1 remolacha cruda
1 trozo de jengibre fresco

90-120 gramos (3-4 onzas)
  de judías verdes (frescas
  o congeladas)
90-120 gramos (3-4 onzas)
  de maíz ecológico
  (congelado, no
  modificado
  genéticamente)
1 bolsa pequeña de
  guisantes (congelados)
90 gramos (3 onzas) de
  champiñones
1 manojo de albahaca
1 manojo de cilantro
1 manojo de perejil
1 paquete pequeño de
  romero fresco
1 paquete pequeño de
  hierbas frescas como
  tomillo, salvia o ajedrea

Aceitunas
90 gramos (3 onzas) de
  aceitunas negras sin
  hueso

Fruta cruda
3-5 plátanos
2 peras marrones maduras
2 tazas de bayas mixtas
  (arándanos, frambuesas,
  moras, fresas)

1 papaya (no modificada genéticamente)

1 kilo y cuarto (2,5 libras) de fruta fresca: melón cantalupo, sandía, melón dulce, lichis

3 aguacates

Fruta deshidratada

5 dátiles de Halawi sin hueso

1 paquete pequeño de uvas pasas negras (sin conservantes ni colorantes)

1 paquete pequeño de coco rallado

Frutos secos y semillas (crudos, sin sal)

1 paquete pequeño de nueces pecanas

60 gramos (2 onzas) de anacardos, nueces pecanas o pistachos, a elegir

1 paquete pequeño de nueces

1 paquete pequeño de pepitas de calabaza

1 paquete pequeño de semillas de sésamo

1 paquete pequeño de almendras

1 paquete pequeño de piñones

Mantecas para untar

1 envase pequeño de manteca de cacahuete ecológica fresca y cruda

1 envase pequeño de manteca de almendras fresca

Queso

250 gramos (½ libra) de queso feta desmigado

250 gramos (½ libra) de mozzarella de búfala fresca

120 gramos (4 onzas) de parmesano rallado

Leches vegetales

2 litros (½ galón) de leche vegetal, ya sea de soja (no modificada genéticamente) o de arroz

2 litros (½ galón) de leche de almendras (sin endulzar)

Panes y cereales
  1 paquete pequeño de
    avena cortada o en
    gachas
  1 paquete pequeño de
    hélices de pasta integral
  1 barra de pan cien por
    cien integral
  1 paquete pequeño de
    harina de trigo
    integral

Condimentos
  1 paquete de sal céltica
  1 botella de aceite de oliva
    virgen extra o de aceite
    de coco
  1 botella de salsa de soja
    sin trigo
  1 paquete pequeño de
    proteína de cáñamo
    (opcional para batidos)
  1 botella pequeña de
    extracto de vainilla

Lista completa de alimentos con un pH de 5 o superior que se permiten en la Fase Curativa

Si después de seguir el menú que te propongo durante una o dos semanas decides que quieres elaborarlo tú mismo, aquí tienes una lista de los alimentos permitidos:

Verduras y hierbas crudas

Calabacín	6,80
Coliflor	6,72
Lechuga romana	6,60
Espinacas	6,50
Brécol	6,28
Apio	6,24
Lechuga iceberg	6,23
Acelgas (crudas)	6,22
Espárragos (crudos)	6,21
Cilantro (fresco)	6,18

Col crespa (kale)	6,01
Repollo	5,98
Rúcula	5,92
Albahaca	5,92
Perejil (fresco)	5,65
Pepino	5,44
Pimiento morrón naranja	5,20

Frutas crudas y deshidratadas

Aguacate	7,12
Aceitunas negras en salmuera	7,10
Sandía	6,53
Melón cantalupo	6,42
Lichis	5,91
Calabaza carrucha (cruda)	5,81
Plátano	5,71
Papaya	5,66
Dátiles (Halawi, Delilah)	5,49
Orejones turcos	5,10
Pitahaya	5,45
Melón dulce	5,42
Calabaza	5,40
Pera marrón	5,15

Verduras de raíz y hongos

Champiñones	6,79
Patata roja (cocida)	6,40
Jengibre	6,28
Puerros	6,21
Remolacha (cruda)	6,19
Zanahorias (crudas)	6,14
Ajo	6,17

Cebolla (dulce)	6,15
Patata amarilla (cocida)	5,95
Batata (cocida)	5,91
Zanahorias (cocidas)	5,83
Remolacha (cocida)	5,79

Productos lácteos

Queso azul	6,99
Mantequilla (salada)	5,86
Queso duro (Dubliner)	5,80
Queso duro (parmesano)	5,40
Queso duro (asiago)	5,20
Queso blando (mozzarella)	5,20
Queso duro (cheddar)	5,16

Huevos

Clara	8,84
Huevo (duro, ecológico)	7,48
Yema	6,32

Alternativas para los productos lácteos

Leche de almendras (con vainilla)	8,40
Leche de almendras (natural)	8,36
Leche de soja (natural)	7,94
Tofu	6,90
Leche de arroz (natural ecológica)	6,35

Frutos secos

Almendras (crudas)	6,08
Nueces (crudas)	5,96
Anacardos (salados)	5,41
Pistachos (salados)	5,33

Condimentos y mantecas para untar

Manteca de almendras (natural)	6,32
Manteca de cacahuete (recién molida)	6,15
Salsa de soja sin trigo	5,00

Carnes, aves, pescado y marisco

Langosta (hervida)	7,30
Gambas y langostinos (hervidos)	6,92
Carne de cangrejo	6,75
Fletán (hervido)	6,62
Salmón (a la parrilla)	6,32
Pulpo (a la parrilla)	6,30
Atún (enlatado al natural)	6,18
Pavo (fresco asado)	6,17
Sardinas (frescas)	6,15
Atún (a la brasa)	6,10
Bacalao (asado)	6,05
Carne de hamburguesa	5,80
Pollo (a la parrilla)	5,23
Ternera (solomillo)	5,10

Panes

Multicereales	5,53
Integral 100 %	5,35
De salvado de trigo	5,07

Legumbres

Guisantes	6,80
Judías de careta	6,62
Edamame	6,57
Alubias blancas (ecológicas envasadas)	6,10
Garbanzos (envasados)	6,04

Alubias negras (envasadas)   5,93
Alubias rojas (envasadas)   5,87

Plan semanal de comidas para la Fase Curativa

Este es el plan semanal de comidas para la Fase Curativa que he diseñado para mis pacientes. Todas las comidas y tentempiés tienen una clave para que te resulte más fácil ver cómo se han equilibrado:

PA = Proteína Animal (pescado o ave)
V = Vegetariano
C = Cereal
F = Fruta
H/L = Huevos o Lácteos

Aperitivos
    V = Vegetariano
    F = Fruta
    H/L = Huevos o Lácteos
    FS = A base de Frutos Secos
    FS/F = Frutos Secos y Fruta

Si decides seguir esta planificación de comidas, te sugiero que tengas una copia en la puerta del frigorífico para que no te equivoques. La mayoría de mis pacientes siguieron el menú de la semana 1 durante cuatro semanas consecutivas y no sintieron la necesidad de hacerse otro. De todas formas, si prefieres más variedad, puedes planificar tus comidas con las recetas Antiácido de esta sección recordando, eso sí, que una de las comidas —comida o cena— tiene que ser vegetariana.

Plan de comidas para la semana 1 de la Fase Curativa

	DÍA 1	DÍA 2	DÍA 3	DÍA 4	DÍA 5	DÍA 6	DÍA 7
Desayuno 7-9	F Estupendo Batido de Bayas del Doctor Aviv (p. 215)	H/L Tortilla de Espinacas (p. 219)	C Gachas de Avena con Plátano (p. 220)	F Estupendo Batido de Bayas del Doctor Aviv (p. 215)	H/L Tortilla de Brécol (p. 220)	C Gachas de Avena con Pera (p. 221)	V Zumo Verde (p. 216)
Media mañana 10-11	V Tostada con Tapenade de Aguacate (p. 223)	F Fruta fresca (240 g [8 onzas])	V Verduras crudas	H/L Huevo duro	F Fruta fresca (240 g [8 onzas])	H/L Tostada de Mozzarella con Hierbas (p. 223)	N Tostada con manteca de almendra y miel
Comida 12:30-14:00	PA Saludables Nuggets de Pollo del Doctor Aviv (p. 225) y espárragos	V Ensalada Rica en Fibra (p. 226)	PA Sándwich de Pollo al Pesto (p. 227)	V Rollito de Col Crespa con Tapenade de Aguacate (p. 228)	V Ensalada de Pasta con Verduras (p. 229)	PA Ensalada Multicolor de Pollo (p. 230)	PA Salmón Hervido con Hierbas Acompañado de Espinacas al Vapor (p. 231)
Merienda 15:00-16:00	FS/F Barrita Energética del Doctor Aviv (p. 224)	FS Surtido de Frutos Secos	F Fruta fresca (180-210 g [6-7 onzas])	FS Tostada con manteca de almendras	FS Frutos secos surtidos	F Fruta fresca (150-180 g [5-6 onzas])	F Fruta fresca (240 g [8 onzas])
Cena 18:00-19:30	V Ensalada Cobb de Col Crespa (p. 297)	PA Fletán Glaseado con Miso y Agave Acompañado de Col China con Sésamo (p. 234)	V Crema de Brécol con Pipas de Calabaza y Palitos de Batata (p. 247)	PA Hamburguesa de Pavo con Ensalada de Rúcula y Jengibre (p. 235)	PA Pescado con Patatas Fritas (p. 236)	V Ensalada de Papaya (p. 237)	V Sándwich de Verduras Asadas (p. 238)

A continuación te muestro un ejemplo de cómo podría ser la segunda semana de la Fase Curativa. Tanto si sigues mis menús como si los elaboras tú mismo siguiendo las indicaciones para esta fase, te sugiero que planifiques las comidas con antelación, porque de ese modo te resultará más fácil no salirte del programa.

Plan de comidas para la semana 2 de la Fase Curativa

	DÍA 1	DÍA 2	DÍA 3	DÍA 4	DÍA 5	DÍA 6	DÍA 7
Desayuno 7-9	FS Batido de «Chocolate» con Manteca de Almendras (p. 217)	C Arroz con Leche Rico en Fibra (p. 222)	F Estupendo Batido de Bayas del Doctor Aviv (p. 215)	C Gachas de avena con pera (p. 221)	F Estupendo Batido de Bayas del Doctor Aviv (p. 215)	H/L Tortilla de Brécol (p. 220)	FS Batido de «Chocolate» con Manteca de Almendras (p. 217)
Media mañana 10-11	F Fruta fresca (240 g [8 onzas])	V Verduras crudas	H/L Tostada de Mozzarella con Hierbas (p. 223)	FS/F Barrita Energética del Doctor Aviv (p. 224)	V Tostada con Tapenade de Aguacate (p. 223)	F Fruta fresca (240 g [8 onzas])	H/L Tostada de Mozzarella con Hierbas (p. 223)
Comida 12:30-14:00	C Ensalada Rica en Fibra (p. 226)	PA Ensalada Multicolor de Pollo (p. 230)	V Ensalada de Pasta con Verduras (p. 229)	PA Ensalada Mexicana de Gambas con Aguacate, Frijoles Negros y Cilantro (p. 239)	PA Saludables Nuggets de Pollo del Doctor Aviv (p. 225) con 250 g (½ libra) de verduras con pH 5 crudas o al vapor	V Sándwich de Verduras Asadas (p. 238)	PA Hamburguesa de Pavo con Ensalada de Rúcula y Jengibre (p. 235)
Merienda 15:00-16:00	V Verduras crudas	F Fruta fresca (240 g [8 onzas])	FS Surtido de frutos secos	V Verduras crudas	FS Surtido de frutos secos	FS/F Barrita Energética del Doctor Aviv (p. 224)	V Verduras crudas

	DÍA 1	DÍA 2	DÍA 3	DÍA 4	DÍA 5	DÍA 6	DÍA 7
Cena 18:00-19:30	PA Salmón Hervido con Hierbas Acompañado de Espinacas al Vapor (p. 231)	V Rollito de Col Crespa con Tapenade de Aguacate (p. 228)	PA Fletán Glaseado con Miso y Agave Acompañado de Col China con Sésamo (p. 234)	V Remolachas Asadas y Pepino Fresco con Cremosa Salsa para Mojar de Alubias Blancas (p. 243)	F Ensalada de Papaya (p. 237)	PA Pescado con Patatas Fritas (p. 236)	V Ensalada de Remolacha y Quinua con Col Crespa al Vapor y Garbanzos (p. 244)

Recetas para la Fase Curativa

He organizado estas recetas en cinco categorías para que resulten más fáciles de consultar: Desayunos, Tentempiés, Comidas, Cenas, Guarniciones (para acompañar al pescado y a las aves) y Postres, por si te entra un antojo. Como en esta fase de la dieta tienes que respetar la regla del 5, en las páginas 208-212 encontrarás una lista completa de los ingredientes con un pH de 5 o superior que se permiten en ella.

RECETAS DE DESAYUNOS PARA LA FASE CURATIVA

Estupendo Batido de Bayas del Doctor Aviv (F)

Para 1 persona   Preparación: 5 minutos

Este batido es uno de los preferidos de mis pacientes. Recuerda que hay que neutralizar las bayas con leche de frutos secos o de coco para respetar las directrices antiácido. También puedes añadirle espinacas o 1 cucharada sopera de proteínas de cáñamo para que tenga más nutrientes.

1 taza de arándanos o de bayas mixtas
½ taza de leche de almendras
1 plátano
3 o 4 cubitos de hielo (opcional)

Introduce los ingredientes en el vaso de la batidora y bátelos hasta obtener una crema fina. Vierte en un vaso y sirve.

Zumo Verde (V)

Para 1 persona (360-450 g)   Preparación: 5 a 10 minutos

Para preparar esta receta necesitas una licuadora. Si no la tienes, a lo mejor puedes pedirle al camarero de tu bar que te la prepare con los ingredientes que has elegido, para que no sea ácida. Puedes añadir las siguientes verduras o sustituir con ellas algunas de las de la receta: remolacha, col china, perejil, cilantro, acelgas y lechuga. Si te gusta más dulce, ponle más zanahorias.

2 o 3 zanahorias grades
5 o 6 hojas de col crespa (kale)
2 ramas de apio ecológico
1 pera marrón madura o ½ taza de cualquier otra fruta con un pH
    superior a 5
1 pepino ecológico
1 taza de espinacas ecológicas frescas
3 o 4 cubitos de hielo

Introduce toda la fruta y la verdura en una licuadora. Vierte el zumo en un vaso, añade unos cubitos de hielo y bébelo despacito.

Batido de «Chocolate» con Manteca de Almendras (C)

Para 2 personas   Preparación: 5 minutos

¿Se puede mejorar algo tan sencillo como introducir los ingredientes en el vaso de la batidora, pulsar un botón y obtener un desayuno o un aperitivo rápido y refrescante?

50 gramos (¼ de taza) de copos de avena
½ cucharadita de extracto de vainilla
1 cucharada sopera de algarroba en polvo
1 cucharada sopera de manteca de almendra
1 plátano
1 taza de leche de almendra
2 cubitos de hielo

Introduce todos los ingredientes en el vaso de la batidora y bátelos hasta obtener una crema fina. Vierte en un vaso y sirve.

Creps de Arándanos Antiácido (C)

Para 3 personas   Preparación y cocción: 20 minutos

Aprender a preparar unas buenas creps lleva su tiempo, así que no te desanimes si no te salen a la primera. Sigue intentándolo. Dependiendo del tamaño de la sartén, cada ración tendrá entre dos y cuatro creps.

CREPS
1 huevo grande
1 taza de leche de almendras
Una pizca de sal céltica
1 cucharadita de néctar de agave

2 o 3 gotas de extracto de vainilla (opcional)
1 taza de harina integral
1 cucharada sopera de aceite de coco y un poco más para engrasar
la sartén

RELLENO
1 taza de arándanos frescos
2 cucharaditas de néctar de agave

Bate el huevo en un bol grande y añade la leche de almendras, la sal, el néctar de agave, la vainilla (si vas a utilizarla) y ½ taza de agua. Incorpora la harina y bate bien para asegurarte de que no quedan grumos en la masa. Si consideras que está demasiado espesa, ve diluyendo más leche o agua cucharadita a cucharadita. Agrega el aceite.

Calienta una sartén antiadherente mediana a fuego vivo. Con un pincel de pastelería, engrásala con un poco de aceite. Vierte un cucharón de masa en la sartén y muévela para que la masa se extienda por toda la superficie de manera uniforme. Cuando esté totalmente extendida, vuelve a poner la sartén sobre el fuego, redúcelo a medio y deja cocer hasta que la crep esté dura (60-90 segundos). Dale la vuelta con una espátula fina y plana y deja cocer 1 minuto más.

Sirve la crep en un plato. Repite el proceso hasta acabar la masa y, si ves que la sartén se seca demasiado, engrásala con un poco más de aceite.

Para preparar el relleno: Pon a calentar los arándanos y el néctar de agave en una cazuela mediana. Cuando rompan a hervir, reduce el fuego para mantener un hervor suave. Machaca suavemente las bayas con una espátula para que suelten todo su jugo. Deja cocer lentamente entre 5 y 10 minutos hasta que la fruta haya adquirido la consistencia deseada y retira del fuego.

Para servir, coloca una crep en un plato y ponle en el centro una cucharada sopera de relleno. Puedes doblarla en forma de triángulo o enrollarla. Repite el proceso con el resto de las creps y del relleno. Sirve inmediatamente.

Tortilla de Espinacas (PA)
Para 1 persona   Preparación: 5 a 10 minutos

Este plato tan estupendo resulta muy fácil de preparar para el desayuno, la comida o la cena. Es perfecto para cuando tienes hambre pero no tanta como para querer pasar más de cinco o diez minutos en la cocina.

½ cucharadita de aceite de oliva o de coco
1 huevo grande
2 claras de huevo grande
1 cucharada sopera de aceitunas negras picadas
1 cucharadita de queso parmesano rallado (opcional)
Un manojo de espinacas frescas
1 rebanada de pan integral tostada

Calienta el aceite en una sartén a fuego medio-bajo. Bate el huevo y las claras en un bol pequeño y agrega las aceitunas y el parmesano (si vas a utilizarlo). Vierte la mezcla en la sartén y cuando empiece a crepitar pero antes de que esté totalmente hecha, añade las espinacas y deja cocer durante 1 minuto más o hasta que los huevos estén bien hechos. Retira del fuego y sirve con la tostada de pan integral.

Gachas de Avena con Plátano, Nueces Pecanas y Escamas de Coco (C)

Para 1 persona   Preparación y cocción: 5 a 10 minutos

Si consigues dominar este desayuno tan agradable y saciante jamás echarás de menos los típicos cereales rebosantes de azúcar y ácidos.

½ taza de leche vegetal (soja ecológica, almendras o arroz)
Una pizca de sal céltica
5 cucharadas soperas de copos de avena
½ plátano en rodajas
1 cucharada sopera de nueces pecanas crudas picadas
1 cucharada sopera de coco en escamas
2 o 3 gotas de extracto de vainilla (opcional)

Calienta a fuego medio la leche vegetal junto con la sal en una cazuela antiadherente. Añade la avena y deja cocer, removiendo constantemente, hasta que adquiera una consistencia densa y cremosa (unos 2 minutos). Retira del fuego y agrega el plátano, las nueces pecanas, las escamas de coco y la vainilla (si vas a utilizarla). Mezcla bien y sirve.

Tortilla de Brécol (H/L)

Para 1 persona   Preparación y cocción: 5 a 10 minutos

Todas las verduras consistentes pueden combinarse con huevos, pero esta receta es un clásico rápido y con el que no te equivocas.

1 huevo grande

2 claras de huevo grandes

½ cucharadita de aceite de oliva o de coco

Un puñado de brécol picado a temperatura ambiente

1 cucharadita de queso parmesano rallado

1 rebanada de pan integral tostada

Bate el huevo y las claras en un bol pequeño. Calienta el aceite en una sartén antiadherente a fuego medio. Introduce el brécol en la sartén y rehógalo durante 1 minuto. Añade los huevos y el parmesano y deja cocer, removiendo ligeramente, hasta que los huevos estén esponjosos (aproximadamente 1 minuto más). Cuando los huevos estén a tu gusto, retira del fuego y sirve con la tostada de pan integral.

Gachas de Avena con Pera, Nueces Pecanas y Escamas de Coco (C)
Para 1 persona   Preparación y cocción: 5 a 10 minutos

½ taza de leche vegetal (de soja ecológica, almendras o arroz)

Una pizca de sal céltica

5 cucharadas soperas de copos de avena

2 o 3 gotas de extracto de vainilla (opcional)

½ pera marrón madura cortada en trozos pequeños

1 cucharada sopera de nueces o nueces pecanas picadas

1 cucharada sopera de coco en escamas

Calienta a fuego medio la leche vegetal y la sal en una cazuela pequeña. Añade la avena y la vainilla (si vas a utilizarla) y deja cocer removiendo constantemente hasta que haya adquirido una consistencia densa y cremosa (entre 2 y 3 minutos). Retira del fuego, incorpora los trozos de pera, las nueces y las escamas de coco y sirve.

Arroz con Leche Rico en Fibra (C)
Para 2 personas
Preparación y cocción: 10-12 minutos,
más el tiempo de cocción del arroz

Estamos acostumbrados a considerar el arroz con leche como un postre, pero es también una opción de desayuno perfectamente viable. Además, mezclado con fruta deshidratada constituye una combinación ideal para las personas que añoran tomar algo dulce a esas horas de la mañana.

½ taza de arroz integral cocido
½ taza de leche de soja
1 cucharadita de extracto de vainilla (opcional)
1 ½ cucharadas soperas de coco rallado
2 cucharadas soperas de uvas pasas
3 o 4 orejones turcos picados

Mezcla el arroz con la leche de soja en una cazuela antiadherente y pon a calentar removiendo constantemente. Cuando rompan a hervir, añade la vainilla (si vas a utilizarla) y deja cocer durante 2 o 3 minutos más. Retira del fuego e incorpora el coco, las pasas y los orejones. Sirve inmediatamente.

TENTEMPIÉS PARA LA FASE CURATIVA

Tostada con Tapenade de Aguacate (V)
Para 1 persona   Preparación: 5 minutos

12 aceitunas negras sin hueso escurridas
1 aguacate maduro sin hueso y pelado
1 cucharadita de cilantro fresco muy picado
1 rebanada de pan integral tostado
⅓ de pepino pelado, sin semillas (si lo deseas) y muy picado
Un puñado de rúcula

Introduce las aceitunas, el aguacate y el cilantro en un robot de cocina y tritúralos hasta obtener una crema fina. Extiéndela sobre la tostada de pan integral, pon el pepino y la rúcula por encima y sirve.

Tostada de Mozzarella con Hierbas (L)
Para 1 persona   Preparación: 5 minutos

No hay receta más sencilla para un tentempié que la de un sándwich abierto como este.

1 rebanada de pan integral tostada
1 o 2 rodajas finas de mozzarella fresca (de unos 2,5 cm de
   diámetro)
2 hojas frescas de albahaca

Coloca las rodajas de mozzarella y la albahaca encima del pan y sirve.

Barrita Energética del Doctor Aviv (FS)
Para 1 persona   Preparación: 15 minutos, más lo que tarde en enfriar

2 ½ dátiles sin hueso
10 almendras
1 ½ cucharaditas de manteca de cacahuete ecológica cruda
1 gota de extracto de vainilla
1 ½ cucharaditas de coco rallado

Introduce los dátiles y las almendras en un robot de cocina y tritúralos durante 1 minuto hasta obtener una pasta. Pásalos a un bol pequeño y combínalos con la manteca de cacahuete y la vainilla. Mezcla bien con una cuchara durante 1 minuto. Pasa la mezcla a una tabla de cortar y dale forma de barrita. Rebózala con coco rallado por ambos lados y disfruta de una de las barritas más sanas que jamás podrás tomar.

Nota: Está todavía más rica si la refrigeras un rato.

Fruta fresca (240 gramos [8 onzas])

Elige entre melón cantalupo, papaya, sandía, melón dulce, pera madura, plátano o lichis. Prepara unas 2 tazas de la fruta que hayas escogido o de una mezcla de algunas de ellas.

Frutos secos surtidos

Treinta gramos (1 onza) de frutos secos abultan más o menos un puñado. Elige tus favoritos entre nueces, anacardos, nueces pecanas y pistachos.

Verduras crudas

Corta en rodajas una zanahoria, una rama de apio y un pepino. Si lo deseas puedes condimentarlos con una pizca de sal céltica.

RECETAS DE COMIDAS PARA LA FASE CURATIVA

Saludables Nuggets de Pollo del Doctor Aviv (PA)

Para 1 persona   Preparación y cocción: 15 a 20 minutos

1 huevo grande
Sal céltica al gusto
2 cucharadas soperas de harina de trigo integral
120-150 gramos (4-5 onzas) de pechuga de pollo sin hueso ni piel
½ cucharadita de romero fresco picado
1 cucharadita de perejil fresco picado
½ cucharadita de aceite de oliva o de coco

Prepara una cadena de montaje. Bate el huevo con una pizca de sal en un bol pequeño. Coloca un bol con la harina a su lado. Corta la pechuga de pollo en cuatro trozos iguales. Sazona con sal, romero y perejil. Cubre los trozos de pollo con film plástico y dales unos golpes por cada lado para que se ablanden.

Calienta el aceite en una sartén antiadherente a fuego medio. Moja deprisa un trozo de pollo en el huevo y pásalo luego a la harina para rebozarlo por ambos lados. Introdúcelo con cuidado en la sartén. Repite el proceso con los otros tres trozos. Deja que el pollo se haga entre 2 y 3 minutos por cada lado. Añade 2 cucharadas soperas de agua, tapa la sartén y deja cocer 2 o 3 minutos más hasta que toda el agua se haya evaporado. Si te gusta que quede crujiente, déjalo al fuego durante uno o dos minutos más.

Ensalada Rica en Fibra (V)

Para 1 persona   Preparación 5 a 10 minutos

Aquí tienes una ensalada fresca antiácido a la que siempre puedes recurrir. En la página 190 encontrarás las instrucciones para blanquear los guisantes y en la 244 las de cómo asar las remolachas por si prefieres tomar estos ingredientes cocinados. Tienes plena libertad para utilizar cualquier otra verdura que tenga un pH de 5 o superior. En la Fase de Mantenimiento puedes añadirle pimientos morrones.

60-90 gramos (2-3 onzas) (3 hojas grandes) de lechuga romana picada
Un puñado de brécol crudo picado
½ taza de pepino picado
3 cucharadas soperas de zanahoria rallada
5 o 6 aceitunas negras sin hueso escurridas y picadas
3 cucharadas soperas de guisantes frescos o congelados blanqueados
3 cucharadas soperas de remolacha rallada cruda o asada
1 cucharadita de aceite de oliva
2 cucharadas soperas de queso feta desmigado
Una pizca de sal céltica (opcional)
1 rebanada de pan integral tostado y en dados (opcional)

Introduce todos los ingredientes en una ensaladera y mezcla.

Sándwich de Pollo al Pesto (PA)

Para 1 persona   Preparación y cocción: 20 minutos

Este sándwich de pollo rústico y sabroso resulta tan fácil de preparar que te olvidarás de volver a comprar uno ya hecho. Si no tienes tiempo para asar el pollo, cómpralo en un asador de confianza. Asegúrate, eso sí, de que no lo han adobado con limón, ajo ni cualquier salsa procesada.

120-150 gramos (4-5 onzas) de pechuga de pollo sin hueso ni piel o
    los restos de pollo del Caldo Casero de Pollo (página 299) si te
    han quedado
Una pizca de sal céltica
50 gramos (¼ de taza) más 1 cucharada sopera de aceite de oliva
    ecológico
2 tazas apretadas de hojas de albahaca frescas
50 gramos (¼ de taza) de piñones sin sal
2 cucharadas soperas de queso parmesano rallado (opcional)
2 rebanadas de pan integral
2 hojas de lechuga romana o un puñado de rúcula
2 rodajas finas de mozzarella de búfala fresca

Para preparar la pechuga de pollo sin hueso ni piel precalienta el horno a 200 °C (400 °F). Espolvorea el pollo con sal y úntalo con 1 cucharada sopera de aceite. Ásalo entre 12 y 15 minutos en una fuente o en una bandeja de horno recubierta de papel para hornear. A la mitad del proceso, dale la vuelta. Una vez asado, retira del horno y deja enfriar totalmente.

Mientras se asa el pollo, prepara el pesto triturando las hojas de albahaca, el cuarto de taza de aceite restante, los piñones y el parmesano (si vas a utilizarlo) en un robot de cocina hasta que adquiera una consistencia arcillosa.

Corta el pollo en trozos pequeños. Mézclalo en un bol con una cucharada sopera de pesto removiendo con cuidado hasta que todos los trozos estén recubiertos. Cubre las rebanadas de pan con la lechuga y la mozzarella. Coloca encima el pollo con pesto y disfrútalo como sándwich abierto o cerrado.

Los restos del pesto se pueden congelar y se conservan hasta un mes.

Modificaciones y añadidos: Si prefieres una versión de la salsa sin productos lácteos, omite el parmesano y la mozzarella. Si lo deseas puedes añadir más sal.

Rollito de Col Crespa con Tapenade de Aguacate (V)
Para 1 persona   Preparación: 10 a 12 minutos

Este plato es una pura explosión de nutrientes envuelta en un rollito. Recuerda, eso sí, que debe consumirse inmediatamente, porque el aguacate se oxida en seguida si no se baña con cítricos.

12 aceitunas negras sin hueso escurridas
1 aguacate maduro sin hueso y pelado
1 cucharadita de hojas de cilantro frescas
2 o 3 hojas frescas de col crespa (kale) lavadas, secas y sin tallo
⅓ de pepino pelado, sin pepitas y muy picado
Un puñado de rúcula

Tritura las aceitunas, el aguacate y el cilantro en un robot de cocina para preparar la tapenade. Extiéndela sobre las hojas de col y pon encima el pepino y la rúcula. Enrolla las hojas y disfrútalo en el momento.

Ensalada de Pasta con Verduras (V)

Para 1 persona   Preparación y cocción: 20 minutos

Si consigues dominar este plato tan sencillo, no volverás querer tomar pasta primavera al estilo de los restaurantes. ¡Hasta frío está delicioso!

Sal céltica al gusto
½ taza de hélices de pasta integral
5 o 6 espárragos
90 gramos (3 onzas) de champiñones
1 cucharadita de aceite de oliva
1 cucharada sopera de perejil fresco picado
1 puñado de rúcula fresca picada en trozos grandes
2 cucharaditas de queso parmesano rallado

Calienta una olla grande de agua con sal a fuego vivo hasta que hierva con fuerza. Introduce la pasta y deja cocer durante 9 minutos aproximadamente, hasta que esté *al dente*. Retira del fuego y escurre.

Mientras se cuece la pasta, prepara los espárragos lavando bien cada uno y recortando los extremos (véase la nota). Córtalos en trozos de 1 centímetro (½ pulgada). Lava y seca los champiñones y córtalos en trozos.

Calienta el aceite a fuego vivo en una sartén de fondo grueso. Introduce los champiñones, reduce el fuego a medio y rehoga durante unos 3 minutos o hasta que empiecen a dorarse por los bordes. Espolvorea con sal. Añade los espárragos y el perejil. Rehoga durante 3 minutos más removiendo de vez en cuando.

Retira las verduras de la sartén y mézclalas con la pasta. Agrega la rúcula y el parmesano, mezcla bien y disfruta de un estupendo plato de pasta vegetariano.

Nota: La forma experta de recortar el extremo de un espárrago es cogerlo con una mano por cada punta y doblarlo hasta que casque. Se romperá por el punto en el que termina la parte blanda y empieza la fibrosa. Algunos cocineros ponen el grito en el cielo al ver la cantidad de espárrago que se pierde en este proceso, pero al quitar la parte leñosa conseguimos una textura mucho más agradable. De todas formas, no hace falta desperdiciar los extremos que hemos quitado, porque están llenos de nutrientes. Congélalos y utilízalos para preparar sopas y estofados.

Ensalada Multicolor de Pollo (PA)
Para 1 persona   Preparación y cocción: 25 minutos

Para esta receta puedes utilizar verduras congeladas, y si no las quieres descongelar con antelación, no tienes más que escaldarlas durante 2 o 3 minutos. Es una ensalada muy versátil, porque admite prácticamente cualquier tipo de verdura. Cuando hayas ascendido hasta la Fase de Mantenimiento, podrás darle más colorido añadiéndole medio pimiento morrón rojo asado y picado y 2 cucharadas soperas de puerros crudos muy picados.

Sal céltica al gusto
1 cucharadita de aceite de oliva
120-150 gramos (4-5 onzas) de pechuga de pollo sin hueso ni piel
90-120 gramos (3-4 onzas) de maíz ecológico congelado ya descongelado
90-120 gramos (3-4 onzas) de judías verdes congeladas ya descongeladas y muy picadas
2-3 cucharadas soperas de salsa de soja sin trigo
1 cucharada sopera de miel
Una pizca de sal céltica (opcional)

Precalienta el horno a 200 °C (400 °F). Espolvorea el pollo con sal, riégalo con el aceite y ásalo entre 10 y 12 minutos en una fuente o en una bandeja de horno recubierta con papel para hornear. A la mitad del tiempo de cocción, dale la vuelta. Una vez asado, retíralo del horno, deja que enfríe totalmente y córtalo en trocitos.

Mezcla el pollo con el maíz y las judías verdes en un bol mediano y riégalo con la salsa de soja sin trigo, la miel y sal al gusto (si quieres utilizarla).

Salmón Hervido con Hierbas Acompañado de Espinacas al Vapor (PA)

Para 1 persona   Preparación y cocción: 12 a 15 minutos

Para esta receta puedes utilizar salmón fresco o congelado. En este último caso, asegúrate de que esté totalmente descongelado y sécalo con papel de cocina antes de cocinarlo.

1 cucharada sopera, más 1 cucharadita, de aceite de oliva

150 gramos (5 onzas) de lomos de salmón con piel

2 pellizcos de sal céltica

1 cucharadita de hierbas (perejil, tomillo, salvia o romero frescos o deshidratados)

2 o 3 rodajas de limón

2 tazas de brotes de espinaca frescos

Calienta 1 cucharada sopera de aceite a fuego medio-bajo durante 1 minuto en una cazuela de fondo grueso. Añade 60 mililitros (¼ de taza) de agua y deja que hierva lentamente. Introduce el salmón en la cazuela con la piel hacia arriba y añade un pellizco de sal y ½ cucharadita de hierbas. Tapa la cazuela y deja que cueza durante 2 o 3 minutos. Una vez transcurrido ese tiempo, dale la vuelta al salmón y coloca las rodajas de limón por encima. Si fuese necesario puedes añadir más agua. Espolvorea el resto de las hierbas y deja que cueza tapado durante 2 o 3 minutos más. Si quieres que esté crujiente y bien hecho, déjalo hacerse 1 o 2 minutos más cuando el agua se haya evaporado totalmente. Vigílalo para que no se queme.

Mientras se cuece el salmón, calienta la cucharadita de aceite restante en una sartén. Introduce las espinacas con un pellizco de sal y rehógalas durante 2 minutos hasta que se agachen y se haya evaporado el agua que suelten.

Emplata el salmón sobre las espinacas y sirve.

Modificaciones y añadidos: Si quieres puedes acompañarlo con media rebanada de pan integral tostado.

Ensalada de Salmón y Espinacas con Rodajas de Pera, Nueces y Aceitunas (PA)
Para 2 personas
Preparación y cocción: 15 a 20 minutos;
más si utilizas garbanzos crudos

Para esta receta puedes utilizar garbanzos crudos o envasados ya cocidos. Si los cueces tú mismo, puedes hacer más cantidad. Los restos, refrigerados, se conservan hasta una semana y pueden añadirse a otras ensaladas. Ten cuidado de no quemar el salmón en el grill; si lo colocas cerca de la llama se hará muy rápido por fuera pero puede quedarse crudo por dentro. Si deseas que el grado de cocción sea uniforme por toda la pieza, mantenlo alejado del fuego directo.

½ taza de garbanzos crudos o 1 taza de garbanzos envasados ya cocidos

2 lomos de salmón (120 gramos [4 onzas]) con piel
1 cucharadita de aceite de oliva y un poco más para regar
Sal céltica al gusto
4 tazas de brotes de espinacas frescos
1 pera marrón mediana madura cortada en rodajas finas de
    1 centímetro
½ taza de nueces tostadas y picadas en trozos gruesos
½ taza de uvas pasas doradas
50 gramos (¼ de taza) de aceitunas negras sin hueso escurridas y
    picadas
50 gramos (¼ de taza) de aceitunas verdes escurridas

Si vas a cocer tú mismo los garbanzos, aclara la media taza de garbanzos crudos, cúbrelos con agua en una ensaladera grande de vidrio y déjalos a remojo durante toda la noche. A la mañana siguiente acláralos bien y ponlos a hervir en 2 tazas de agua con sal. Cuando rompa el hervor, reduce el fuego a medio. Tapa y deja que cuezan despacio entre 40 y 45 minutos, hasta que estén tiernos pero antes de que empiecen a deshacerse. Escurre y deja enfriar a temperatura ambiente (si los utilizas envasados ya cocidos, asegúrate de que sean ecológicos para que solo contengan garbanzos, sal y agua. En este caso, abre el tarro, acláralos bien y añádelos a la receta).

Precalienta el grill. Coloca el salmón sobre papel de aluminio o de hornear, riégalo con aceite, espolvoréalo con sal y deja que se haga hasta que esté dorado (entre 5 y 7 minutos aproximadamente). Retira del horno y deja que enfríe totalmente.

Mezcla los garbanzos, las espinacas, la pera, las nueces, las uvas pasas y las aceitunas con 1 cucharadita de aceite y sal y remueve bien. Sirve la ensalada en dos platos y coloca encima de cada uno un trozo de salmón.

RECETAS DE CENAS PARA LA FASE CURATIVA

Fletán Glaseado con Miso y Agave Acompañado de Col China con Sésamo (PA)
Para 1 persona   Preparación y cocción: 15 a 20 minutos

Este plato es muy ligero, delicado y exótico. Si no puedes conseguir fletán, puedes sustituirlo por bacalao o cualquier pescado blanco de carne gruesa.

1 cucharada sopera de miso blanco

½ cucharadita de néctar de agave

150-180 gramos (5-6 onzas) de lomos de fletán sin espinas ni piel

½ cucharadita de aceite de oliva ecológico y un poco más para engrasar la fuente

1 o 2 coles chinas medianas picadas en trozos grandes

Una pizca de sal céltica

½ cucharadita de semillas de sésamo

½ rebanada de pan integral tostada (opcional)

Precalienta el grill. Bate el miso, el néctar de agave y 1 o 2 cucharadas soperas de agua en un bol mediano. Introduce el fletán en el adobo y deja reposar durante 15 minutos. Una vez transcurrido ese tiempo, colócalo en una fuente cubierta con papel de aluminio engrasado y deja que se haga entre 5 y 7 minutos hasta que los bordes del pescado estén caramelizados y dorados.

Mientras se hace el fletán, calienta ½ cucharadita de aceite a fuego medio en una sartén grande. Introduce la col china y la sal. Rehoga durante 1 o 2 minutos hasta que la verdura esté tierna. Espolvorea con las semillas de sésamo.

Sirve con media rebanada de pan integral tostado (si lo deseas).

Hamburguesas de Pavo con Ensalada de Rúcula y Jengibre (PA)

Para 2 personas   Preparación y cocción: 15-20 minutos

Puedes considerarlas hamburguesas sin pan, porque se sirven sin él. De todas formas, ¿quién necesita un bollo si todo lo bueno de dentro —un filete ruso delicioso acompañado de verduras frescas— sigue estando en el plato?

HAMBURGUESAS DE PAVO
130 gramos (4,5 onzas) de pavo picado (pechuga, pata o ambas)
½ zanahoria mediana rallada
⅓ de rama de apio mediana picada
3 cucharadas soperas de calabacín rallado escurrido para eliminar
    el exceso de agua (opcional)
1 patata roja pequeña rallada
¼ de cucharadita de sal céltica
1 huevo pequeño
2 cucharadas soperas de harina de trigo integral
1 cucharadita de aceite de oliva
Salsa de soja sin trigo

ALIÑO DE ZANAHORIA Y JENGIBRE
½ zanahoria cruda rallada
1 cucharada sopera de aceite de oliva ecológico
1 cucharada sopera de néctar de agave
½ centímetro (¼ de pulgada) de jengibre fresco pelado
    y picado en trozos
¼ de cucharadita de sal céltica

ENSALADA
½ taza de rúcula muy picada
1 ½ tazas de espinacas frescas

Elaboración de las hamburguesas de pavo: Mezcla el pavo, la zanahoria, el apio, el calabacín (si vas a utilizarlo) y la patata en un bol grande y espolvorea con sal. Bate el huevo en otro bol y vierte la mitad sobre la mezcla anterior (ten cuidado de no echar todo el huevo, porque si no, puede humedecerla demasiado). Combina todo bien y forma 3 o 4 filetes. Vierte la harina en otro plato y reboza los filetes.

Calienta el aceite a fuego lento en una sartén antiadherente e introduce los filetes. Tapa y deja cocer durante 4 o 5 minutos dándoles la vuelta al menos una vez. Cuando estén hechos, retíralos del fuego y condiméntalos con un poco de salsa de soja sin trigo.

Elaboración del aliño: Tritura los ingredientes junto con 60 mililitros (¼ de taza) de agua en un robot de cocina hasta obtener una crema fina.

Elaboración de la ensalada: Remueve las verduras con el aliño de zanahoria y jengibre y sirve con las hamburguesas de pavo.

Pescado con Patatas Fritas (PA)

Para 1 persona   Preparación y cocción: 20 a 25 minutos

Hemos adaptado este plato tan clásico para la Dieta Antiácido, y para ello hemos sustituido la patata blanca, más feculenta, por una nutritiva batata y la fritura por el horneado. No desaparecen el color y el sabor del original pero sí las calorías malas.

150-180 gramos (5-6 onzas) de lomos de pescado (tilapia, trucha, platija, lubina o lenguado)
Sal céltica al gusto
2 cucharaditas de romero fresco picado

2 o 3 cucharaditas de aceite de oliva
2 rodajas finas de limón
1 batata grande pelada, lavada y cortada en tiras

Precalienta el horno a 200 °C (400 °F). Espolvorea los lomos de pescado con sal y romero y riégalos con la mitad del aceite. Colócalos sobre una bandeja de horno recubierta con una lámina generosa de papel de aluminio. Coloca las rodajas de limón sobre el pescado y envuélvelo todo con el aluminio de manera que quede bien cerrado.

Espolvorea la batata con sal y riégala con el resto del aceite. Colócala en la bandeja de horno al lado del pescado y sobre un trozo de papel de hornear para evitar que se pegue.

Hornea entre 15 y 20 minutos dando la vuelta a las tiras de batata con una espátula cada 5 minutos. Cuando estén blandas por dentro y ligeramente crujientes por fuera, retira del horno. El pescado debe quedar tierno y abrirse con facilidad en lascas. Sirve inmediatamente.

Ensalada de Papaya (V)

Para 1 persona   Preparación y cocción: 12 a 15 minutos

Esta refrescante ensalada veraniega, agria y a la vez naturalmente dulce, constituye una cena perfecta o una comida para el fin de semana.

1 cucharada sopera más 1 cucharadita de aceite de oliva
1 zanahoria mediana rallada
1 cucharada sopera de néctar de agave
½ centímetro (¼ de pulgada) de jengibre fresco pelado y picado en
   trozos

¼ de cucharadita de sal céltica

1 hoja grande de col crespa (de unos 30 centímetros [12 pulgadas])
    picada sin tallo

3 cucharaditas de nueces muy picadas

⅓ de pepino grande picado

10 o 15 uvas pasas picadas

2 cucharadas soperas de queso feta desmigado

80 gramos (½ taza) de papaya (no modificada genéticamente)
    pelada y cortada en dados de 1 centímetro (½ pulgada)

Para preparar el aliño, tritura en un robot de cocina el aceite y la mitad de la zanahoria junto con el néctar de agave, el jengibre, la sal y 60 mililitros (¼ de taza) de agua durante 1 minuto, hasta que la mezcla adquiera una consistencia cremosa.

Combina el resto de la zanahoria con la col crespa, las nueces, el pepino y las pasas en una ensaladera grande. Riega con el aliño, mezcla bien y pon por encima el queso feta y los dados de papaya. Sirve inmediatamente.

Sándwich de Verduras Asadas (V)

Para 2 personas   Preparación y cocción: 20 minutos

Este sándwich exquisito y ligero es una forma estupenda de tomar muchas verduras. Como solo vas a utilizar unas cuantas rodajas de cada una de ellas, te quedarán restos; envuélvelos y refrigéralos, y de esa forma podrás emplearlos en el futuro.

1 o 2 cucharaditas de aceite de oliva ecológico y un poco más para
    regar

½ calabacín amarillo mediano pelado y cortado en 4 rodajas

½ batata pelada y cortada en 8 rodajas finas

2 rodajas de berenjena de aproximadamente 1 centímetro
(½ pulgada) de grosor
Sal céltica al gusto
4 rebanadas de pan integral
2 lonchas de queso mozzarella con sal
4 hojas de albahaca frescas

Precalienta el horno a 230 °C (450 °F). Calienta el aceite a fuego medio-alto en una sartén de fondo grueso. Cuando empiece a crepitar, introduce las rodajas de calabacín y deja que se hagan durante 1 minuto, hasta que los bordes empiecen a dorarse. Dales la vuelta para que se hagan por el otro lado durante 1 o 2 minutos más.

Coloca las rodajas de batata y de berenjena en una bandeja de horno recubierta con papel para hornear, espolvorea con sal y riégalas con aceite. Ásalas entre 12 y 15 minutos dándoles la vuelta cada dos o tres. Cuando la batata esté suficientemente blanda como para que puedas pincharla con un tenedor, retira del horno y deja enfriar.

Mientras se enfrían las verduras, tuesta ligeramente el pan y coloca encima de dos de las rebanadas la mozzarella, la albahaca, el calabacín, la batata y la berenjena. Tapa con las otras dos rebanadas y disfruta.

Nota: Cuando llegues a la Fase de Mantenimiento de la Dieta Antiácido podrás añadirle pimiento morrón rojo asado.

Ensalada Mexicana de Gambas con Aguacate, Frijoles Negros y Cilantro (PA)

Para 2-4 personas
Preparación y cocción: 20 a 25 minutos;
más si utilizas alubias crudas

Esta ensalada es un éxito seguro en las reuniones, pero no hay por qué reservarla para las ocasiones especiales. Es sencillísima de preparar y además de resultar un placer para el paladar nos llena el estómago. Como todo el mundo sabe, las gambas y el aguacate forman una combinación celestial. Las gambas son una buena fuente de proteínas y el aguacate, una grasa saludable. Las gambas, como casi todo el marisco, neutralizan los ácidos de este plato, y las pipas de calabaza, esas maravillosas semillas de la cocina mexicana, le dan un toque particularmente llamativo. Prepara de más y guárdala para repetir al día siguiente. Te aseguro que te va a apetecer.

170 gramos (¾ de taza) de frijoles negros crudos o 1 ½ tazas de
    frijoles envasados y cocidos
½ cucharadita de sal céltica y una pizca más para los frijoles
1 corazón de lechuga romana picado
½ pepino grande en rodajas
1 aguacate maduro sin hueso, pelado y cortado en rodajas
2 cucharadas soperas de pipas de calabaza crudas
½ taza de cilantro fresco picado grueso
3 cucharaditas de aceite de oliva
250 gramos (½ libra) de gambas grandes limpias y peladas

Aclara los frijoles crudos, si vas a utilizarlos así, y límpialos bien. Introdúcelos en una ensaladera grande, cúbrelos de agua y déjalos a remojo durante toda la noche.

A la mañana siguiente acláralos bien y escúrrelos, y luego ponlos en una cazuela mediana y cúbrelos con agua. Añade un puñadito de sal, ponlos al fuego y, cuando rompan a hervir, tapa y reduce el fuego para que hiervan despacito. Deja que cuezan entre 40 y 50 minutos o hasta que estén tiernos pero sin que se deshagan. Escurre y aclara bien. Deja enfriar. (Se pueden utilizar frijoles envasados siempre y cuando sean ecológicos, porque en ese caso solo contienen agua, sal y frijoles. Para utilizarlos, abre el tarro, acláralos bien y añádelos a la receta).

Mezcla la lechuga romana, el pepino, los frijoles, el aguacate, las pipas de calabaza, el cilantro, 2 cucharaditas de aceite y ¼ de cucharadita de sal céltica en un bol grande.

Calienta una sartén grande a fuego medio. Remueve en un bol mediano las gambas con ½ cucharadita de aceite y el cuarto de cucharadita de sal restante. Introduce las gambas en la sartén repartiéndolas bien por todo el fondo y añade la ½ cucharadita de aceite restante. Deja que se hagan 1 o 2 minutos por cada lado hasta que estén bien cocidas. Retira del fuego.

Reparte la ensalada en los platos, pon las gambas encima y sirve.

Ensalada Nicoise Antiácido (PA)

Para 2 personas   Preparación y cocción: 12 a 15 minutos

No arruines un filete de atún absolutamente delicioso (y caro) haciéndolo demasiado. Destruirás el sabor y la textura. Si es de buena calidad, no supone ningún peligro tomarlo poco hecho.

2 ½ cucharaditas de aceite de oliva
2 (120 gramos [4 onzas]) filetes de atún
¼ de cucharadita de sal céltica, y más, al gusto
1 hoja de lechuga romana grande picada
2 huevos grandes hervidos, pelados y picados
130 gramos (4,5 onzas) de judías verdes sin hebras, escaldadas y
    picadas en trozos de 1 centímetro (½ pulgada)
½ taza de aceitunas negras sin hueso escurridas
1 zanahoria grande rallada

½ pepino grande en medias rodajas

75 gramos (⅓ de taza) de hojas de albahaca fresca picadas gruesas

50 gramos (¼ de taza) de perejil fresco picado

Pincela una sartén antiadherente con ½ cucharadita de aceite y caliéntala a fuego medio. Espolvorea el atún con sal por los dos lados y colócalo en la sartén caliente. Deja que se haga durante 1 minuto por cada lado, hasta que esté dorado por fuera y poco hecho por dentro.

Retira del fuego, déjalo reposar hasta que esté a temperatura ambiente y córtalo en tiras.

Mezcla la lechuga romana, los huevos duros, las judías verdes, las aceitunas, la zanahoria, el pepino, la albahaca y el perejil con las 2 cucharaditas de aceite restantes. Reparte la ensalada en 2 platos, espolvorea con sal, coloca encima el atún a la plancha y sirve.

Modificaciones y añadidos: Si prefieres una opción vegetariana, omite el atún.

Pollo a las Finas Hierbas (PA)
Para 2 personas   Preparación: 20 minutos

Lo estupendo de este plato es que le va bien a casi cualquier combinación de verduras, ya sean crudas, cocidas al vapor o escaldadas.

120 gramos (4 onzas) de pechuga de pollo sin huesos ni piel

2 cucharaditas de aceite de oliva

Sal céltica al gusto

2 cucharadas soperas de hierbas frescas (romero, orégano, perejil, tomillo o salvia)

2 cucharadas soperas de pan rallado integral para empanar

Precalienta el horno a 200 °C (400 °F). Corta el pollo en filetes finos, úntalos con aceite y espolvoréalos con la sal y las hierbas. Empánalos con el pan rallado y colócalos en una bandeja de horno recubierta con papel para hornear.

Ásalos durante 15 minutos y dales la vuelta a la mitad del tiempo. Sirve con 250 gramos (½ libra) de las verduras con un pH de 5 o superior que prefieras.

Remolachas Asadas y Pepino Fresco con Cremosa Salsa para Mojar de Alubias Blancas (V)

Para 2-4 personas

Preparación y cocción: 50 minutos,

y más si utilizas alubias crudas

Las remolachas están repletas de nutrientes y su dulzor natural hace que resulten deliciosas en guarnición o, como en este caso, en una refrescante base para ensalada. El pepino sirve para neutralizar el ácido, las alubias blancas nos aportan un montón de fibra y el eneldo nos da su sabor refrescante.

1 taza de alubias blancas crudas o 2 tazas de alubias envasadas ya
   cocidas
¾ de cucharadita de sal céltica, y más, al gusto
1 manojo de remolachas rojas pequeñas (aproximadamente
   4 remolachas)
2 ½ cucharaditas de aceite de oliva
1 cucharada sopera de eneldo fresco muy picado
1 pepino en rodajas

Aclara las alubias crudas y límpialas bien. Introdúcelas en una ensaladera grande y cúbrelas de agua. Déjalas a remojo

durante toda la noche. A la mañana siguiente escúrrelas y acláralas bien, ponlas en una cazuela mediana y cúbrelas con agua.
Añade un puñadito de sal, ponlas al fuego y cuando rompan a
hervir, tapa y reduce el fuego para que hiervan despacito. Deja
que cuezan entre 40 y 50 minutos o hasta que estén tiernas
pero no se deshagan. Escurre y aclara bien. Deja enfriar. (Si
quieres utilizar alubias envasadas ya cocidas, asegúrate de que
sean ecológicas, porque en ese caso solo contienen agua, sal y
alubias. Para utilizarlas, abre el tarro, acláralas bien y añádelas a
la receta).

Precalienta el horno a 200 °C (400 °F). Lava las remolachas, recorta los extremos y sécalas. A continuación, córtalas
por la mitad a lo ancho para que se hagan más rápido y colócalas en una bandeja de horno recubierta con una lámina grande
de papel de aluminio. Añade 2 cucharaditas de aceite y ¼ de
cucharadita de sal. Frótalas para que se recubran por igual. Envuélvelas en el papel de aluminio ajustándolo bien. Ásalas hasta que al pincharlas con un tenedor se noten tiernas (entre 20
y 30 minutos, dependiendo de lo grandes que sean). Deja enfriar y luego frótalas con papel de cocina para pelarlas. Córtalas
en rodajas.

Mezcla las alubias, 60 mililitros (¼ de taza) de agua, la media cucharadita de aceite y la media cucharadita de sal restantes
en un robot de cocina. Tritura hasta obtener un puré fino e incorpora el eneldo.

Sirve con las rodajas de remolacha y de pepino.

Ensalada de Remolacha y Quinua con Col Crespa al Vapor y Garbanzos (V)
Para 2-4 personas
Preparación: 30 minutos; más si utilizas garbanzos crudos

Para esta receta debemos preparar la quinua y los garbanzos con antelación. Como en todas las recetas de garbanzos, recomiendo utilizarlos crudos, pero si no hay más remedio siempre puedes recurrir a los envasados.

1 taza de garbanzos crudos o 2 tazas de garbanzos envasados ya cocidos

¼ de cucharadita de sal céltica, y algo más, al gusto

1 manojo pequeño de remolachas (aproximadamente 4 pequeñas)

3 ½ cucharaditas de aceite de oliva

Unas 10 hojas de col crespa lavadas, secas, sin tallos y cortadas en tiras finas

1 taza de quinua cocida

50 gramos (¼ de taza) de piñones

Aclara los garbanzos crudos y, si encuentras alguna piedrecilla, retírala. Introdúcelos en una ensaladera grande y cúbrelos totalmente de agua. Déjalos a remojo durante toda la noche. A la mañana siguiente escúrrelos y acláralos, ponlos en una cazuela mediana y cúbrelos con agua. Añade un puñadito de sal, ponlos al fuego y cuando rompan a hervir, tapa y reduce el fuego para que hiervan despacito. Deja que cuezan unos 45 minutos o hasta que estén tiernos pero no se deshagan. Escurre y aclara bien. Deja enfriar hasta que estén a temperatura ambiente. (Se pueden utilizar garbanzos envasados siempre y cuando sean ecológicos, porque en ese caso solo contienen agua, sal y garbanzos. Para utilizarlos, abre el tarro, acláralos bien y añádelos a la receta).

Mientras se cuecen los garbanzos, prepara las remolachas: precalienta el horno a 200 °C (400 °F). Lava las remolachas, recorta los extremos y sécalas. A continuación, córtalas por la mitad a lo ancho y colócalas en una bandeja de horno recubierta con una lámina grande de papel de aluminio. Pincélalas con 2 cucharaditas de aceite y espolvoréalas con ¼ de cucharadita de sal. Envuélvelas en el papel de aluminio ajustándolo bien. Ásalas hasta que al pincharlas con un tenedor se noten tiernas (entre 20 y 30 minutos, dependiendo de lo grandes que sean). Deja enfriar y luego frótalas con papel de cocina para pelarlas. Córtalas en trozos de ½ centímetro (¼ de pulgada).

Calienta 50 gramos (¼ de taza) de agua en una cazuela mediana. Manteniendo el fuego bajo introduce la col crespa y una pizca de sal. Tapa y deja cocer al vapor entre 3 y 5 minutos, hasta que la col se haya ablandado pero siga estando algo crujiente. Escurre el exceso de agua y deja enfriar.

Para servir, mezcla los garbanzos con las remolachas, la col crespa, la quinua, los piñones y el aceite restante y sazona al gusto con sal. Sirve inmediatamente.

Puré de Calabaza con Champiñones a la Plancha y Hierbas (V)

Para 3 personas   Preparación y cocción: 35 minutos

Este puré es el plato perfecto para los días fríos.

2 cucharadas soperas de aceite de oliva
1 calabaza carrucha pelada, sin pepitas y cortada en trozos de
    2,5 centímetros (1 pulgada)
1 cucharadita de tomillo seco
3 ½ a 4 ½ cucharaditas de sal céltica
½ taza de leche vegetal (de soja ecológica, de almendras o de
    arroz)
240 gramos (8 onzas) de champiñones sin tallo y cortados en
    rodajas
2 o 3 cucharadas soperas de perejil fresco picado

Calienta en una olla grande 1 cucharada sopera de aceite a fuego medio. Añade la calabaza, el tomillo y 1 ½ cucharaditas de sal y rehoga durante 10 minutos hasta que la calabaza empiece a dorarse y desprenda aroma. Agrega 2 ½ tazas de agua y, cuando rompa a hervir, tapa y deja que cueza lentamente unos 10 o 12 minutos, hasta que la calabaza esté tierna. Incorpora la leche vegetal mientras remueves.

Bate la calabaza con el líquido durante 2 minutos hasta obtener una crema fina.

Calienta la cucharada sopera de aceite restante en una sartén grande a fuego vivo. Cuando el aceite esté ya caliente, añade los champiñones formando una capa uniforme. Deja que se cocinen sin remover unos 4 minutos hasta que se hayan dorado. Remueve y deja cocer entre 3 y 5 minutos más. Espolvorea con las 2 o 3 cucharaditas de sal. Transfiere a un plato recubierto de papel de cocina para que este absorba el exceso de aceite y de líquido.

Para servir reparte la sopa en 3 cuencos y pon por encima los champiñones a la plancha. Espolvorea con perejil picado.

Crema de Brécol con Pipas de Calabaza y Palitos de Batata (sin productos lácteos) (V)

Para 2 personas   Preparación y cocción: 35 a 45 minutos

Esta crema se puede tomar sin las batatas, pero en realidad son estas las que la convierten en un plato completo y memorable.

3 cucharaditas de aceite de oliva

3 brécoles divididos en ramilletes

2 cucharaditas de sal céltica, y más, al gusto

2 tazas de leche vegetal (de soja ecológica, almendras o arroz)

½ aguacate sin hueso y pelado

1 batata grande pelada, lavada y cortada en tiras
1 cucharada sopera de romero fresco picado
2 cucharadas soperas de pipas de calabaza crudas

Calienta 1 cucharadita de aceite en una cazuela antiadherente grande a fuego medio. Añade el brécol y 2 cucharaditas de sal. Rehoga durante 5 minutos, hasta que la verdura empiece a ablandarse. Agrega la leche y, cuando rompa a hervir, reduce el fuego para que cueza a fuego lento durante 5 minutos más.

Deja enfriar ligeramente y pasa la mitad del brécol al vaso de la batidora. Añade el aguacate y bate hasta obtener una crema fina. Vierte la mezcla en un bol grande e introduce el resto del brécol en el vaso de la batidora. Tritúralo ligeramente para que siga estando algo crujiente. Añádelo a la crema del bol.

Para preparar las batatas, precalienta el horno a 200 °C (400 °F). Espolvorea las tiras de batata con sal y romero y riégalas con 1 cucharadita de aceite. Colócalas sobre una fuente de horno antiadherente recubierta de papel de hornear de manera que ninguna tira tenga otra encima. Hornea entre 15 y 20 minutos hasta que estén blandas por dentro y ligeramente crujientes por fuera. Dales la vuelta con una espátula o unas pinzas cada 5 minutos.

Sirve la sopa templada con las pipas de calabaza y la cucharadita de aceite restante por encima y las tiras de batata a un lado.

Salmón a las Finas Hierbas Hervido con Espinacas al Vapor (PA)

Para 1 persona   Preparación: 12 a 15 minutos

Este plato es estupendo para hacer una comida rápida un día que tengas poco tiempo. Está delicioso templado, frío o a temperatura ambiente para comer al día siguiente.

150 gramos (5 onzas) de lomos de salmón con piel
½ cucharadita de sal céltica
1 ½ cucharaditas de aceite de oliva
1 cucharadita de hierbas secas (una mezcla de perejil, tomillo, salvia, romero)
½ limón fresco en rodajas
1 taza de brotes de espinaca

Sala el lomo de salmón. Calienta 1 cucharadita de aceite de oliva en una sartén antiadherente a fuego medio-alto. Añade ½ taza de agua y deja que hierva lentamente. Introduce el salmón en la sartén con la piel hacia arriba, la mitad de las hierbas y las rodajas de limón. Tapa y deja cocer durante 2 o 3 minutos.

Una vez transcurrido ese tiempo, dale la vuelta al salmón, añade un poco de agua si ya se ha evaporado y deja cocer durante 2 o 3 minutos más sin tapar. Agrega las espinacas y tapa. Cuécelas durante 1 o 2 minutos para que se agachen. Emplata las espinacas con el salmón, riega con ½ cucharadita de aceite de oliva y el resto de las hierbas y sirve.

GUARNICIONES PARA LA FASE CURATIVA

Espinacas al Vapor al Estilo Asiático con Semillas de Sésamo Crudas (V)

Para 2 personas   Preparación y cocción: 12 minutos

A cualquier proteína animal que elijas —pechuga de pollo, pescado o incluso un filete (en una ocasión especial)— le va bien esta guarnición suave y delicada.

2 cucharadas soperas de salsa de soja sin trigo
330 gramos (11 onzas) de brotes de espinaca frescos
Un puñado de semillas de sésamo crudas

Calienta la salsa de soja sin trigo a fuego medio-alto en una cazuela mediana hasta que empiece a humear. Añade las espinacas y deja que se agachen en el líquido humeante. Remueve para distribuir el calor de manera uniforme. Pon las semillas de sésamo por encima y sirve.

Cóctel de Sandía y Mozzarella (F)
Para 1 persona   Preparación: 5 minutos

10 dados de sandía de 2,5 centímetros (1 pulgada)
1 loncha de mozzarella de búfala fresca en trozos
2 hojas frescas de albahaca picadas
Una pizca de sal céltica

Introduce la sandía, la mozzarella y la albahaca en una ensaladera. Remueve con cuidado y espolvorea con sal.

Cantalupo Exprés (F)
Para 1 persona   Preparación: 5 minutos

¼ de melón cantalupo pequeño en dados
1 loncha de mozzarella de búfala fresca en trozos
2 ramitas pequeñas de ajedrea picadas
2 ramitas pequeñas de romero picadas
Una pizca de sal céltica

Introduce el melón, la mozzarella y las hierbas en una ensaladera. Remueve con cuidado y espolvorea con sal.

Cuenco Reconfortante de Gachas de Alforfón con Mantequilla (G)

Para 4 a 6 personas   **Preparación y cocción: 25 a 30 minutos**

La harina gruesa de alforfón es uno de los ingredientes básicos de la cocina de Asia y Europa Oriental y constituye una proteína vegetal integral saludable muy rica en fibra, vitaminas, minerales y ácidos grasos omega-3 y con un pH muy bueno. Además, no contiene gluten y tiene un índice glucémico bajo. El índice glucémico es un método para clasificar los hidratos de carbono que indica cuánto aumentan el nivel de azúcar en sangre después de consumirlos. Por lo general, los alimentos que tienen un índice elevado se digieren y absorben rápidamente y provocan grandes subidas y bajadas en el nivel de glucemia. Los que lo tienen bajo, por el contrario, al absorberse lentamente suavizan o eliminan los picos de azúcar y ayudan a controlar el apetito, por lo que resultan muy beneficiosos para controlar el peso. Aunque en América se lleva cultivando este cereal desde la época colonial, no ha adquirido la importancia culinaria como base o como guarnición que disfrutan otros más populares, como el cuscús, el arroz, la quinua o el bulgur. Sin embargo, su sabor fuerte, que recuerda al de los frutos secos, absorbe y se combina de un modo muy agradable con otros alimentos, lo que lo convierte en una guarnición muy apropiada para la Dieta Antiácido. Además, es tan rico que puede disfrutarse por sí solo. Lo único que hace falta es condimentarlo con un poco de sal y mantequilla ecológica. Ten en cuenta, eso sí, que es un cereal un poco complicado de preparar. No es que sea difícil, pero

exige precisión. Por tanto, sigue cuidadosamente las instrucciones.

2 tazas de agua filtrada
1 taza de harina gruesa de alforfón
1 cucharada sopera de mantequilla ecológica
Una pizca de sal céltica

Pon el agua a hervir en una cazuela mediana. No dejes que
se evapore demasiada cantidad.

Cuando esté hirviendo, añade la harina de alforfón, la mantequilla y la sal. Reduce el fuego a bajo, tapa y deja que hierva
lentamente durante 17 minutos exactamente hasta que la harina
se haya ablandado (véase la nota).

En ese momento, retira del fuego. Ahueca la harina con un
tenedor o una espátula, tapa y deja reposar durante 5 minutos
más antes de servir.

Nota: Cuando la harina es más gruesa, quizá necesite un
tiempo de cocción más largo, hasta de 21 minutos. De todas
formas, no la hagas demasiado, porque cuando está blanducha
no tiene un sabor tan agradable.

POSTRES PARA LA FASE CURATIVA

«Chocolate» Caliente Antiácido
Para 1 o 2 personas   Preparación y cocción: 10 minutos

Esta bebida espesa, caliente y perfecta para después de cenar tiene todo el encanto del chocolate caliente tradicional pero
sin las complicaciones alimentarias que las personas con problemas de acidez deben evitar. Necesitarás una olla pequeña para

cocer al baño María y una batidora de varillas para que quede una bebida muy fina. Si no dispones de olla para cocer al baño María, puedes improvisar una colocando un bol de vidrio sobre una olla de agua hirviendo. Asegúrate de que el bol encaja bien en la boca de la olla para que el agua no rebose por encima de él y no se mueva al batir. ¡En cuanto pruebes este chocolate caliente no vas a querer que se desperdicie ni una sola gota!

75 gramos (⅓ de taza) de trocitos de algarroba
1 taza de leche de coco
1 cucharada sopera de algarroba en polvo
¼ de cucharadita de extracto de vainilla
¼ de cucharadita de canela

Llena de agua la parte inferior de una olla para cocer al baño María y ponla al fuego hasta que hierva lentamente. En ese momento, reduce el fuego a medio-bajo.

Mezcla todos los ingredientes en la parte superior de la olla y bátelos constantemente durante 4 o 6 minutos, hasta que se hayan fundido los trocitos de algarroba. Sirve inmediatamente.

Peras Hervidas con Ganache de Algarroba y Pistachos (F)

Para 2 a 4 personas   Preparación y cocción: 45 minutos

Este postre tan sabroso y ligero puede prepararse hasta dos días antes de tomarlo. Es tan elegante que resulta apropiado incluso para una cena con invitados y al mismo tiempo tan sencillo que puedes prepararlo en un santiamén si durante la Fase Curativa te entra el antojo de dulce o el mono de chocolate. Para hacer la ganache necesitarás una olla para cocer al baño María.

PERAS HERVIDAS
2 tazas de agua filtrada
1 anís estrellado
5 clavos enteros
Una rama de canela de 7 centímetros (3 pulgadas)
2,5 centímetros (1 pulgada) de jengibre fresco pelado
½ taza de orejones turcos
50 gramos (¼ de taza) de uvas pasas
2 peras marrones no totalmente maduras

GANACHE
½ taza de trocitos de algarroba
80 mililitros (⅓ de taza) de leche de almendras
¼ de cucharadita de vainilla
Una pizca de canela en polvo

50 gramos (¼ de taza) de pistachos sin sal pelados

Pon a hervir el agua filtrada, el anís estrellado, los clavos, la rama de canela, el jengibre, los orejones y las uvas pasas en una cazuela pequeña.

Mientras se calienta el agua, pela las peras y córtalas por la mitad. Retira el corazón y el tallo con una puntilla.

Introduce las peras en el líquido hirviendo, reduce el fuego, tapa la cazuela y deja que hiervan lentamente durante 20 minutos. Una vez transcurrido ese tiempo, retira del fuego y deja que reposen en el líquido durante 20 minutos más. A continuación, escúrrelas y refrigéralas durante al menos media hora antes de servirlas. Desecha el líquido con los condimentos y reserva las uvas pasas y los orejones que hayan conservado la forma.

Mientras las peras están hirviendo, prepara la ganache. Pon a calentar agua en la parte inferior de una olla para cocer al baño

María. Cuando rompa a hervir, reduce el fuego. Introduce los trocitos de algarroba y la leche de almendras en la parte superior de la olla. Cuando la algarroba comience a fundirse, empieza a batir con unas varillas. Añade la vainilla y la canela. Sigue batiendo entre 4 y 6 minutos hasta que se haya formado un sirope denso. En ese momento retira del fuego y deja enfriar.

Tuesta los pistachos a fuego vivo en una sartén pequeña entre 3 y 6 minutos. Remueve con frecuencia para evitar que se quemen.

Para servir, coloca cada media pera en un bol o en un plato de postre, riégala con la ganache y adórnala por encima con los pistachos, los orejones y las uvas pasas.

Planificación de comidas con recetas para la Fase de Mantenimiento

¡Mi enhorabuena por haber completado la Fase Curativa de la Dieta Antiácido! Lo más probable es que los hábitos nuevos que has adquirido en los últimos veintiocho días hayan dado lugar a innumerables mejorías en tu cuerpo, y espero que hayan aliviado los síntomas de los daños provocados por la acidez. Al eliminar el consumo de alimentos corrosivos muy ácidos has frenado la inflamación y reparado el tejido esofágico tan esencial para mantener a raya el reflujo ácido. Supongo que habrás experimentado un alivio al ardor de estómago, el reflujo laringofaríngeo, la indigestión, la hinchazón o los antojos constantes. Si tenías reflujo laringofaríngeo, la congestión y la tos matutinas que te hacían sentirte tan fastidiado y de mal humor habrán cedido por fin. Y por lo que respecta a los kilos —ya hayan sido pocos o los suficientes para obligarte a emprender una orgía de compras en busca de tallas más pequeñas—, se habrán fundido sin la angustia de estar sufriendo hambre o privación.

Pasar a la Fase de Mantenimiento implica la reintroducción estratégica de lo que probablemente sean algunos de tus caprichos favoritos. Si, por ejemplo, has estado anhelando un buen estofado contundente, un postre a base de harina, una taza de café al levantarte o el frío éxtasis de una copa a última hora de la tarde, ahora puedes dar un giro comedido a tu dieta sin dejar por ello de prestar atención a la acidez. El truco consiste en recordar que la reintroducción de estos alimentos debe hacerse con cuidado y que tienes que escuchar a tu cuerpo. Si un alimento te devuelve la vieja sensación del reflujo, deberás eliminarlo.

Mi consejo es que sigas la Fase de Mantenimiento durante dos semanas como mínimo después de terminar la Fase Curativa. La he diseñado para que sea lo suficientemente flexible como para que las personas con problemas de acidez puedan disfrutarla e incluso quizá convertirla en su plan de comidas para toda la vida. No tienes por qué hacerlo si no quieres, pero estoy seguro de que te vas a sentir tan bien que *querrás* hacerlo. Evidentemente, igual que la mayoría de la gente y que yo mismo, te lo saltarás de vez en cuando para darte un atracón de comidas «dudosamente antiácido», pero, ante el regreso indeseado del reflujo ácido, doy por hecho que volverás a subirte al tren inmediatamente.

En esta segunda fase de la dieta debes mantener los mismos principios básicos que establecimos para la Fase Curativa: no fumarás, comerás a tus horas, seguirás utilizando técnicas culinarias poco ácidas y tomarás solo **alimentos mínimamente procesados**.

Una diferencia muy agradable de esta fase es que las restricciones basadas en el pH se suavizan. La Fase de Mantenimiento de la Dieta Antiácido permite incluir alimentos con un pH de 4, con lo que se amplían los límites estrictos de la Regla del 5 que practicaste durante la Fase Curativa. Puede parecer una modificación muy ligera, pero no lo es. Como ya indiqué anteriormente (véase página 43), existe una diferencia sustancial en la acidez de alimentos que solo varían un punto en la escala del pH, de modo que al incluir los que lo tienen de 4 dispondrás de una lista de opciones más amplia, que incluye deliciosas frutas, verduras, productos lácteos y cereales que están excluidos de muchos otros programas basados en el pH. Si ninguno de ellos es el que te desencadena la acidez, estos son los que puedes incorporar a tu dieta:

1. Pimientos morrones rojos, amarillos y verdes.
2. Determinadas variedades de manzanas, uvas y frutas tropicales.
3. Quesos blandos y productos lácteos fermentados, como el queso feta y el requesón.
4. Yogur, en particular las deliciosas y saludables variedades griega y kéfir. Aunque otros programas de este tipo excluyen el yogur y los lácteos de sus planes de alimentación, en mi opinión los beneficios que los probióticos de algunos de estos productos aportan a la salud son demasiado importantes como para ignorarlos (a menos, por supuesto, que sean los que desencadenan tus síntomas).

Aunque no recomiendo incluir simultáneamente todos los alimentos que omitimos en la Fase Curativa —son demasiados los pacientes que me han dicho que les han vuelto los síntomas porque se habían apresurado a incorporarlos todos al mismo tiempo—, podrás de vez en cuando permitirte tomar los siguientes:

La controversia que rodea a los probióticos

Aunque los conocimientos científicos que existen acerca de los probióticos no son concluyentes, la evidencia sugiere que ejercen una influencia profunda en las interacciones entre el cerebro y el intestino (eje microbiota-intestino-cerebro) y disminuyen el

desarrollo de trastornos inducidos por el estrés en el tracto intestinal, tanto en la parte superior como en la inferior. Además, parece ser que los administrados a bebés reducen los síntomas asociados a la ERGE (son necesarios más estudios sobre el eje cere-
bro-intestino para investigar otros beneficios terapéuticos que
pudieran tener).

1. **Cebolla *cocida***: Al parecer, al cocer la cebolla disminuyen sus efectos carminativos. Sin embargo, no parece
   suceder lo mismo con su efecto fructano. Esto significa
   que si uno de tus síntomas es la hinchazón, debes evitar
   este alimento.

2. **Ajo *cocido***: Cocer el ajo también parece disminuir sus
   efectos carminativos. Como sucede con las cebollas, el
   efecto fructano no desaparece con la cocción. Por tanto,
   aplica la misma regla: si la hinchazón es uno de tus síntomas, evita el ajo cocido. Puedes sustituirlo por puerros,
   una verdura más suave pero muy agradable de la familia
   de la cebolla y un elemento fundamental de la cocina
   francesa.

3. ***Una sola taza* de café al día**: Muchas personas comienzan el día tomando café, así que, si consideras que tus
   síntomas han desaparecido al terminar la Fase Curativa,
   adelante, prueba a tomarte tu tacita diaria de alegría.
   Eso sí, en caso de que vuelvan a aparecer los síntomas de
   ERGE, lo mejor para tu salud será que renuncies a ella.

4. **Vodka elaborado con patata**: Este licor tiene un pH de
   5 o superior, por lo que no resulta tan ácido como el
   vino elaborado con uvas. De todas formas, el problema
   del alcohol es que es carminativo, de modo que limita la
   ingesta. Además, debes tomarlo siempre solo con hielo,

nunca en un cóctel, que lo más seguro es que esté repleto de estimulantes ácidos de la pepsina.

5. **Vodka elaborado con maíz:** Digo lo mismo que con respecto al elaborado con patata.

6. **Chocolate negro:** Si no tienes esófago de Barrett, puedes
   probar a tomar pequeñas cantidades de chocolate negro
   (un cuadradito de 2,5 centímetros [1 pulgada] y no más
   de medio centímetro [¼ de pulgada] de grosor). Sigue
   las mismas normas que he indicado para reintroducir el
   café: si reaparecen los síntomas, el chocolate debe desaparecer.

¿Qué es el puerro?

El puerro es un miembro de la familia de la cebolla y el ajo, una
verdura que se distingue por su sabor suave y sutil y su versatili-
dad. Se reconoce al instante por su forma cilíndrica con hojas delicadas de color blanco y verde claro por la parte inferior y fibrosas
de color verde oscuro por arriba. Estas últimas pueden utilizarse
para dar sabor, pero su textura no es lo suficientemente fina como
para poder consumirlas. Es un compañero ideal de la patata y resulta especialmente delicioso asado, gratinado o como condimento aromático de pescados y caldos. Acuérdate de lavarlos muy
bien porque tienden a tener tierra incrustada entre las capas de
hojas.

---

*Lista ampliada de alimentos para la fase
de mantenimiento*

Quizá observes que algunos de estos «alimentos nuevos» ya
estaban presentes en la dieta de la Fase Curativa. Lo que permi-

tía que los admitiéramos en la fase inicial de la dieta era que estaban combinados con otros de un pH mucho más alto para que el total fuera seguro. En la Fase de Mantenimiento podrás disfrutarlos por sí solos, es decir, sin un acompañante más alcalino. Ten en cuenta que los niveles de pH pueden variar dependiendo de la madurez, la frescura o la procedencia de un producto. Las frutas y verduras maduras tienden a tener un pH más alto que las que aún están algo verdes.

Verduras crudas con pH 4

Pimiento morrón amarillo	4,8 - 5,44
Pimiento morrón rojo	4,8 - 5,24
Pimiento morrón verde	4,8 - 5,89

Frutas crudas y deshidratadas con pH 4

Manzana (Red Delicious)	4,88
Kiwi	4,84
Mango	4,58
Higos	4,55
Manzana (Golden)	4,50
Cerezas	4,43
Uvas pasas (oscuras)	4,41
Manzana (Royal Gala)	4,31
Ciruelas pasas (secas)	4,27
Melocotón (amarillo, maduro)	4,25
Pera (Forelle, madura)	4,20
Arándanos	4,19
Pera (Bartlett, madura)	4,15
Uvas (verdes sin pepitas)	4,12

Yogur, productos lácteos y sustitutos de los lácteos con pH 4

Requesón	4,64
Mantequilla (sin sal)	4,63
Queso feta	4,60
Crema de queso (Philadelphia)	4,59
Yogur (natural)	4,43
Queso de cabra	4,32
Yogur griego (natural)	4,31 - 4,34
Kéfir	4,17
Yogur de almendra	4,67
Leche de coco fermentada	4,58 - 4,66
Yogur de soja	4,44 - 4,64

Condimentos con pH 4

Miel (manuka)	4,31
Néctar de agave (ligero)	4,20

Manual básico de la miel (lo que debes saber acerca de la miel de manuka frente a la de otras variedades)

Todos los productos alimentarios industriales están sujetos a dudas sobre su composición nutritiva, que disminuye tanto durante la elaboración. La miel no es ninguna excepción, de manera que, si la compras en el supermercado, lo más probable es que no conserve todas sus propiedades antiinflamatorias, antibacterianas, medicinales y favorables para la digestión por las que es tan reconocida desde los albores de la civilización. Por eso resulta más seguro comprarla en un mercado agrícola directamente de los productores locales si se quiere utilizar no solo como edulcorante, sino también como agente curativo comestible. Cuando es local, lo más probable es que no haya sido procesada en una fábrica de un continente lejano y tendrá un sabor muchísimo más agradable que el de las del supermercado.

Existe un tipo de miel procedente de un continente lejano que sí recomiendo para las personas con problemas de acidez: la de manuka, que se recolecta en Nueva Zelanda. La elaboran unas abejas que polinizan los arbustos de manuka de la región y el producto final es fantástico por su contenido inusualmente alto de enzimas antibacterianas que favorecen la curación de los tejidos y la digestión. Nadie sabe exactamente por qué las flores de manuka son tan potentes pero lo cierto es que la miel que procede de ellas está muy por encima del resto en lo que se refiere a su oferta nutritiva.

Plan semanal de comidas para la Fase de Mantenimiento

Para aquellas personas que prefieran seguir un menú semanal, este ha funcionado muy bien con mis pacientes. Puedes seguirlo durante una semana, dos o más tiempo, si lo deseas. Sin embargo, como algunas de las personas que están haciendo la Dieta Antiácido pueden querer ampliar la Fase de Mantenimiento más que las dos semanas obligatorias, te ofrezco más opciones entre las que elegir y un plan de menús semanales adicional para que los utilices como ejemplo. Ten en cuenta que puedes seguir usando libremente las recetas de la Fase Curativa y añadirles los ingredientes permitidos con un pH superior a 4.

Plan de comidas para la semana 1 de la Fase de Mantenimiento

	DÍA 1	DÍA 2	DÍA 3	DÍA 4	DÍA 5	DÍA 6	DÍA 7
desayuno 7-9	F Batido Exprés de Piña (p. 268)	H/L Yogur con Uvas Pasas y Almendras (p. 269)	C Creps de Arándanos Antiácido (p. 217)	F Estupendo Batido de Bayas del Doctor Aviv (p. 215)	H/L Tortilla de Espinacas (p. 219)	C Gachas de Avena con Pera (p. 221)	V Zumo Verde (p. 216)
Media mañana 10-11	V Tostada con Tapenade de Aguacate (p. 223)	F Fruta fresca (240 g [8 onzas])	V Verduras crudas	H/L Huevo duro	F Fruta fresca (240 g [8 onzas])	H/L Tostada de Mozzarella con Hierbas (p. 223)	FS Tostada con manteca de almendra y miel
Comida 12:30-14:00	PA Ensalada Mexicana de Gambas con Aguacate, Frijoles Negros y Cilantro (p. 239)	V Ensalada Rica en Fibra (p. 226)	PA Sándwich de Pollo al Pesto (p. 227)	V Rollito de Col Crespa con Tapenade de Aguacate (p. 228)	V Ensalada de Pasta con Verduras (p. 229)	PA Ensalada Multicolor de Pollo (p. 230)	PA Salmón Asado Relleno con Batatas (p. 279)
Merienda 15:00-16:00	FS/F Barrita Energética del Doctor Aviv (p. 224)	FS Surtido de frutos secos	F Fruta fresca (180 - 210 g [6-7 onzas])	FS/F Manteca de almendra con plátano	FS Surtido de frutos secos	F Fruta fresca (180 - 210 g [6-7 onzas])	F Batido de Melocotón en Flor (p. 267)
Cena 18:00-19:30	V Ensalada «Cobb» de Col Crespa (p. 297)	PA Fletán Glaseado con Miso y Agave Acompañado de Col China con Sésamo (p. 234)	V Ensalada de Coles de Bruselas con Nueces Pecanas, Uvas Pasas y Manzana (p. 298)	PA Hamburguesa de Pavo con Ensalada de Rúcula y Jengibre (p. 235)	PA Salmón Hervido con Hierbas Acompañado de Espinacas al Vapor (p. 231)	V Ensalada de Papaya (p. 237)	V Puré de Calabaza con Champiñones a la Plancha y Hierbas (p. 246)

Plan de comidas para la semana 2 de la Fase de Mantenimiento

	DÍA 1	DÍA 2	DÍA 3	DÍA 4	DÍA 5	DÍA 6	DÍA 7
desayuno 7-9	F Batido de Melocotón y Alforfón (p. 270)	C Brulée de Mango y Gachas de Avena (p. 271)	F Refrescante Batido de Papaya (p. 267)	F Tronante Batido Tropical (p. 268)	H/L Yogur Sano con Sabor a Frutas 1 y 2 (p. 269)	H/L Frittata de Queso de Cabra y Espinacas (p. 273)	PA Desayuno Continental Salado Especial (p. 272)
Media mañana 10-11	V Verduras crudas	FS Tostada con manteca de almendra y miel	C Cuenco Reconfortante de Gachas de Alforfón con Mantequilla (p. 251)	FS Surtido de frutos secos, 1 trocito de algarroba, 1 orejón turco	V Falso Hummus de Garrofón (p. 278)	F Fruta fresca (240 g [8 onzas])	F Fruta fresca (240 g [8 onzas])
Comida 12:30-14:00	C Sopa de Setas Silvestres y Cebada (p. 286)	V Ensalada de Coles de Bruselas con Nueces Pecanas, Uvas Pasas y Manzana (p. 298)	V Ensalada «Cobb» de Col Crespa (p. 297)	PA Sándwich de Pollo al Pesto (p. 227)	V Ensalada de Col Crespa Suave y Crujiente (p. 282)	V Sándwich de Champiñones y Pimientos Morrones Salteados con Crema de Albahaca y aguacate (p. 280)	V Sopa Fría de Verduras (p. 283)
Merienda 15:00-16:00	V Paté de Aceitunas y Alcachofas (p. 276)	F Fruta fresca (240 g [8 onzas])	H/L Tapenade de Manzana y Remolacha (p. 275)	V Verduras crudas	V Verduras crudas	FS Surtido de frutos secos	FS/F Barrita Energética del Doctor Aviv (p. 224)
Cena 18:00-19:30	PA Pescado Fresco en Papillote con Patatas, Aceitunas y Puerros (p. 293)	PA Pescado con Patatas Fritas (p. 236) con Salteado de Hinojo, Lombarda y Acelgas (p. 295)	PA Pollo a las Finas Hierbas (p. 242) con Espinacas al Vapor al Estilo Asiático con Semillas de Sésamo Crudas (p. 249)	V Puré de Calabaza con Champiñones a la Plancha y Hierbas (p. 246)	PA Salmón Hervido con Salsa Cremosa de Jengibre y Eneldo (p. 290)	PA «Arroz» de Coliflor con Gambas y Pollo (p. 288)	PA Pastel de Carne Simplificado y Perfeccionado (p. 291)

Recetas para la Fase de Mantenimiento

RECETAS DE DESAYUNOS PARA LA FASE DE MANTENIMIENTO

Batido de Melocotón en Flor (F)
Para 1 persona   Preparación: 5 minutos

1 melocotón partido por la mitad y deshuesado
1 mango pelado y partido en dados
1 plátano pequeño
1 cucharada sopera de yogur natural
½ cucharadita de extracto de vainilla (opcional)
Un puñado de hielo

Introduce todos los ingredientes en el vaso de la batidora y bátelos hasta obtener una crema fina. Sirve en un vaso y ¡a disfrutar!

Refrescante Batido de Papaya (F)
Para 1 persona   Preparación: 5 a 10 minutos

1 taza de trozos de papaya
2 cucharadas soperas de yogur natural
½ plátano
½ taza de hielo

Introduce todos los ingredientes en el vaso de la batidora y bátelos hasta obtener una crema fina. Sirve en un vaso y ¡a disfrutar!

Batido Exprés de Piña (F)

Para 1 persona   Preparación: 5 a 10 minutos

½ taza de trozos de piña (véase nota)
½ taza de trozos de papaya
½ plátano
75 gramos (⅓ de taza) de leche de soja
Un puñado de hielo

Introduce todos los ingredientes en el vaso de la batidora y bátelos hasta obtener una crema fina. Sirve en un vaso y ¡a disfrutar!

Nota: La piña es ácida, pero al mezclarla con otros ingredientes en la proporción adecuada, como sucede en este batido, la acidez se neutraliza.

Tronante Batido Tropical (F)

Para 1 persona   Preparación: 5 a 10 minutos

1 mango pequeño pelado y cortado en dados
½ taza de trozos de papaya
3 o 4 lichis frescos pelados, deshuesados y partidos por la mitad
½ pitahaya pelada y partida por la mitad
½ plátano
1 cucharada sopera de yogur
½ taza de hielo

Introduce todos los ingredientes en el vaso de la batidora y bátelos hasta obtener una crema fina. Sirve en un vaso y ¡a disfrutar!

Yogur con Uvas Pasas y Almendras (L)

Para 2 personas   Preparación: 5 minutos

3 cucharadas soperas de yogur natural
½ plátano
2 cucharaditas de uvas pasas
1 cucharadita de almendras o nueces crudas molidas
Miel al gusto

Mezcla el yogur con el plátano, las uvas pasas y los frutos secos. Riega con miel y sirve.

Yogur Sano con Sabor a Frutas 1 (F)

Para 2 personas   Preparación: 5 minutos

½ taza de fresas congeladas
½ taza de arándanos congelados
½ taza de leche de almendras no edulcorada
½ taza de kéfir natural
1 cucharadita de miel

Introduce todos los ingredientes en el vaso de la batidora y bátelos hasta obtener una crema fina. Sirve en un vaso y ¡a disfrutar!

Yogur Sano con Sabor a Frutas 2 (F)

Para 2 personas   Preparación: 5 minutos

1 taza de cerezas congeladas
1 taza de pera madura en dados

1 taza de kéfir natural
½ taza de yogur griego entero
50 gramos (¼ de taza) de almendras laminadas, avellanas
   escaldadas o nueces
1 cucharadita de miel

Introduce las cerezas, la pera, el kéfir y el yogur en el vaso de la batidora y bátelos hasta obtener una crema fina. Vierte en un vaso o en un bol. Reparte por encima los frutos secos, riega con la miel y sirve.

Batido de Melocotón y Alforfón (C)

Para 2 personas   Preparación: 5 minutos

1 taza de melocotones congelados
150 gramos (⅔ de taza) de harina gruesa de avena cocida (véase
   página 247)
¼ de cucharadita de extracto de vainilla
¼ de cucharadita de una mezcla de canela, nuez moscada,
   pimienta de Jamaica y jengibre molidos
½ cucharadita de canela en polvo
2 cucharaditas de miel
2 tazas de kéfir natural

Introduce todos los ingredientes en el vaso de la batidora y bátelos hasta obtener una crema fina. Sirve en un vaso y ¡a disfrutar!

Brulée de Mango y Gachas de Avena (C)

Para 2 personas

Preparación y cocción: 30 minutos, más 20 minutos

para remojar la avena

Este desayuno tan elegante y al mismo tiempo fácil de preparar te hará salir de la cama más rápido que el café. La leche de almendras en la que se cuece lentamente la harina de avena neutraliza la acidez del mango, el toque de canela le aporta la exquisitez de un postre y los frutos secos añaden un punto crujiente y una pequeña dosis de grasas saludables que te permitirán no recurrir a los tentempiés poco sanos durante toda la mañana. No utilices harina de avena instantánea; está demasiado procesada y es, por tanto, más ácida que la versión integral. Si la dejas en remojo durante toda la noche, sobre todo si usas avena cortada, adquirirá una consistencia de suflé. De todas formas, si por la noche no te apetece tener que pensar en el desayuno de la mañana siguiente, puedes utilizar sin problemas harina de avena normal. Con ponerla en remojo 20 minutos antes de cocerla obtendrás un resultado muy satisfactorio.

½ taza de avena cortada o de harina de avena remojada en 1 taza

de agua filtrada

Una pizca de sal céltica

1 mango haitiano maduro mediano pelado y cortado en dados

½ taza de agua filtrada

½ taza de leche de almendras entera sin edulcorar

½ cucharadita de canela en polvo

2 cucharadas soperas de nueces tostadas y picadas o de almendras

laminadas y tostadas

Mezcla la avena remojada con la sal, el mango, el agua filtrada y la leche de almendras en una cazuela antiadherente y ponlos a calentar. Cuando rompan a hervir, reduce el fuego a bajo, tapa bien la cazuela y deja que hiervan con suavidad entre 5 y 7 minutos. Remueve una o dos veces con una cuchara de madera para impedir que se peguen. Al final la harina debe haber absorbido el líquido y tener una consistencia viscosa.

Retira del fuego y mantén la cazuela tapada durante 20 minutos para que se fundan todos los sabores.

Sirve a temperatura ambiente con la canela y los frutos secos por encima.

Desayuno Continental Salado Especial (PA)

Para 1 persona   Preparación: 15 minutos

Este es un desayuno para campeones: rico en sabor y variedad, bajo en azúcar, poco ácido y que requiere unas habilidades culinarias mínimas. Reserva los espárragos que te queden para la comida o como guarnición.

1 huevo grande pasado por agua o duro
3 puntas de espárrago escaldadas (pueden prepararse con
    antelación; véase la nota)
1 rebanada de pan integral o de espelta tostada
¼ de aguacate sin hueso, pelado y machacado con una pizca de sal
    céltica
60 gramos (2 onzas) de salmón ahumado
4 rodajas de pepino

Para preparar un huevo pasado por agua, introdúcelo en una cazuela pequeña, cúbrelo con agua y ponlo a calentar.

Cuando rompa a hervir, reduce el fuego, tapa la cazuela y deja que cueza suavemente durante 4 minutos. Una vez transcurrido ese tiempo, retíralo del agua con una cuchara con ranuras y sumérgelo inmediatamente en un cuenco de agua con hielo para detener la cocción y que resulte más fácil de pelar. Si lo deseas duro, sigue las mismas indicaciones pero déjalo cocer durante 7 minutos.

Pon a hervir una olla con agua salada. Mientras se calienta, lava muy bien los espárragos y retira los extremos. La mejor forma de hacerlo es coger el espárrago por los dos extremos y doblarlo hasta que casque. Lo hará precisamente por el punto en que termina la parte blanda y comienza la zona dura y fibrosa. Reserva y congela las partes fibrosas para preparar un caldo de verduras o de pollo.

Escalda los espárragos durante 7 minutos hasta que estén blandos pero todavía un poco crujientes (en la página 190 encontrarás las indicaciones para el escaldado).

Extiende el aguacate sobre la tostada. Coloca encima el salmón y las rodajas de pepino. Dispón la tostada, el huevo y las puntas de espárrago sobre un plato y sirve inmediatamente.

Nota: Es absurdo hacer tres puntas de espárrago, así que mejor prepara un manojo entero y ve añadiéndolos a las comidas de ese día.

Frittata de Queso de Cabra y Espinacas (PA)
Para 2 a 4 personas   Preparación y cocción: 25 minutos

Una frittata es un tipo de tortilla italiana que se empieza en la lumbre hasta la mitad de la cocción y se termina en el horno. Parece complicada de hacer, pero te aseguro que no tienes que ser ningún ninja de la cocina para dominar el proceso. Lo único que vas a necesitar, aparte de los ingredientes y estas instrucciones, es una cazuela antiadherente de 22 centímetros (9 pulgadas). Este plato gusta a todo el mundo y puede servirse caliente o a temperatura ambiente. Con una guarnición de ensalada y una fruta o postre apropiado para las personas con problemas de acidez, es perfecto como desayuno contundente o como comida ligera. Como contiene muchas proteínas y grasas saludables, te mantendrá saciado durante horas.

4 huevos grandes
1 o 2 cucharadas soperas de agua filtrada
Una pizca de sal céltica
25 gramos (¼ de taza) de queso de cabra desmenuzado
½ aguacate maduro deshuesado, pelado y partido en trozos grandes
1 cucharada sopera de mantequilla ecológica
1 taza de brotes de espinaca frescos
25 gramos (¼ de taza) de queso parmesano rallado

Precalienta el horno a 190 ºC (375 ºF).

Bate los huevos con el agua filtrada y la sal en un bol mediano. Incorpora el queso de cabra y el aguacate.

Funde la mantequilla en una sartén caliente. Añade las espinacas y remueve con una espátula de madera hasta que se agachen. Asegúrate de que están repartidas uniformemente por todo el fondo de la sartén.

Vierte poco a poco los huevos sobre las espinacas y deja que cuajen a fuego medio-alto durante unos 5 minutos hasta que empiecen a estar crujientes por los bordes. No remuevas.

En ese momento retira del fuego y espolvorea el queso parmesano por encima de la frittata, introdúcela en el horno y hornéala durante 5 minutos.

Precalienta el grill a 200 °C (400 °F) y gratina durante 2 o 3 minutos más hasta que el parmesano esté fundido y el centro de la frittata bien hecho pero todavía blando. Retira del horno y deja reposar durante 3 minutos antes de servir.

TENTEMPIÉS PARA LA FASE DE MANTENIMIENTO

Tapenade de Manzana y Remolacha (PA)
Para 4 a 6 personas
Preparación y cocción: 10 a 15 minutos, más 2 horas
para asar y enfriar las remolachas

Aunque la idea que tenemos de una tapenade es una combinación de aceitunas, ajo, alcaparras e infinitas variantes más de ingredientes mediterráneos, no hay ninguna razón para que tengamos que limitarnos a la hora de preparar sándwiches abiertos creativos. La mezcla de remolacha, manzanas, nueces y queso de cabra es una alternativa refrescante y colorida que puede disfrutarse untada en una tostada de pan integral, como salsa para mojar o como pequeña ensalada de guarnición. Asa las remolachas con antelación, a ser posible la noche anterior, para que absorban todos los sabores. El queso de cabra hace que esta tapenade resulte especialmente cremosa y es más sano que los elaborados con leche de vaca.

3 remolachas medianas peladas
¼ de cucharadita de hinojo en polvo
¼ de cucharadita de comino en polvo
¼ de cucharadita de cilantro en polvo
60 ml (¼ de taza) de agua filtrada
Sal céltica al gusto

40 gramos (⅓ de taza) de nueces
60 gramos (2 onzas) de queso de cabra
¼ de cucharadita de zumaque en polvo
1 cucharada sopera de hojas de cilantro frescas
½ manzana golden pelada y descorazonada

Precalienta el horno a 200 °C (400 °F).

Mezcla las remolachas con el hinojo, el comino, el cilantro, el agua filtrada y sal al gusto en una cazuela pequeña; tapa y asa durante 1 hora. Da la vuelta a las remolachas cada 20 minutos para que se asen por igual por todos lados. Cuando estén hechas, retira del horno y deja enfriar hasta que estén a temperatura ambiente.

Tritura las nueces, el queso de cabra, el zumaque y el cilantro entre 30 y 60 segundos en un robot de cocina hasta que adquieran una consistencia harinosa.

Ralla las remolachas y la manzana en un bol grande. Añade las nueces con el queso de cabra y mezcla bien con una cuchara. Agrega sal al gusto. Deja reposar durante 1 hora antes de servir para que se mezclen los sabores.

Paté de Aceitunas y Alcachofas (V)
Para 12 personas   Preparación y cocción: 25 a 35 minutos

Esta variante apta para la Dieta Antiácido de la salsa de espinacas y alcachofas, muy popular pero con demasiado ajo y limón, es un entrante muy sabroso o un aperitivo que puede tomarse con una tostada de pan integral o mojando verduras crudas.

1 cucharadita de aceite de oliva

1 taza de brotes de espinacas frescos

1 taza de brotes de rúcula frescos

1 cucharada sopera de caldo de verduras o agua filtrada

Sal céltica al gusto

1 taza de corazones de alcachofas congelados y luego
    descongelados

4 aceitunas verdes grandes sin hueso

120 gramos (4 onzas) de queso de cabra

½ taza de kéfir natural

30 gramos (¼ de taza) de queso cheddar blanco rallado

30 gramos (¼ de taza) de queso parmesano rallado

Precalienta el horno a 200 °C (400 °F).

Vierte el aceite en una sartén antiadherente precalentada e introduce las espinacas y la rúcula. Rehógalas entre 3 y 4 minutos hasta que las hojas se hayan agachado. Para impedir que se peguen, puedes aclararlas con caldo o agua. Sazona con un poco de sal.

Tritura los corazones de alcachofa, las aceitunas y el queso de cabra en un robot de cocina mientras vas vertiendo el kéfir de manera uniforme.

Introduce las espinacas y la rúcula en una cazuela honda e incorpora el queso cheddar. Extiende la mezcla con una espátula y espolvoréala con el parmesano. Hornea entre 22 y 25 minutos hasta que los quesos se hayan fundido y el plato esté burbujeante.

Precalienta el grill y gratina durante 2 minutos más hasta que los bordes exteriores estén dorados y crujientes. Sirve templado o a temperatura ambiente.

Falso Hummus de Garrofón (V)

Para 10 a 12 personas

Preparación y cocción: 25 minutos, más
el tiempo de enfriado

Para aquellas personas con problemas de acidez que estén desesperadas por tomar hummus, este condimento elaborado con garrofón puede ser una alternativa muy sabrosa. La mezcla de especias *za'atar*, originaria de Oriente Próximo, le aporta un sabor auténtico. Este falso hummus resulta especialmente agradable con aceitunas negras y un pimiento morrón asado encima, que le añaden textura, el toque de la salmuera y una chispa de color a cada bocado.

2 pimientos morrones rojos, amarillos o naranjas

1 cucharada sopera de aceite de oliva

1 puerro mediano bien lavado y picado (solo la parte blanca)

1 taza de garrofón pequeño congelado y luego descongelado

¼ de cucharadita de zumaque molido

1 cucharadita de za'atar

1 taza de caldo de verduras

1 cucharada sopera de perejil fresco muy picado

50 gramos (¼ de taza) de aceitunas negras sin hueso escurridas
    (opcional)

Precalienta el horno a 200 °C (400 °F). Lava los pimientos y colócalos sobre una bandeja de horno recubierta de papel para hornear. Ásalos durante 15 minutos, dales la vuelta con unas pinzas y ásalos durante 15 minutos más. Una vez hechos, retira la bandeja del horno. Cuando los pimientos estén suficientemente fríos como para poder manejarlos, retira los tallos, las nervaduras, las semillas y la piel. Córtalos en tiras finas.

Mientras los pimientos se asan y se enfrían, prepara el hummus. Vierte el aceite en una sartén antiadherente precalentada y rehoga el puerro durante 2 minutos aproximadamente, hasta que se haya ablandado. Añade el garrofón, el zumaque y el za'atar y reduce el fuego para que cuezan poco a poco. Sin dejar de remover, deja que se hagan entre 15 y 20 minutos. Ve añadiendo el caldo, un tercio del total cada vez, hasta que se haya absorbido completamente. Incorpora el perejil.

Deja enfriar hasta que esté a temperatura ambiente y a continuación tritura en un robot de cocina hasta que adquiera la consistencia que prefieras. Sirve inmediatamente con las aceitunas (si vas a utilizarlas) y las tiras de pimiento asado por encima.

RECETAS DE COMIDAS PARA LA FASE DE MANTENIMIENTO

Salmón Asado Relleno con Batatas (PA)

Para 1 persona   Preparación y cocción: 25 minutos

Este plato puede ser una comida perfecta para un día laborable o una cena con una guarnición de col crespa ligeramente cocida al vapor.

2 o 3 cucharaditas de aceite de oliva

½ batata mediana cortada en rodajas

Sal céltica al gusto

150 a 180 gramos (5 a 6 onzas) de lomo de salmón con piel

2 o 3 cucharadas soperas de puerro muy picado (solo la parte blanca)

3 o 4 cucharaditas de salsa de soja sin trigo

2 rodajas de limón
2 cucharaditas de romero fresco picado

Precalienta el horno a 230 °C (450 °F). Recubre una fuente de horno pequeña con papel de aluminio y pincélalo con aceite. Extiende las rodajas de batata alrededor de los bordes y espolvoréalas con sal.

Coloca el lomo de salmón sobre una tabla de cortar con la piel hacia abajo. Ábrelo a lo largo pero sin llegar a partirlo del todo, como si fuera un bollo para hacer un perrito caliente. Espolvoréalo con sal por todas partes.

Mezcla el puerro con 3 cucharaditas de salsa de soja sin trigo en un bol pequeño y luego rellena con él el lomo de salmón. Cierra el lomo y ponle por encima las rodajas de limón. Espolvoréalo con romero.

Hornea durante unos 15 minutos hasta que tanto el pescado como la batata estén hechos. A la mitad del tiempo de cocción, da la vuelta a las rodajas de batata. No hace falta que hagas lo mismo con el pescado.

Retira del horno, riega con un poco más de salsa de soja sin trigo y sirve inmediatamente.

Sándwich de Champiñones y Pimientos Morrones Salteados con Crema de Albahaca y Aguacate (V)
Para 2 personas   Preparación y cocción: 15 minutos

Este sándwich vegetariano es una comida rápida deliciosa y saciante o una cena ligera para un caluroso día de verano. Tiene aspecto, nombre y sabor dignos de un gourmet, pero su preparación requiere un esfuerzo mínimo.

1 champiñón grande (de unos 75 gramos [2,5 onzas]) sin tallo y
   limpiado con papel de cocina
1 o 2 cucharadas soperas de aceite de oliva
¼ de cucharadita de orégano seco
¼ de cucharadita de mejorana seca
¼ de cucharadita de tomillo seco
Sal céltica al gusto
1 pimiento morrón mediano rojo o naranja sin corazón y cortado en
   tiras
4 rebanadas de pan de trigo germinado
1 cucharada sopera de aceite de aguacate o de oliva
½ aguacate maduro sin hueso y pelado
3 hojas de albahaca frescas
1 cucharada sopera de yogur griego natural
1 cucharadita de zumaque molido

Raspa con una puntilla las láminas de la cara inferior del champiñón y corta el sombrero en rodajas gruesas. Debes obtener entre 7 y 8 rodajas. En una sartén antiadherente calienta 1 cucharada sopera de aceite de oliva durante 30 segundos a fuego medio. Introduce las rodajas de champiñón formando una sola capa y rehógalas durante 2 o 3 minutos por cada lado. En caso necesario puedes salpicarlas con un poco de agua para que no se quemen. Añade el orégano, la mejorana, el tomillo y la sal y deja que cuezan durante 1 minuto más. Una vez transcurrido ese tiempo, retira del fuego y coloca las rodajas de champiñón en un bol.

Vierte en la sartén la cucharada sopera de aceite de oliva restante y las tiras de pimiento morrón y rehoga durante 2 o 3 minutos, hasta que empiecen a ablandarse. En ese momento, pásalas al bol junto con el champiñón.

Tuesta el pan.

Mientras se está tostando, introduce el aceite de aguacate (o de oliva), el aguacate, la albahaca, el yogur y el zumaque en un robot de cocina y procésalos hasta que adquieran una consistencia cremosa.

Para preparar el sándwich extiende la crema de aguacate sobre dos de las rebanadas de pan. Coloca encima las rodajas de champiñón y las tiras de pimiento y cubre con las dos rebanadas restantes. Sirve inmediatamente.

Ensalada de Col Crespa Suave y Crujiente (V)
Para 2 a 4 personas   Preparación: 20 minutos

La col crespa es una verdura a la que le va bien un buen masaje. Si alguna vez la has tomado en ensalada y la has encontrado fibrosa y dura, te puedo asegurar que fue porque no la habían masajeado adecuadamente. Un masaje de un par de minutos estimula las mejores texturas y sabores de esta planta tan generosa. A la lombarda y a las zanahorias tampoco les importa que las soben y, junto con la col crespa, forman un trío con una apariencia hermosa y unos nutrientes y un sabor muy potentes. Lo único que tienes que hacer es introducirlas en un colador sobre un bol, espolvorearlas generosamente con sal, esperar diez minutos y luego masajearlas hasta que empiecen a soltar humedad y se vuelvan suaves y suculentas. En algunas fruterías venden lombarda y zanahorias en tiras y te recomiendo que las compres porque te ahorrarán un montón de tiempo de preparación.

180 gramos (6 onzas) de col crespa (kale)
90 gramos (3 onzas) de lombarda en tiras
60 gramos (2 onzas) de zanahoria rallada
Una pizca de sal céltica

30 gramos (¼ de taza) de pipas de girasol

40 gramos (⅓ de taza) de queso feta, preferiblemente búlgaro,
aunque también sirve el griego, en dados o desmigado

½ cucharadita de zumaque molido

2 cucharaditas de aceite de oliva

1 aguacate maduro deshuesado, pelado y cortado en dados

Mezcla la col, la lombarda y la zanahoria en un colador grande. Espolvoréalas generosamente con sal y déjalas reposar durante 10 minutos.

Mientras reposan las verduras, tuesta las pipas de girasol en una sartén caliente sin aceite durante 3 minutos hasta que empiecen a desprender aroma y a dorarse. No te alejes del fuego, porque se pueden quemar en un abrir y cerrar de ojos. Una vez doradas, introdúcelas en una ensaladera.

Masajea las verduras con los dedos exprimiendo toda el agua que puedas. El volumen debe reducirse aproximadamente una tercera parte.

Una vez exprimidas, seca las verduras con papel de cocina y pásalas a la ensaladera con las pipas de girasol. Añade el queso feta, el zumaque, el aceite de oliva y sal al gusto. Remueve.

Reparte en cuencos individuales, coloca por encima los dados de aguacate y sirve inmediatamente.

Sopa Fría de Verduras (V)

Para 4 a 6 personas

Preparación y cocción: 1 hora y 15 minutos, más
el tiempo de enfriado

Aunque los tomates quedan excluidos de la Dieta Antiácido durante la Fase Curativa, podemos servirlos —siempre y cuando

estén neutralizados por un pepino sin pepitas— en la de Mantenimiento. Para esta receta vamos a emplear los de pera, que son
menos ácidos, y los vamos a neutralizar todavía más con pepinos
frescos, un ingrediente habitual de las sopas frías de verduras. La
cebolla la cocemos a temperatura elevada. El jugo de los tomates
(a menudo enlatados) que se utiliza como base de este tipo de
platos lo sustituimos por caldo de verduras casero o ecológico.
De todas formas, no lo vas a echar de menos; el ahumado de los
pimientos asados, el sabor de los tomates de pera y la viveza
hortelana del estragón son tan potentes y alegres como un día de
verano. El zumaque le aporta un toque agrio. Si la prefieres fina,
sin tropezones, puedes pasarla por un colador o un pasapurés.
Para darle una presentación más elegante, adórnala con una gre-
molata (ingredientes muy picados que se sirven encima de la
sopa) de aguacate en dados y trozos de carne de cangrejo o una
cucharada de yogur griego.

180 gramos (6 onzas) de tomates de pera

4 pimientos morrones (rojos, amarillos, verdes o mixtos)

4 cucharadas soperas de aceite de oliva

2 a 4 ramas de apio

½ cebolla dulce picada en trozos grandes

Hojas frescas de estragón de 10 ramitas

2 cucharaditas de sal céltica

2 tazas de caldo de verduras casero o ecológico y un poco más para
     rehogar las verduras

2 cucharaditas de zumaque

4 pepinos pequeños (o 1 grande) sin pepitas, rallados

½ aguacate sin hueso y pelado (opcional)

30 gramos (1 onza) de carne de cangrejo fresca (opcional)

4 a 6 cucharaditas de yogur griego natural (opcional)

Precalienta el horno a 200 °C (400 °F). Coloca los tomates y los pimientos morrones en dos bandejas de horno recubiertas con papel para hornear o de aluminio.

Asa los tomates durante 20 minutos dándoles la vuelta una vez cuando empiecen a salirles ampollas y a soltar el jugo (cuando lleven unos 10 minutos en el horno).

Asa los pimientos morrones en la parte inferior del horno entre 50 y 60 minutos dándoles la vuelta con pinzas de plástico cada 20 minutos para asegurarte de que se tuestan por igual por todas partes (ten cuidado de no pinchar la piel al darles la vuelta).

Mientras se asan los tomates y los pimientos, calienta 2 cucharadas soperas de aceite en una sartén a fuego medio-alto. Rehoga el apio, la cebolla y el estragón con 1 cucharadita de sal durante 20 minutos removiéndolos frecuentemente para evitar que se peguen y se quemen. Para soltarlos puedes regarlos con caldo. Cuanto más tiempo estén rehogándose y más caldo absorban, más sabrosos quedarán.

Una vez asados, deja enfriar los tomates y los pimientos morrones hasta que estén a temperatura ambiente. (Para obtener los mejores resultados con los pimientos, introdúcelos en una bolsa de papel sellada hasta que estén fríos. De ese modo la piel se desprenderá con más facilidad).

Cuando estén fríos, pela la piel de los pimientos con las manos y retira las semillas y los tallos. Reserva los pimientos ya pelados junto con el líquido que hayan soltado en un bol, en el que pondrás también los tomates y su jugo.

Cuando los tomates, los pimientos y las verduras rehogadas estén todos a temperatura ambiente, introdúcelos en el robot de cocina y tritúralos mientras vas echando en un chorrito las 2 cucharadas soperas restantes de aceite y 2 tazas de caldo. Debe quedar con la consistencia de una sopa. Vierte en un recipiente tapado y refrigera durante al menos 4 horas antes de servir.

Cuando la sopa esté fría, ponle los toques finales añadiendo sal al gusto e incorporando el zumaque y los pepinos. (Si la quieres más fina, pásala por un colador o un pasapurés *antes* de añadir el pepino).

Sírvela en cuencos individuales con aguacate picado, carne de cangrejo y una cucharada de yogur griego por encima si te apetece.

Sopa de Setas Silvestres y Cebada (C)
Para 12 a 16 personas
Preparación y cocción: 1 hora 45 minutos

Esta sopa es lo mejor para el invierno, una comida completa que resulta más sabrosa uno o dos días después de cocinada. ¡Además, puedes congelar los restos y te durarán hasta un mes! Las setas silvestres son las mejores para este plato, porque le aportan un aroma boscoso y una textura carnosa que resultan de lo más apetitoso. La cebada, al ser muy rica en fibra, espesa el caldo repleto de nutrientes de las verduras y le da más cuerpo. El Caldo Casero de Pollo (página 299) es el mejor para esta sopa, pero, si quieres que sea vegana, puedes sustituirlo por Caldo de Verduras (página 302). Para que resulte aún más sana y multicolor, añádele un puñado de brotes de espinaca o de col crespa cuando calientes cada una de las raciones individuales. No tienes más que calentarla hasta que las verduras se agachen y servirla casi hirviendo. Si le pones una cucharada de yogur griego, te chuparás los dedos.

75 gramos (2,5 onzas) de setas deshidratadas (boletus, shiitake o una combinación de ambas)
2 cucharadas soperas de aceite de oliva

2 cebollas medianas muy picadas

2 ramas de apio muy picadas

2 zanahorias medianas ralladas

1 diente de ajo muy picado

1 a 3 cucharaditas de sal céltica

100 gramos (3,5 onzas) de setas shiitake frescas sin tallo (reserva
los tallos para el caldo de verduras)

2 hojas de laurel secas

¼ de cucharadita de romero seco

¼ de cucharadita de tomillo seco

¼ de cucharadita de eneldo seco

1 cucharadita de perejil seco

90 gramos (⅔ de taza) de cebada perlada

2 tazas del líquido de remojar las setas

1 litro (1 cuarto de galón) de caldo de pollo o de verduras

Pon a remojo las setas deshidratadas en un bol con 2 tazas de agua y déjalas durante 4 horas como mínimo o toda la noche.

Escurre las setas rehidratadas y reserva el líquido. Córtalas en trocitos pequeños, porque al cocer aumentan de tamaño.

Calienta el aceite a fuego medio en una olla de 5 litros con fondo antiadherente. Rehoga las cebollas, el apio, las zanahorias y el ajo con 1 cucharadita de sal durante 15 o 20 minutos, removiendo frecuentemente para impedir que se peguen o se quemen, hasta que estén blandos y dorados. En caso necesario puedes salpicarlos con agua filtrada o caldo para que estén más sueltos.

Añade las setas shiitake frescas y sal al gusto, y deja cocer durante 5 o 7 minutos, hasta que estén blandas y doradas.

Agrega las hojas de laurel, el romero, el tomillo, el eneldo, el perejil, la cebada, el caldo de remojar las setas, el caldo y sal al gusto, y calienta a fuego vivo hasta que hiervan. En ese momento, reduce para que sigan hirviendo lentamente, tapa la olla y deja cocer durante 1 hora más, hasta que la cebada esté blanda.

Cuando la sopa se haya enfriado un poco, añade sal al gusto; esta sopa requiere mucha sal, así que no te alarmes si te sigue pidiendo más.

RECETAS PARA CENAS DE LA FASE DE MANTENIMIENTO

«Arroz» de Coliflor con Gambas y Pollo (PA)
Para 2 a 4 personas   Preparación y cocción: 25 minutos

Este plato principal es muy saciante. Sustituye el arroz por coliflor cruda que se tritura en el robot de cocina para que adquiera una consistencia parecida y se rehoga ligeramente en la lumbre con un poco de aceite de oliva y azafrán. Los trozos de pechuga de pollo, las gambas y los guisantes le aportan textura, y las especias, un destello aromático. ¡Está riquísimo tanto caliente como frío!

2 pechugas de pollo sin huesos ni piel cortadas en trozos pequeños
3 cucharadas soperas de aceite de oliva
1 cucharadita de sal céltica, y más, al gusto
¼ de cucharadita de semillas de hinojo
¼ de cucharadita de albahaca seca
250 gramos (½ libra) de gambas frescas (descongélalas previamente si estaban congeladas), preferiblemente grandes, peladas y limpias
Una pizca de azafrán
½ coliflor grande sin tallo y separada en ramilletes

100 gramos (¾ de taza) de guisantes pequeños escaldados, frescos
o congelados (descongélalos previamente y escúrrelos)

30 gramos (¼ de taza) de hojas de cilantro fresco

30 gramos (¼ de taza) de hojas de perejil fresco muy picadas

½ cucharadita de zumaque molido (opcional)

Precalienta el horno a 200 °C (400 °F). Recubre una bandeja de horno con papel de aluminio. Remueve los trozos de pollo
con 1 cucharadita de aceite, 1 cucharadita de sal, las semillas de
hinojo y la albahaca y colócalos en la bandeja de horno formando una sola capa. Hornea durante 10 minutos dándoles la vuelta
a la mitad del tiempo de cocción. Una vez transcurrido ese tiempo, retira inmediatamente del horno para evitar que se hagan
demasiado.

Revuelve las gambas con 1 cucharada sopera de aceite y sal
al gusto y extiéndelas sobre otra bandeja de horno recubierta de
papel de aluminio o de hornear. Ásalas durante 6 minutos. Una
vez transcurrido ese tiempo, retíralas inmediatamente del horno
para evitar que se hagan demasiado.

Calienta la cucharada sopera restante de aceite, 50 mililitros
(¼ de taza) de agua y el azafrán en una sartén a fuego medio-alto. Introduce los ramilletes de coliflor en el robot de cocina y
tritúralos hasta que queden reducidos a una masa granulosa.
Asegúrate de no triturarlos demasiado, porque si no, se quedan
muy aguados. Cuando el aceite de la sartén empiece a crepitar,
introduce la coliflor y rehógala durante 7 minutos. Debe adquirir una textura tostada y crujiente. Las hebras de azafrán dibujarán unos bonitos hilos amarillos.

Agrega el pollo, las gambas, los guisantes, el cilantro y el
perejil y remueve. Reduce el fuego, tapa la sartén y deja hervir
lentamente durante 1 minuto para que los sabores se fundan.
Espolvorea con zumaque (si vas a utilizarlo) y sirve.

Salmón Hervido con Salsa Cremosa
de Jengibre y Eneldo (PA)

Para 1 o 2 personas, dependiendo de la cantidad de lomos que hagas

Preparación y cocción: 20 minutos

Este plato tan versátil puede servirse para cenar acompaña-do de unos restos o reservarse para un tentempié o la comida del día siguiente. Si lo acompañas de una ensalada sencilla, arroz integral o quinua, constituye una comida completa y muy sa-ciante. Es fácil de preparar y sus subproductos están deliciosos. Por ejemplo, puedes utilizar el líquido de hervir el pescado (te quedarán unas 2 tazas) en lugar de agua para cocer 1 taza de arroz integral o de quinua, porque así se impregnarán de unos aromas complejos y muy apetecibles. Los restos de salsa de jen-gibre y eneldo pueden utilizarse con un trozo de atún o unos restos de pollo para preparar un relleno de sándwich muy apro-piado para el desayuno, la comida o un tentempié.

3 tazas de caldo de verduras casero o ecológico

60 gramos (½ taza) de eneldo fresco incluidos los tallos

60 gramos (½ taza) de cilantro fresco incluidos los tallos

2 trozos de jengibre fresco de 2,5 centímetros (1 pulgada) pelados

1 cucharada sopera de salsa de soja sin trigo

1 hoja de laurel seca

1 o 2 lomos de salmón de 180 gramos (6 onzas) sin piel

60 gramos (2 onzas) de tofu suave

1 pepino pequeño cortado en trozos grandes

½ manzana pelada, descorazonada y cortada en cuartos (de
    cualquier tipo menos las verdes)

2 cucharadas soperas de aceite de oliva

Una pizca de sal céltica

1 cucharada sopera de miso blanco

Mezcla el caldo, el eneldo, el cilantro, 1 trozo de jengibre, la salsa de soja sin trigo y la hoja de laurel en una cazuela antiadherente poco profunda y pon a calentar.

Cuando rompa a hervir, introduce los lomos de salmón, reduce el fuego, tapa y deja que cuezan lentamente durante 8 o 10 minutos hasta que hayan adquirido un color rosa pálido y estén bien hechos. En ese momento, sácalos a una fuente o a un recipiente para impedir que se hagan demasiado. Cuela y reserva el líquido de cocción para otro uso. Desecha las hierbas.

Mientras se cuece el salmón, prepara la salsa mezclando el tofu, el pepino, la manzana, el aceite, la sal, el miso y el trozo de jengibre restante en un robot de cocina y tritúralos hasta conseguir una consistencia fina y cremosa.

Sirve el salmón frío, a temperatura ambiente, con la salsa de jengibre y eneldo por encima.

Pastel de Carne Simplificado y Perfeccionado (PA)

Para 4 a 6 personas   Preparación y cocción: 45 a 50 minutos

El hecho de tener problemas de acidez no significa que no puedas tomar de vez en cuando una comida reconfortante como esta combinación imbatible de carne y patatas. El pastel de cordero y patatas ha ayudado desde tiempo inmemorial a los irlandeses a sentirse calentitos y a gusto, y en Inglaterra el clásico pastel de carne de ternera picada con patatas ha vacunado a muchas personas contra el asalto de las temperaturas siempre gélidas de la isla. Nuestro pastel tiene toda la exquisitez del tradicional pero sin los ingredientes ácidos o grasos. Hemos sustituido la carne roja por pavo picado y reducido los componentes lácteos utilizando caldo de verduras en lugar de leche entera para preparar el puré de patatas. Si los productos lácteos son los que te provocan la acidez, puedes eliminarlos totalmente de este plato sustituyendo la mantequilla por aceite de oliva.

1 cucharadita de sal céltica, y más, al gusto

8 patatas amarillas medianas peladas y cortadas en cuartos

1 cucharada sopera de aceite de oliva

2 puerros medianos (solo la parte blanca) bien lavados y muy picados

1 zanahoria mediana rallada

300 mililitros (1 ⅓ tazas) de caldo de verduras casero o ecológico

½ kilo (1 libra) de pavo picado (pechuga y pata mezcladas)

3 cucharadas soperas de salsa de soja sin trigo

30 gramos (¼ de taza) de eneldo fresco picado y un poco más para adornar

1 cucharadita de tomillo seco

1 cucharadita de asafétida

1 cucharada sopera de harina de trigo integral

2 cucharadas soperas de mantequilla ecológica (si no quieres utilizar productos lácteos, sustitúyela por aceite de oliva)

Pon las patatas a calentar en una olla con agua y una cantidad generosa de sal. Cuando rompan a hervir, reduce el fuego, tapa y deja que cuezan lentamente durante 15 o 20 minutos, hasta que estén bien cocidas pero no deshechas.

Mientras se hacen las patatas, calienta el aceite en una sartén mediana y rehoga los puerros y la zanahoria a fuego medio durante 12 minutos, más o menos, hasta que la zanahoria esté blanda. Riégalos con 75 mililitros (⅓ de taza) aproximadamente de caldo para que queden sueltos y no se peguen.

Una vez transcurrido ese tiempo, añade el pavo y deja cocer durante 5 o 7 minutos, separándolo con una espátula de madera en trozos pequeños, hasta que esté bien hecho (no lo cuezas demasiado). Añade 1 cucharadita de sal y la salsa de soja sin trigo, el eneldo, el tomillo y la asafétida, y remueve hasta que se hayan repartido uniformemente.

Agrega 150 mililitros (⅔ de taza) de caldo y llévalo al hervor. Reduce el fuego e incorpora la harina. Remueve durante 1 minuto hasta que haya espesado. Retira del fuego y tapa la cazuela.

Cuando las patatas estén hechas, escúrrelas y machácalas con la mantequilla (o el aceite, si no quieres que tenga productos lácteos). Añade sal al gusto. Bate las patatas con una batidora manual y agrega poco a poco los 75 mililitros (⅓ de taza) restantes de caldo bien caliente hasta que el puré adquiera la consistencia deseada.

Sirve inmediatamente en un cuenco con la carne en el fondo y el puré de patata por encima. Adorna con eneldo.

Nota: Este pastel de carne puede tomarse al día siguiente. Para calentarlo, precalienta el horno a 200 °C (400 °F). Extiende la carne en una cazuela pequeña, reparte el puré de patatas por encima, tapa con papel de aluminio y hornea durante 10 o 15 minutos hasta que esté bien caliente y sirve.

Pescado Fresco en Papillote con Patatas, Aceitunas y Puerros (PA)

Para 2 personas   Preparación y cocción: 30 minutos

El término francés *en papillote* significa asado en una bolsa de papel para hornear, aunque para un apuro nos sirve también un papel de aluminio reforzado bien cerrado por arriba. Este plato rústico es perfecto para una cena entre semana, porque constituye una forma sana y fácil de unir pescado y patatas con unas cuantas hierbas aromáticas en una comida caliente y muy agradable. Le va bien un pescado de sabor suave y carne gruesa como el bacalao o la lisa. Si quieres hacer una comida especial, puedes utilizar un lomo de lubina sin piel, un pescado mediterráneo ligeramente más caro pero muy delicado y sabroso, que te permitirá preparar una maravilla de plato. Para las personas con problemas de acidez que echen de menos el toque agrio de los cítricos, este plato permite utilizar zumo de limón fresco..., pero solo si se aplica al pescado crudo como parte de un adobo. La proteína animal cruda puede absorber la acidez del limón, que activa la pepsina, pero le permite retener el punto de frescor que va tan bien con todos los alimentos procedentes del mar. Para el papillote a mí me gusta usar patatas pequeñas y alargadas o multicolores, porque tienen menos almidón y más sabor que las variedades más comunes. De todas formas, no hace falta que salgas corriendo a buscarlas; una patata amarilla cortada en cuartos sirve estupendamente. No la peles, para que tenga más fibra.

10 patatas pequeñas y alargadas o 2 patatas amarillas pequeñas
    cortadas en cuartos y lavadas

½ cucharadita de sal céltica, y más, al gusto

2 lomos (180 gramos [6 onzas]) de bacalao, lisa o lubina

1 limón exprimido

1 cucharadita de aceite de oliva

60 gramos (2 onzas) de puerros (aproximadamente 1 taza; solo la
    parte blanca) bien lavados y cortados en rodajas

1 cucharada sopera de perejil fresco picado

1 cucharadita de mantequilla ecológica

Hojas enteras de perejil fresco para adornar

¼ de cucharadita de zumaque molido

2 cucharadas soperas de aceitunas negras sin hueso, escurridas y
    picadas

Precalienta el horno a 200 °C (400 °F). Coloca una bolsa de papel para hornear o de aluminio en una bandeja de horno. Pon a calentar las patatas en una olla pequeña con agua y abundante sal. Cuando rompan a hervir, baja el fuego y deja que cuezan lentamente durante 10 minutos. Una vez transcurrido ese tiempo, escúrrelas y sécalas.

Mientras se hacen las patatas, seca los lomos de pescado con papel de cocina, sazónalos con ½ cucharadita de sal por ambos lados y riégalos con el zumo de limón y el aceite.

Introduce las patatas, los lomos de pescado, los puerros, el perejil picado y la mantequilla en la bolsa de papel para hornear o de aluminio. Hornea durante 10 a 12 minutos, hasta que el pescado haya soltado el jugo y se desprenda en lascas.

Retira la bandeja del horno y abre la bolsa. Ten cuidado de no quemarte las manos con el vapor que salga del interior.

Deja reposar entre 3 y 5 minutos. Pasa con cuidado la bolsa a una fuente teniendo cuidado de que no se caigan los jugos. Espolvorea con las hojas de perejil enteras, el zumaque y las aceitunas. Sirve inmediatamente.

GUARNICIONES PARA LA FASE DE MANTENIMIENTO

Salteado de Hinojo, Lombarda y Acelgas (V)
Para 4 a 6 personas   Preparación y cocción: 35 a 45 minutos

Esta guarnición tan fácil de preparar y al mismo tiempo rica en sabores complementa cualquier plato de proteínas y va especialmente bien como base para pescados a la parrilla o filetes de falda. Contiene un número mínimo de ingredientes y resulta muy sencillo de hacer. El truco para que salga extradelicioso es rehogar las verduras por separado, porque cada una de ellas requiere un tiempo de cocción distinto. Otro truco: no tires los tallos de las acelgas, sobre todo si usas las rojas. Añaden una preciosa chispa roja al verde, morado y blanco del plato.

3 cucharadas soperas de aceite de coco
2 bulbos de hinojo, a los que habrás retirado el centro y la capa
    exterior, partidos por la mitad y luego en rodajas finas. Reserva
    las hojas
½ lombarda mediana, a la que habrás retirado el tronco y las hojas
    exteriores, cortada en rodajas finas.
Sal céltica al gusto
Un manojo de acelgas bien lavadas y picadas, tallos incluidos
¼ de cucharadita de semillas de alcaravea
½ cucharadita de zumaque molido

En una sartén antiadherente, calienta 1 cucharada sopera de aceite a fuego medio. Saltea las rodajas de hinojo entre 5 y 7 minutos, hasta que empiecen a caramelizarse, y retira.

Añade 1 cucharada sopera de aceite a la misma sartén, sube el fuego y rehoga la lombarda durante 2 minutos. Espolvorea con sal y añade 60 mililitros (¼ de taza) de agua. Reduce el fuego a medio, tapa la sartén y deja que la verdura se haga al vapor durante 8 minutos.

Una vez transcurrido ese tiempo, añade las acelgas y las semillas de alcaravea. Remueve, vuelve a tapar la sartén, rehoga entre 3 y 5 minutos más y retira del fuego.

Vuelve a poner el hinojo en la sartén. Agrega las hojas que habías reservado y el zumaque, y sirve.

Ensalada «Cobb» de Col Crespa (V)

Para 4 a 6 personas   Preparación y cocción: 1 hora

Una ensalada Cobb tradicional es aquella a la que, sobre una base de lechuga y tomates, se le añade aguacate, pollo o marisco, queso azul, un poco de beicon y huevos duros, y luego se condimenta con un aliño denso y vinagroso. Por desgracia, no es nada apropiada para las personas con problemas de acidez. Mi Ensalada «Cobb» de Col Crespa utiliza la variedad típica de texturas —cremosas y crujientes— para conseguir una comida saciante. Si la acompañas con pollo a la parrilla, gambas, salmón o langosta harás una comida completa, aunque también puedes disfrutarla al estilo vegano.

60 gramos (⅓ de taza) de lentejas verdes

1 hoja de laurel seca

Sal céltica al gusto

60 gramos (⅓ de taza) de granos de espelta remojados en agua durante 30 minutos

12 a 15 judías verdes

1 manojo de col crespa (kale) bien lavada y sin tallos

60 gramos (2 onzas) de queso feta muy picado

1 cucharada sopera de pipas de girasol tostadas

½ aguacate sin hueso, pelado y cortado en dados

1 cucharada sopera de aceite de oliva

½ cucharadita de zumaque molido

Pon las lentejas a calentar en una olla mediana junto con 1 taza de agua, la hoja de laurel y sal. Cuando rompan a hervir, reduce el fuego, tapa y deja que cuezan lentamente entre 22 y 25 minutos, hasta que hayan absorbido toda el agua. Desecha la hoja de laurel.

Aclara los granos de espelta remojados y ponlos a calentar en otra olla junto con 1 ½ tazas de agua con sal. Cuando rompan a hervir, reduce el fuego y deja que cuezan lentamente entre 22 y 24 minutos, hasta que hayan absorbido toda el agua y estén masticables.

Mientras se cuecen las lentejas y los granos de espelta, escalda o blanquea las judías verdes (en la página 190 encontrarás las instrucciones para hacerlo). Una vez escaldadas, pícalas muy finas.

En la misma olla, escalda la col crespa. Esta verdura contiene mucha agua, así que, una vez escurrida, exprime bien las hojas con la mano. Pícala muy fina.

Introduce las lentejas, los granos de espelta, las judías verdes, la col crespa, el queso feta, las pipas de girasol y el aguacate en una ensaladera grande y mézclalos con el aceite, el zumaque y más sal, si fuera necesario. Sirve inmediatamente.

Ensalada de Coles de Bruselas con Nueces Pecanas, Uvas Pasas y Manzana (V)

Para 2 personas   Preparación y cocción: 25 minutos

Las coles de Bruselas han sido una verdura muy calumniada, sobre todo por las personas que tenían la mala suerte de probarlas al vapor o hervidas sin nada más. La forma más sabrosa de tomarlas es crudas y en juliana o asadas, un proceso que les quita el punto amargo y les aporta un toque ahumado y una textura crujiente que contrarresta su característica consistencia blanda. Cuando están en temporada, asadas resultan un acompañamiento delicioso para cualquier comida casera. En esta ensalada neutralizan la acidez de la manzana. Las uvas pasas añaden una explosión de dulzor y las nueces pecanas una dosis de grasas omega para mantener a raya los antojos de comidas malas.

½ kilo (1 libra) de coles de Bruselas limpias y cortadas en rodajas
Sal céltica al gusto
1 manzana sin corazón cortada en rodajas finas o en trozos de
    1 centímetro (½ pulgada)
60 gramos (½ taza) de nueces pecanas crudas picadas
90 gramos (½ taza) de uvas pasas
2 cucharaditas de aceite de oliva

Precalienta el horno a 180 °C (350 °F). Extiende las coles de Bruselas sobre una bandeja de horno y espolvoréalas con sal. Ásalas entre 10 y 15 minutos, hasta que estén todavía crujientes pero ligeramente tostadas por fuera.

Mézclalas con la manzana, las nueces pecanas, las uvas pasas, el aceite y la sal, y sirve.

CALDOS PARA LA FASE DE MANTENIMIENTO

Caldo Casero de Pollo (PA)
Se obtienen 12 tazas (para 24 personas)
Preparación y cocción: 30 minutos, más 2 horas de cocción a fuego
lento y el tiempo que tarda en enfriar

Quizá hayas oído decir que la sopa de pollo es la «penicilina de los judíos», y si alguna vez has tomado este caldo tan claro estando enfermo, probablemente hayas experimentado la magia curativa ancestral por la que es tan reconocido. El caldo de pollo casero es una fuente de proteínas, vitaminas y minerales excelente, baja en calorías y muy rica en nutrientes. Puede tomarse solo o utilizarse como base para una variedad infinita de sopas. Una vez reducido, sirve para acentuar el sabor de estofados, salsas y guisos. Aunque para hacer un caldo de pollo delicioso y contundente es necesario dejarlo hervir a fuego lento durante mucho tiempo, el trabajo de preparación es rápido y fácil de dominar. Como puede hacerse en grandes cantidades y luego congelarse, constituye un aliado barato y duradero para la cocina.

Si quieres que sus propiedades salutíferas y su sabor sean los mejores, utiliza pollo ecológico o kosher; aunque es más caro, recuerda que con este caldo obtendrás por lo menos 12 raciones. Al elegir alimentos ecológicos eliminas los aditivos, hormonas y antibióticos que favorecen el estrés oxidativo. Existe, sin embargo, una forma de disfrutar de la experiencia «ecológica» sin su coste: emplear caparazones, cuellos y patas en lugar del pollo entero. El «caldo de huesos», que está siendo redescubierto por toda una nueva generación de comidistas, no solo resulta más barato, sino que produce un resultado más denso y sabroso gracias al colágeno de los huesos. Algunas de las cadenas de alimentación más caras ofrecen huesos entre los productos de aves. De todas formas, si no los encuentras a la venta, siempre puedes pedírselos al carnicero. Seguro que te los vende con descuento.

1 (1,5 a 2 kilos [3 a 4 libras]) pollo entero ecológico o kosher cortado
      en 8 trozos, al que le habrás quitado la pechuga (que reservarás
      para otros fines), o 1,5 a 2 kilos (3 a 4 libras) de caparazones,
      cuellos y patas de pollo
Unos 3 litros (3 cuartos de galón) de agua filtrada
1 cebolla amarilla grande
2 puerros (solo la parte blanca) muy bien lavados
1 bulbo de hinojo con tallos, hojas y cáscara exterior
1 zanahoria
2 ramas de apio

1 nabo pequeño pelado
1 chirivía pequeña pelada
Unos troncos de espárrago (opcional)
½ taza de hojas y tallos de perejil y eneldo frescos
1 cucharada sopera de sal céltica, o más si fuese necesario

Lava el pollo y quítale la grasa o, en caso de usar caparazones, cuellos y patas, lávalos.

Extiende los trozos de pollo sobre el fondo de una olla de 5 litros (5 cuartos de galón) y añade el agua filtrada. El agua debe quedar a unos tres o cuatro centímetros por encima del pollo. Calienta a fuego vivo para que hierva rápidamente.

Mientras se calienta el agua, pica la cebolla, los puerros, el hinojo, la zanahoria, el apio, el nabo, la chirivía y los troncos de espárrago en trozos grandes.

Cuando rompa a hervir, reduce el fuego y ve retirando los residuos que asciendan a la superficie con una cuchara con ranuras. Cuando el caldo esté lo más claro posible, añade las verduras, el perejil y el eneldo, sube el fuego y llévalo al hervor otra vez.

Cuando haya roto a hervir, reduce el fuego y retira la espuma que haya podido subir a la superficie.

Añade la sal, tapa la olla y deja que cueza lentamente durante 2 horas. Durante ese tiempo, comprueba dos o tres veces si ha ascendido algún residuo más y retíralo (los pollos ecológicos y kosher producen menos grasa y residuos que los normales).

Una vez transcurridas las 2 horas, retira del fuego y deja que enfríe hasta que esté a temperatura ambiente. Añade sal al gusto.

Cuela el caldo por un colador de malla fina. Reserva la carne (si has utilizado un pollo entero) para el Sándwich de Pollo al Pesto (página 227), para la Ensalada Multicolor de Pollo (página 230) o para tomarla sola. Desecha los huesos y las verduras.

Caldo de Verduras (V)

Se obtienen 2 litros (2 cuartos de galón)
Preparación y cocción: 1 hora 40 minutos, más el tiempo de remojo
de las setas y el que tarda en enfriar

Este caldo tan versátil sirve para condimentar arroces, quinua, harina de alforfón y otras sopas. Divídelo en porciones y congélalo. Te durará hasta 1 mes.

75 gramos (2,5 onzas) de setas silvestres deshidratadas (boletus, shiitake o ambas)
Tallos de setas shiitake frescas (opcional)
2 cebollas medianas
1 puerro mediano (solo la parte blanca) muy bien lavado
1 chirivía mediana pelada y cortada en trozos grandes
1 bulbo de hinojo con tallos, hojas y la cáscara exterior
1 manojo de cilantro, solo los tallos, lavado y recortado
2 zanahorias cortadas en trozos grandes
2 ramas de apio picadas
⅓ de nabo mediano pelado y cortado en trozos grandes
¼ de colinabo mediano pelado y cortado en trozos grandes
3 litros (3 cuartos de galón) de agua filtrada
2 cucharaditas de sal céltica

Pon las setas deshidratadas a remojo en un bol lleno de agua y déjalas reposar durante al menos 4 horas o toda la noche.

Una vez transcurrido ese tiempo, escúrrelas y reserva 2 tazas del agua con la que las has remojado.

Introduce las setas remojadas con los tallos de shiitake, las cebollas, el puerro, la chirivía, el hinojo, los tallos de cilantro, las zanahorias, el apio, el nabo y el colinabo en una olla de 5 litros (5 cuartos de galón). Llénala con el agua filtrada y añade la sal.

Pon a calentar a fuego vivo para que rompa a hervir con rapidez. En ese momento reduce el fuego, tapa y deja que cueza lentamente durante 1 hora.

Una vez transcurrido ese tiempo, retira del fuego y deja enfriar totalmente.

Cuando esté frío, cuélalo y desecha las verduras.

POSTRES PARA LA FASE DE MANTENIMIENTO

Galletas Crujientes de «Chocolate» Antiácido (H)
Se obtienen de 10 a 15 galletas
Preparación y cocción: 45 minutos, más 4 horas para que enfríen

Esta variante de la clásica galleta con trocitos de chocolate te resultará familiar por el sabor, pero original en lo que respecta a la presentación. Los trocitos de algarroba no aguantan el calor del horno tan bien como los de chocolate y por eso la mejor forma de usarlos es poniendo un relleno de ganache entre dos galletas finas y una nuez de macadamia encima. De este modo conseguimos un postre denso, crujiente y cremoso que cuando lo pruebes te parecerá mentira que pueda ser apropiado para personas con problemas de acidez y bajo en azúcar. Ten cuidado al extender la masa. La harina de trigo integral, aunque más sana, produce una masa más delicada pero con un sabor mucho más acentuado. Y no pongas demasiado relleno; la ganache de algarroba se derrite más que el chocolate, sobre todo a temperatura ambiente.

½ taza de trocitos de algarroba
75 mililitros (⅓ de taza) de leche de almendras

120 gramos (4 onzas) de mantequilla ecológica a temperatura
    ambiente
110 gramos (⅓ de taza) de néctar de agave ecológico
1 huevo grande
½ cucharadita de extracto de vainilla
190 gramos (1 ⅓ tazas) de harina de trigo integral y un poco más
    para espolvorear
Una pizca de sal céltica
¼ de cucharadita de bicarbonato sódico
15 nueces de macadamia

Funde al baño María (en una olla de cocción al baño María
o en un cuenco de vidrio colocado sobre una cazuela con agua
hirviendo) los trocitos de algarroba en la leche de almendras
batiendo hasta obtener una mezcla fina y con consistencia de
jarabe. Deja enfriar y refrigera durante al menos 4 horas o toda
la noche.

Precalienta el horno a 190 °C (375 °F).

Recubre una bandeja de horno grande con papel para hornear.

Bate la mantequilla y el néctar de agave a velocidad media
durante 2 minutos. Añade el huevo y la vainilla y mézclalos a
velocidad baja durante 1 minuto más hasta obtener una crema
uniforme.

Mezcla en otro bol la harina, la sal y el bicarbonato.

Junta el contenido de ambos boles y bátelos a velocidad baja
durante 1 o 2 minutos hasta obtener una masa densa y pegajosa.
Forma una bola con las manos, tápala y refrigérala durante
30 minutos.

Sobre una tabla grande, extiende cuidadosamente la masa
con un rodillo enharinado hasta que tenga un grosor de 1 centímetro (½ pulgada), más o menos.

Corta unas 30 galletas con un vaso o un cortador. Pon una nuez de macadamia en el centro de la mitad de ellas (véase la nota) hundiéndola firmemente en la masa.

Hornea durante 10 minutos. A continuación, deja enfriar totalmente.

Ve poniendo con una cucharita una pequeña cantidad de ganache de algarroba en la superficie plana de las galletas que no tienen nuez y coloca encima las que sí la tienen para hacer una especie de «sándwich».

Repite el procedimiento hasta montar todas las galletas. Refrigera antes de servir.

Nota: Dependiendo del tamaño del cortador de galletas, es posible que al final tengas menos de treinta. No pasa nada; lo importante es que hagas un número par.

Parfait de Yogur Griego con Compota de Cerezas Deshidratadas, Miel y Almendras (L)

Para 4 personas   Preparación y cocción: 25 minutos

En algunos países es costumbre desayunar fruta y yogur, mientras que en otros estos alimentos suelen tomarse de postre. Cuando se tienen ganas de tomar algo dulce, es mucho mejor hacerlo al final de una buena comida que al principio del día. Este plato de fruta y yogur tiene un sabor estupendo y es muy beneficioso para la salud, a diferencia de los que compramos en la tienda, que han sido conservados, procesados y acidificados. También resulta mucho más bonito y es muy fácil de preparar. Si no tienes almendras puedes sustituirlas sin problemas por nueces o nueces de macadamia (no hace falta tostarlas para que nos den todo su sabor).

120 gramos (4 onzas) de cerezas deshidratadas

1 taza de agua filtrada

½ cucharadita de arrurruz en polvo

2 tazas de yogur griego natural

½ taza de almendras tostadas y laminadas (véase la nota)

1 o 2 cucharadas soperas de miel para regar por encima

Pon a calentar las cerezas y el agua filtrada en una olla pequeña. Cuando rompan a hervir, reduce el fuego y deja que cuezan lentamente durante 15 minutos. Una vez transcurrido ese tiempo, retira del fuego.

Mezcla 1 cucharada sopera del agua de cocer las cerezas con el arrurruz en polvo. Bate hasta obtener una crema fina.

Vierte esta crema en la olla de las cerezas, remueve y deja enfriar hasta que esté a temperatura ambiente. Poco a poco se irá espesando la mezcla.

Para servir, pon una cucharada de yogur en el fondo de cada cuenco. Vierte por encima una capa de cerezas y cúbrela con otra capa de yogur. Espolvorea con las almendras tostadas y riega con miel.

Nota: Para tostar las almendras, calienta una sartén pequeña a fuego medio-bajo. Tuesta las almendras durante 5 minutos hasta que empiecen a dorarse y a desprender aroma. Ten cuidado de que no se quemen.

Crostata de Manzana (F)
Para 8 a 10 personas
Preparación: 40 minutos, más el horneado y lo que tarde en enfriar

Este postre rústico, más simple de lo que podría parecer, es una alternativa Antiácido de los pasteles y tartas de manzana más tradicionales. Tiene un toque de cardamomo y queso de cabra que le aporta exclusividad y profundidad de sabor.

BASE

8 cucharadas soperas de mantequilla ecológica sin sal y un poco más para engrasar la fuente a temperatura ambiente

180 gramos (1 ⅓ de taza) de harina de trigo integral y un poco más para enharinar

60 gramos (½ taza) de harina de almendras

90 gramos (¼ de taza) de néctar de agave

110 mililitros (½ taza) de leche de almendras

½ cucharadita de extracto de vainilla

Sal céltica al gusto

RELLENO

1 cucharada sopera de harina de almendras

1 cucharada sopera de harina de trigo integral

1 cucharada sopera de néctar de agave

40 gramos (⅓ de taza) de nueces

2 cucharadas soperas de mantequilla ecológica sin sal

¼ de cucharadita de cardamomo molido

120 gramos (4 onzas) de queso de cabra

1 huevo grande a temperatura ambiente

2 manzanas golden

½ cucharadita de canela en polvo

Precalienta el horno a 190 °C (375 °F). Engrasa y enharina una fuente de horno redonda, a ser posible un plato de pizza de 22 centímetros (9 pulgadas).

Elaboración de la base: Mezcla la mantequilla, la harina de trigo integral, la harina de almendras y el néctar de agave con un mezclador de masas hasta obtener una crema basta. Añade la leche de almendras, la vainilla y la sal y amasa bien.

Forma una bola de masa con las manos. En caso necesario, puedes añadir más harina de trigo integral para evitar que se pegue. Vuelve a introducir la masa en el bol, tápala con film plástico y refrigérala durante 30 minutos.

Elaboración del relleno: Mientras se enfría la masa, introduce los ingredientes del relleno en el robot de cocina y tritúralos hasta obtener una mezcla cremosa y uniforme. Viértela en un bol, cúbrela con film plástico y refrigera hasta el momento de terminar la crostata.

Enharina con harina de trigo integral una tabla de cortar grande y un rodillo. Retira la masa del frigorífico y extiéndela con cuidado formando un círculo (no hace falta que sea muy preciso) ligeramente mayor que la fuente de horno. Debe adquirir un aspecto hojaldrado. Pásala con cuidado a la fuente de horno.

Divide las manzanas por la mitad, quítales el corazón y córtalas en tiras finas. Tienes que hacerlo deprisa para evitar que se oxiden.

Retira el relleno del frigorífico y extiéndelo sobre la masa con ayuda de una espátula plana y fina. Coloca las tiras de manzana formando círculos concéntricos y pellizca la masa que sobresale por los lados para formar un borde alrededor de la crostata.

Introduce en el horno a media altura y hornea entre 45 y 50 minutos, hasta que las manzanas estén crujientes por los bordes y el relleno burbujee.

Retira del horno y deja enfriar totalmente. Espolvorea con canela y sirve.

Suntuosa Tarta de «Chocolate» (L)

Para 6 a 8 personas
Preparación y cocción: 20 minutos para la tarta, 7 minutos
para el glaseado y el tiempo de horneado y enfriado

Esta tarta tan sibarítica no puede considerarse apropiada para las dietas de reducción de calorías pero respeta los principios Antiácido de no utilizar harina blanca, azúcar procesada, leche ni chocolate. Y a pesar de todo, tiene el aspecto y el sabor de la tarta de chocolate de tus sueños. Como no contiene harina de trigo, es frágil, así que debes tener cuidado al transportarla.

TARTA

8 cucharadas soperas de mantequilla ecológica sin sal y un poco
 más para engrasar la fuente a temperatura ambiente

90 gramos (¼ de taza) de néctar de agave

2 huevos grandes a temperatura ambiente

1 cucharadita de extracto de vainilla

75 mililitros (⅓ de taza) de yogur griego entero natural

55 mililitros (¼ de taza) de leche de almendras

1 taza de harina de almendras y un poco más para enharinar

40 gramos (⅓ de taza) de harina de coco

30 gramos (¼ de taza) de algarroba en polvo

½ cucharadita de bicarbonato sódico

1 cucharadita de levadura en polvo

Una pizca de sal céltica

GLASEADO

110 mililitros (½ taza) de leche de almendras

1 taza de trocitos de algarroba

¼ de cucharadita de extracto de vainilla

¼ de cucharadita de canela en polvo

½ cucharadita de algarroba en polvo

Una pizca de sal céltica

8 cucharadas soperas de mantequilla ecológica sin sal a

temperatura ambiente

Precalienta el horno a 180 °C (350 °F). Engrasa y enharina un molde desmontable de 20 centímetros (8 pulgadas) forrado con papel para hornear.

Elaboración de la tarta: Bate la mantequilla y el agave en un bol grande de vidrio durante 2 minutos. Ve añadiendo los huevos, uno por uno, y sigue mezclando. No lo batas demasiado. Incorpora la vainilla, el yogur y la leche de almendras.

En un bol aparte tamiza la harina de almendras, la harina de coco, la algarroba en polvo, el bicarbonato sódico, la levadura en polvo y la sal. Una vez mezclados, ve incorporando los ingredientes secos a los líquidos un tercio cada vez.

Vierte la masa —que estará muy espesa— en el molde desmontable alisándola todo lo que puedas.

Hornea entre 25 y 30 minutos hasta que la tarta esté bien cocida por el centro (compruébalo insertando un palillo en el centro; debe salir seco).

Elaboración del glaseado: Pon agua a calentar en una olla para cocer al baño María y, cuando rompa a hervir, reduce el fuego para que siga hirviendo lentamente. Coloca la leche de almendras, los trocitos de algarroba, la vainilla, la canela, la algarroba en polvo y la sal en la parte superior de la olla y deja que se funda la algarroba mientras bates para impedir que se queme. Tardará entre 3 y 5 minutos. Una vez fundida, retira del fuego inmediatamente y pasa a un bol de vidrio. Deja enfriar hasta que esté a temperatura ambiente.

Cuando el glaseado se haya enfriado, añade la mantequilla. Bátelo a velocidad alta hasta que esté consistente y suave.

Cuando la tarta se haya enfriado un poco pero siga estando templada (unos 20 minutos), suelta los laterales del molde. Extiende la mitad del glaseado sobre la tarta mientras esté todavía templada para que absorba todo su sabor. Refrigera el resto durante 1 o 2 horas. Cuando la tarta se haya enfriado por completo y el glaseado esté muy frío, termina de extenderlo.

Sirve inmediatamente. Si queda algún resto, refrigéralo.

Brochetas de Fruta con Fondue de Algarroba (F)
Para 2 personas
Preparación y cocción: 5 a 7 minutos, más el tiempo
de limpiar y picar la fruta

Este es uno de los postres menos elaborados de la Fase de Mantenimiento. Las fresas enteras, los trozos de piña y las rodajas de plátano logran la mejor de las presentaciones. Sirve la fruta en una fuente con un bol de fondue a un lado. Ensarta trozos de fruta en una brocheta de madera o sírvelos con palillos insertados en porciones individuales de fruta. Moja la fruta en la fondue y ¡a disfrutar!

40 gramos (⅓ de taza) de trocitos de algarroba
1 cucharada sopera de algarroba en polvo
75 mililitros (⅓ de taza) de leche de almendras

Pon agua a calentar en una olla para cocer al baño María. Cuando hierva con suavidad, reduce el fuego a medio-alto.

Introduce todos los ingredientes en la parte superior de la olla y deja que hiervan lentamente entre 2 y 4 minutos mientras bates con energía hasta que la mezcla se haya fundido y esté uniforme. Retira del fuego y viértela en un bol.

Tabla de Quesos para Después de Cenar (L)

Para aquellas personas que tienen problemas de acidez y prefieren los postres no demasiado dulces, un plato de quesos es una opción muy apropiada (¡es lo que se toma en muchas regiones mediterráneas!). La diferencia entre este plato de quesos para postre y los que se sirven como aperitivo es el acento que se pone en la fruta fresca y deshidratada, los frutos secos y los endulzantes con los que se acompaña. Para que el plato resulte complejo y colorido, sirve tres variedades de quesos aptos para la Dieta Antiácido —por ejemplo, asiago, cheddar y azul— acompañados con orejones o cerezas deshidratadas como frutas secas; manzanas, peras o uvas como frutas frescas; nueces pecanas y avellanas o almendras como frutos secos. Acompaña con un tarrito de miel (los quesos blandos combinan muy bien con ella) y unas tostadas de pan integral.

Barritas de Coco y Zanahoria (L)
Para 12 personas   Preparación y cocción: 50 minutos

Esta variante baja en azúcar y poco ácida de un postre estadounidense muy típico puede disfrutarse por sí sola (es decir, sin glaseado) o, en las ocasiones especiales, recubierta de mascarpone batido, una versión italiana más delicada y menos procesada de la crema de queso.

BARRITAS
8 cucharadas soperas de mantequilla ecológica sin sal y un poco
    más para engrasar la fuente a temperatura ambiente
1 taza de harina de almendras y un poco más para enharinar
60 gramos (½ taza) de harina de coco

1 cucharadita de levadura en polvo

1 cucharadita de bicarbonato sódico

1 ½ cucharaditas de canela en polvo y un poco más para la cobertura (opcional)

¼ de cucharadita de pimienta de Jamaica

¼ de cucharadita de clavo en polvo

Una pizca de sal céltica

90 gramos (¼ de taza) de néctar de agave

4 huevos grandes

1 cucharadita de extracto de vainilla

3 zanahorias medianas ralladas muy fino

5 centímetros (2 pulgadas) de jengibre fresco pelado y rallado

GLASEADO (OPCIONAL)

Una tarrina de 250 gramos (8 onzas) de queso mascarpone

2 cucharadas soperas de leche de coco

2 cucharadas soperas de néctar de agave

½ cucharadita de extracto de vainilla

Precalienta el horno a 180 °C (350 °F). Engrasa con mantequilla una fuente de horno de 22 × 22 centímetros (9 × 9 pulgadas) y enharínala con harina de almendras.

Elaboración de las barritas: Tamiza en un bol grande la harina de almendras, la harina de coco, la levadura en polvo, el bicarbonato sódico, la canela, la pimienta de Jamaica, el clavo y la sal.

En otro bol aparte bate la mantequilla y el néctar de agave a velocidad media durante 2 minutos. A continuación, ve añadiendo los huevos uno por uno. La mezcla tendrá un aspecto ligeramente grumoso, pero no la batas demasiado. Incorpora la vainilla.

Mezcla los ingredientes líquidos con los secos y añade las zanahorias y el jengibre. Vierte la masa con cuidado en la fuente de horno y alísala con una espátula. Debe quedar una capa delgada.

Hornea durante 30 minutos, retira del horno y deja que enfríe totalmente.

Elaboración del glaseado (si vas a hacerlo): Bate el mascarpone a velocidad alta en un bol pequeño hasta que esté esponjoso.

Ve añadiendo la leche de coco, cucharada a cucharada, para aclarar el glaseado. Incorpora el néctar de agave y la vainilla hasta obtener una crema fina. Si no la vas a utilizar inmediatamente, refrigérala.

Recubre la masa con la crema de mascarpone, si lo deseas, y espolvoréala con canela.

Divídela en 16 barritas y sirve inmediatamente (véase la nota).

Nota: Si las barritas están glaseadas, mantenlas refrigeradas hasta el momento de servirlas.

Magdalenas de Calabacín con Ganache de «Chocolate» (C)

Para 12 personas
Preparación y cocción: 20 minutos, más lo que
tarde en enfriar

Por muy curioso que suene, los calabacines y el chocolate son un maridaje de estilo mediterráneo creado en el cielo culinario, pero en esta versión Antiácido emparejamos el calabacín con una ganache de algarroba. En las magdalenas no se nota el sabor de la verdura, pero les aporta una jugosidad deliciosa. Este caprichito, endulzado naturalmente con néctar de agave y sin productos lácteos, resulta muy apropiado para cualquier hora del día.

150 gramos (⅔ de taza) de aceite de coco fundido a fuego lento y
  dejado enfriar a temperatura ambiente
110 gramos (⅓ de taza) de néctar de agave
2 huevos grandes
1 cucharadita de extracto de vainilla
210 gramos (1 ½ tazas) de harina de trigo integral
½ cucharadita de bicarbonato sódico
½ cucharadita de levadura en polvo
Una pizca de sal céltica
½ cucharadita de canela en polvo
60 gramos (½ taza) de nueces trituradas en un robot de cocina
  hasta obtener consistencia de harina
1 calabacín bien lavado, con las puntas recortadas y rallado fino

Precalienta el horno a 180 °C (350 °F). Coloca unos moldes de papel en una bandeja de 12 moldes de magdalenas.

Bate el aceite con el néctar de agave, los huevos y la vainilla en un bol mediano.

Tamiza la harina, el bicarbonato sódico, la levadura en polvo, la sal y la canela en un bol pequeño.

Mezcla los ingredientes secos con los líquidos. Incorpora las nueces y el calabacín.

Reparte la masa entre los moldes de magdalena llenándolos aproximadamente hasta la mitad.

Hornea durante 20 minutos y deja que enfríen totalmente.

Si lo deseas, puedes glasearlas con ganache de algarroba (página 254) y servirlas inmediatamente.

CAPÍTULO 12

EN FORMA CON EL pH
Lo que debes saber acerca del ejercicio para el reflujo ácido

Teniendo en cuenta el origen digestivo de los daños que provoca la acidez, resultaría fácil pasar por alto la importancia del ejercicio para solucionar los síntomas relacionados con el reflujo. Sin embargo, no debes dejarte engañar. Aunque seguir una dieta baja en ácido y rica en fibra va a ser el método más eficaz para revertir estos daños y aliviar los síntomas del reflujo, el ejercicio puede ayudarte a lograr una mejoría mucho mayor que la que podrías conseguir si solo sigues la dieta.

En lo que respecta a la salud, no nos cansaremos de repetir la importancia de crear (o conservar) un hábito de ejercicio constante. Es fuente de múltiples beneficios, como, por ejemplo, ayudar a las células a utilizar la glucosa con más eficiencia, con lo que equilibra el nivel de azúcar en sangre, y reducir la rigidez de los vasos sanguíneos, lo que disminuye la presión arterial, porque permite que la sangre circule con más libertad. El ejercicio ayuda también a reducir los niveles de triglicéridos y colesterol LDL, dos factores relacionados con un mayor riesgo de desarrollar una cardiopatía. A diferencia de los medicamentos que prometen estos mismos beneficios, el ejercicio no lleva aparejada ninguna «mochila» (a menos que cuentes la bolsa de deporte). Romper a sudar no tiene ningún efecto secundario negativo, aunque siempre debes consultar con tu médico antes de emprender cualquier tipo de régimen de ejercicios.

Como persona con problemas de acidez, debes saber que se ha comprobado que el riesgo de sufrir cáncer esofágico es un 29 por ciento menor en las personas físicamente activas que en aquellas con menos actividad. Esto podría estar relacionado con el hecho de que el ejercicio ayuda a conseguir y mantener un peso saludable, lo que evita los daños continuados o futuros provocados por la acidez, incluidos aquellos que preparan el terreno para el desarrollo del cáncer de esófago. Además, nos beneficia porque ayuda a neutralizar hormonas del estrés como el cortisol, que ya sabemos que es capaz de aumentar la producción de jugos gástricos y pepsina.

El aumento de la actividad física puede mejorar la calidad y la duración del sueño. La falta de sueño se ha asociado de una forma muy significativa con el reflujo ácido, y también podemos decir lo contrario: muchas personas con reflujo ácido y reflujo laringofaríngeo suelen despertarse o sufrir insomnio por las molestias o los trastornos que provocan los síntomas. Si sigues la regla de dejar pasar tres horas desde la última comida del día hasta el momento de acostarte, vas a aliviar algunos de los síntomas del reflujo nocturno, pero un enfoque deportivo concreto también consigue atenuar la actividad de los ácidos después de las comidas.

Es importante señalar que el hábito de hacer ejercicio acelera la pérdida de peso, lo que disminuye la presión gástrica que te hace vulnerable al reflujo ácido. Además, te rejuvenece de una forma que no esperarías y te ayuda a reforzar tus propósitos de comer lo que es mejor para la salud.

Yo mismo he experimentado estas ventajas del ejercicio cuando al fin empecé a practicarlo en el 2007 (es sorprendente lo que una foto en la que apareces con barriga de Buda consigue hacer). Me apunté a un programa de entrenamiento basado en la calistenia y conseguí perder veinticuatro kilos y quince centímetros de cintura. Este trabajo gimnástico me motivó a esforzarme igual de duro en la dieta, que se centró en algunos de los principios alimentarios más importantes de la Dieta Antiácido: nada de alcohol, sobre todo en las primeras fases, y nada de alimentos procesados repletos de azúcar y conservantes. Esta combinación de esfuerzos me ayudó a recuperar una energía que creía que se había desvanecido junto con mis años de juventud.

Lo bueno es que no hace falta apuntarse a un entrenamiento agotador para experimentar las ventajas del ejercicio. De hecho, durante la Fase Curativa puedes plantearte la posibilidad de limitar las sesiones largas de gimnasia vigorosa, porque los esfuerzos prolongados pueden agravar e incluso provocar los síntomas del reflujo ácido. Para nuestros fines, la intensidad del ejercicio no es tan importante como la regularidad con que se practica. En lo que respecta al deporte para las personas con reflujo ácido, se deben tener otras precauciones y consideraciones especiales.

Lo que se debe y no se debe hacer a la hora de ejercitarse cuando se tiene reflujo ácido

Ten constancia

Si lo comparamos con un hábito poco constante, el ejercicio regular tiene más probabilidades de ayudarte a perder peso (o a mantenerlo si ya tienes un peso saludable) y a disminuir tu IMC. Esto se debe a que al hacer deporte quemas al menos parte de las calorías que consumes cada día, porque las utilizas como combustible en lugar de dejarlas sin usar. Cuando no usamos las calorías que consumimos, no se limitan a quedarse quietecitas como un montón de ropa limpia esperando a que la dobles cuando tengas tiempo; muy al contrario, se acumulan en las células grasas para que las puedas usar más tarde, con lo que aumentas de peso. Cuanto más dure este ciclo de calorías que se guardan en forma de grasa, más difícil resulta quemar la grasa acumulada, porque la edad va ralentizando el metabolismo. Por eso es preferible quemar hoy las calorías que no hemos gastado con el ejercicio que encontrarlas mañana alrededor de la cintura.

Aunque se puede adelgazar solo con dieta, las investigaciones nos indican que cuando combinamos la dieta con el ejercicio se consigue una pérdida de peso más duradera. Un análisis de más de 490 estudios sobre dieta y ejercicio reveló que las personas que combinan sus esfuerzos consiguen mantener el adelgazamiento mejor que los que solo realizan cambios en la alimentación. El ejercicio ayuda a transformar la composición del cuerpo en determinados aspectos que la dieta es incapaz de modificar, en especial añadiendo más masa muscular, que quema más calorías que cualquier otro tipo de tejido.

¿Cuánto ejercicio necesitamos? La cantidad mínima recomendada es de 150 minutos de actividad física a la semana, lo que significa aproximadamente unos 21 minutos al día o algo más de 40 cada dos días. Como el deporte tiene un efecto acumulativo en el metabolismo, la motivación y la resistencia, se recomienda no dejar pasar más de un día sin realizar algún tipo de ejercicio. Dicho de otra forma, no intentes completar los 150 minutos en un día del fin de semana; es mucho mejor que los repartas a lo largo de la semana. Aunque estas actividades proporcionan unos beneficios inmediatos, tienden a no durar más de un día. El objetivo, por tanto, es no alejarse nunca demasiado de las endorfinas y del resto de las sustancias químicas cerebrales que estimulan el ánimo y que pueden mejorar el bienestar general y recordarnos lo tonificante que resultan estas actividades.

Si te sientes demasiado cansado para ponerte a hacer deporte, piensa que en el momento en que empieces vas a notar que tienes más energía. Estoy hablando conforme a lo que dicen las investigaciones clínicas y a partir de mi propia experiencia. El agotamiento se debe en gran medida al dúo extenuante formado por el exceso de estrés y la falta de sueño. Por lo general, cada uno de ellos da lugar al otro y viceversa. Se ha demostrado que el ejercicio ayuda a las personas con ansiedad a dormirse antes y a permanecer dormidas durante periodos más largos. También se ha comprobado que es una forma eficaz y sin fármacos de tratar los trastornos del sueño en personas mayores de sesenta años. Hazle un hueco en tu vida y en seguida comprobarás que duermes mejor, que tienes más energía y que te sientes más motivado que nunca para cumplir tus compromisos alimentarios.

Aprende a disfrutar de los paseos después de las comidas

Cuando comes y bebes, el estómago se expande para dejar sitio a lo que acabas de ingerir, lo que puede aumentar la presión sobre el esfínter esofágico inferior y provocar la relajación de este músculo tan importante. Como ya sabes a estas alturas, cuando este músculo se relaja, se abre peligrosamente la puerta al reflujo ácido. Una forma de impedir la distensión gástrica que se produce después de comer como consecuencia del exceso de presión en el esfínter es salir a caminar después de las comidas. De este modo minimizamos la presión, porque aceleramos los procesos digestivos, con lo que el estómago se vacía y recupera su tamaño mucho más rápido. Es probable que este efecto sobre la digestión sea lo que ha relacionado los paseos después de cenar con una disminución en el riesgo de desarrollar cáncer de estómago.

Como persona con problemas de acidez, debes convertir este paseo después de la cena en una prioridad y cumplirla siempre que puedas, porque es beneficioso para el reflujo y para tu mente (caminar es un auténtico calmante del estrés). Si tienes un perro al que sacas a pasear una o dos veces al día, plantéate la posibilidad de hacer que una de estas salidas sea después de la cena. Es evidente que también puedes salir a caminar después de las demás comidas, si te apetece, pero el paseo de la noche es importante, porque disminuye las probabilidades de sufrir reflujos nocturnos. Para asegurarte de que previene el reflujo ácido y no, por el contrario, lo provoca, es aconsejable hacerlo a un paso agradable, más lento que el de las caminatas a paso rápido, cuyo objetivo es hacer ejercicio.

Practica la respiración diafragmática

Cada vez contamos con más evidencia de que los ejercicios de respiración diafragmática fortalecen los tendones del diafragma que se solapan cerca del esfínter esofágico inferior y dan lugar a un aumento de la presión general alrededor de la unión del esófago con el estómago, lo que crea una barrera más fuerte contra el reflujo de los jugos gástricos. Este tipo de respiración se conoce también como abdominal, porque se centra en el abdomen y no en el pecho (si inspiras y exhalas ahora mismo observarás que la mayor parte del movimiento se produce en el pecho).

Un estudio publicado en la revista *American Journal of Gastroenterology* reveló que la respiración abdominal produce un efecto positivo en los síntomas del reflujo y reduce la necesidad de medicación para las personas con ERGE. Los resultados fueron muy prometedores, pero los investigadores descubrieron también que a casi la mitad de las personas que participaban en

el estudio les costaba mucho seguir haciendo después los ejercicios, que requerían un compromiso de treinta minutos al día.
Por eso te ofrezco unas instrucciones básicas sobre cómo practicar la respiración diafragmática, pero sin un protocolo concreto
ni estricto. Te animo a que lo intentes, aunque solo sea entre
cinco y diez respiraciones al día, para que compruebes si te produce algún beneficio. En el peor de los casos, unos momentos
dedicados a hacer ejercicios profundos de respiración pueden
disminuir el estrés y aportarte una renovada sensación de calma.

Para practicar este tipo de respiración, lo primero es colocarse en una postura cómoda. Puedes tumbarte boca arriba con las
rodillas dobladas y los pies en el suelo, sentarte en una silla que
te permita apoyar bien los pies en el suelo o ponerte de pie con
los pies separados el ancho de las caderas. En cualquiera de estas
posturas, céntrate en mantener la columna erguida y coloca una
mano sobre el pecho y la otra a la altura del ombligo. Inspira
profunda y lentamente a través de la nariz llevando el aire al
vientre (si lo haces bien, la mano que tienes sobre el ombligo se
levantará). Exhala por la nariz y nota cómo el vientre vuelve a
hundirse. Repite entre cinco y diez veces. Si lo deseas puedes
alternar la posición de las manos. Este tipo de respiración abdominal puede practicarse en cualquier momento del día y sirve
como una agradable inspiración de aire fresco durante la pausa
para comer o para el café.

Prueba una clase de yoga suave

Si nunca lo has probado, el yoga puede resultar intimidante,
y no sin motivo. Puede dar la impresión de que tienes que ser
una especie de contorsionista para entrar siquiera en la sala. Sin
embargo, lo cierto es que es apropiado para cualquiera que esté

interesado en ganar flexibilidad, fuerza y equilibrio. Si eres novato, prueba el hatha yoga, que es una categoría muy amplia que
se centra en aprender posturas que favorecen la estabilidad, la
fuerza y la respiración controlada. Dentro de él, el estilo Iyengar
hace hincapié en el alineamiento correcto, un elemento fundamental para pasar a otros tipos de práctica más avanzada, como
las populares variantes Vinyasa y Bikram, por nombrar solo unas
pocas. La práctica suave del yoga es muy apropiada para las personas con reflujo ácido, porque se centra en la respiración profunda, la flexibilidad y la conciencia plena y, de este modo, te
ayuda a reducir las hormonas del estrés que aumentan la producción de ácido.

Busca una clase suave o para principiantes, y mejor en un
centro pequeño que en un gimnasio. Los centros suelen tener
clases más pequeñas, con lo que aumentan tus posibilidades de
disfrutar de una instrucción personalizada, y suelen contar con
profesores centrados en el yoga y no en otros tipos de ejercicio.
Para obtener el máximo beneficio debes buscar un profesor que
se asegure de que haces correctamente las posturas. Como sufres
reflujo ácido, debes evitar algunas como, por ejemplo, las inver-
siones, que incluyen las posturas sobre la cabeza y el pino (que
probablemente no se intentarán en una clase para principiantes). También debes prestar atención a la postura más común, la
del perro, para ver si notas algún indicio de reflujo. En algunas
personas esta postura, en la que la cabeza se sitúa por debajo de
la cintura, desencadena los síntomas. Para otras, en cambio, no
plantea ningún problema. Presta atención a tu respuesta personal a las distintas posturas y pide al profesor que te haga las
modificaciones que necesites. Los buenos profesores siempre
preguntan a los alumnos nuevos si tienen algún problema físico
que deban conocer antes de empezar las clases. Si sufres ardor
de estómago crónico, tienes que hacérselo saber.

Mide lo que vas adelgazando en la cintura para evaluar
tus progresos

Cuando combinas la práctica regular del ejercicio con los principios alimentarios de la Dieta Antiácido, pierdes peso corporal total, lo que incluye también peso de la región abdominal. Esta pérdida de peso en la parte central del cuerpo, sobre todo la que proviene de la grasa visceral profunda, es un indicador muy importante de los cambios internos positivos que se están produciendo. Las investigaciones revelan que este tipo de grasa en el vientre puede no ser tan rebelde como creías: apenas un 5 o un 10 por ciento de pérdida inicial de peso reduce la grasa visceral entre un 10 y un 30 por ciento. La reducción de este tipo de grasa consigue:

- Reducir los niveles de los marcadores inflamatorios producidos por esta grasa metabólicamente activa.
- Mejorar los factores relacionados con el síndrome metabólico que exacerban la inflamación.
- Reducir el riesgo de desarrollar esófago de Barrett; en diversos estudios se ha observado una fuerte relación entre este trastorno precanceroso y la obesidad central.

Puedes medir la pérdida de volumen en la cintura por el método que prefieras. Si lo haces con un metro tendrás un indicador exacto para evaluar tus avances. Para ello no tienes más que rodearte la cintura a la altura del ombligo con el metro y anotar lo que marque. También puedes usar una prenda de ropa —unos vaqueros, por ejemplo— para calcular lo que vas perdiendo. Este método es sin duda menos científico, pero resulta sencillo y te permite sentir realmente tus avances. Otra opción es usar el cinturón, si lo llevas habitualmente. Toma nota del agujero que usas al principio y comprueba tus progresos con la cantidad de agujeros que vas corriendo. Evidentemente, si observas que tienes que aflojártelo en lugar de apretártelo, quizá debas evaluar tu ingesta de alimentos procesados.

No hagas ejercicio hasta dos o tres horas después de haber comido

En el capítulo 8 vimos cómo la gravedad puede ser un enemigo formidable de la comodidad cuando te echas un rato después de comer, sobre todo si el proceso digestivo en el estómago no ha terminado aún. Podemos aplicar esta misma lógica al ejercicio. Si intentas practicarlo con el estómago lleno o incluso parcialmente lleno, corres más riesgo de que determinados movimientos o tipos de movimiento provoquen un aumento de la presión sobre el esfínter esofágico inferior y con ello una entrada de jugos gástricos y pepsina, que dañan los tejidos. Para impedirlo, asegúrate de que dejas pasar al menos dos horas después de comer antes de hacer ejercicio y tres después de las comidas más abundantes. Dependiendo de tus horarios, es posible que eso te exija hacer deporte antes de desayunar. Si lo haces con una intensidad moderada, no hay ningún problema, pero presta siempre atención a cómo te sientes. Intenta beber dos vasos de agua al levantarte para que tu cuerpo esté bien hidratado antes de empezar con la práctica. Evita tomar café, té o cualquier tipo de zumo cítrico antes del ejercicio, porque pueden exacerbar el reflujo. Si estás en la Fase Curativa, ya habrás eliminado estas bebidas durante todo el día, pero incluso después de completar la fase inicial es muy conveniente seguir esta norma antes de hacer ejercicio.

No hagas ejercicios que provoquen una tensión excesiva
en la pared abdominal ni que estimulen el movimiento
ascendente de los jugos gástricos

Cuando nuestro objetivo es prevenir el reflujo, el tipo de ejercicio que hacemos puede ser tan importante como el momento en que lo practicamos. Debemos evitar los movimientos que requieren una tensión importante en la pared abdominal, que es esencialmente el tronco, así como aquellos que exigen una postura agachada constante y los que nos obligan a colocar de forma repetida la cabeza por debajo de la cintura. Entre ellos estarían los siguientes:

- Levantamiento de peso.
- Sentadillas, crunches, elevaciones de piernas y otros ejercicios abdominales parecidos (aunque la tabla hecha de forma correcta puede tolerarse bien).
- Ciclismo de competición, que requiere una postura encogida (las clases de *spinning* pueden exigir una postura similar, pero en la mayoría de los casos podemos ajustar la altura del manillar para no tener que encogernos excesivamente).
- Gimnasia o yoga avanzados.
- Cualquier actividad que exija saltar mucho: ejercicios aeróbicos de gran impacto, carrera enérgica, salto de cuerda.
- El surf, que ejerce mucha presión sobre la parte superior del abdomen.

Si practicas estas actividades de forma regular, no pretendo que dejes de hacerlas. Lo que sí te aconsejo es que prestes una atención especial a la planificación de los horarios de las comidas y del deporte. Respeta estrictamente la norma de dejar pasar entre dos y tres horas entre la comida y el ejercicio y toma nota de cualquier cambio que pueda producirse en tus síntomas. Si descubres que alguna actividad desencadena la aparición de reflujo, deja de hacerla hasta que hayas terminado la Fase Curativa.

Algunos de los ejercicios que no son problemáticos para el reflujo y que puedes probar son el pedaleo en una bicicleta estática o con un manillar suficientemente alto para que no tengas que estar demasiado encogido, caminar a paso vivo, el yoga suave, el entrenamiento con pesas (no muy grandes) y el entrenamiento con peso corporal con tandas cortas de actividad moderada o vigorosa. Los periodos prolongados de ejercicio fuerte pueden exacerbar el reflujo ácido e incrementar la inflamación, así que es preferible que las tandas de esfuerzo máximo sean más bien cortas. Te repito que lo más importante del ejercicio para las personas con reflujo es que prestes atención a cómo te sientes. La tolerancia al deporte varía de una persona a otra y quizá descubras que con hacer unos pequeños ajustes en las horas de comer y las de la práctica deportiva es más que suficiente.

No tomes bebidas deportivas durante la práctica ni después (en realidad, es mejor que no las tomes nunca)

Muchas bebidas deportivas, en especial Gatorade, contienen grandes cantidades de ácido cítrico capaz de dañar directamente el tejido esofágico. No debes tomar nunca este tipo de bebidas si sufres reflujo ácido, pero sobre todo cuando estás haciendo ejercicio y ya se ha producido un aumento de la presión sobre el esfínter esofágico inferior.

Cuando estés listo: una rutina HIIT para tu salud

El entrenamiento interválico de alta intensidad (HIIT) es un estilo que se ha puesto de moda últimamente gracias en gran medida a que está formado por rutinas cortas y eficientes. Este tipo de entrenamiento te hace realizar ejercicios con peso corporal con intensidades alternas, desde esfuerzo máximo a poco esfuerzo o ninguno, y las rutinas pueden durar entre siete minutos y tres cuartos de hora. Tiene múltiples beneficios: puede ser una de las formas más eficaces de cambiar la composición corporal y de quemar grasa abdominal; además, ayuda a mejorar la función endotelial, un elemento muy importante para la circulación y las distintas funciones celulares de todo el cuerpo, incluido el esófago; y resulta sumamente eficaz para mejorar el control de la glucosa, con lo que ayuda a mantener equilibrado el nivel de azúcar en sangre. Pero quizá lo mejor de todo sea que es completamente adaptable a tu nivel personal de forma física. Te permite determinar con exactitud lo que significa para ti un esfuerzo vigoroso.

He comprobado que el entrenamiento interválico ayuda a muchas personas a cambiar su cuerpo, aunque solo sea porque elimina la excusa de no tener tiempo para hacer deporte. Esa fue mi experiencia personal con las rutinas HIIT que he realizado: aunque resultan duras, en cuarenta minutos tienes tiempo para romper a sudar con profusión, terminar y ducharte.

Puedes probar las rutinas para principiantes que te muestro, creadas en colaboración con Faith Murphy, una profesora de Nueva York titulada por la Academia Estadounidense de Medicina Deportiva y la Asociación Internacional de Ciencias Deportivas, y con el club deportivo neoyorquino de élite Equinox. Al incluir intervalos más intensos, es preferible hacer un poco de calentamiento antes de comenzar cualquier rutina HIIT; los músculos fríos no responden bien a los esfuerzos totales, por muy cortos que sean. A continuación puedes hacer una de las tres rutinas que te presento: una es de cardio en bicicleta estática, la segunda es de cardio con carrera o caminando y la tercera se centra en ejercicios con peso corporal. Elijas la que elijas, asegúrate de que vigilas tus síntomas de reflujo y, en caso necesario, modifica la intensidad.

Calentamiento HIIT

Haz tantas tandas completas como puedas en 5 minutos sin parar.

Principiante

Actividad	*Repeticiones*
Sentadillas sin peso	10
Jumping jack o saltos de tijera	20
Zancada inversa izquierda	5
Zancada inversa derecha	5
Flexiones apoyando las rodillas	5
Plancha con flexión de cadera alternando las piernas	10
Abdominales largos hasta sentarse	5

HIIT cardio en bicicleta

Principiante: 37 minutos

Minutos	*Actividad*
5 minutos	Pedaleo de calentamiento.
1 minuto	Pedaleo a máxima intensidad. Se puede hacer con las marchas, la resistencia, la velocidad o una combinación de varias de ellas.
3 minutos	Pedaleo de recuperación.
1 minuto	Pedaleo a máxima intensidad. Se puede hacer con las marchas, la resistencia, la velocidad o una combinación de varias de ellas.
3 minutos	Pedaleo de recuperación.
1 minuto	Pedaleo a máxima intensidad. Se puede hacer con las marchas, la resistencia, la velocidad o una combinación de varias de ellas.
3 minutos	Pedaleo de recuperación.
1 minuto	Pedaleo a máxima intensidad. Se puede hacer con las marchas, la resistencia, la velocidad o una combinación de varias de ellas.
3 minutos	Pedaleo de recuperación.
1 minuto	Pedaleo a máxima intensidad. Se puede hacer con las marchas, la resistencia, la velocidad o una combinación de varias de ellas.
3 minutos	Pedaleo de recuperación.
1 minuto	Pedaleo a máxima intensidad. Se puede hacer con las marchas, la resistencia, la velocidad o una combinación de varias de ellas.
3 minutos	Pedaleo de recuperación.
3 minutos	Pedaleo a una intensidad alta que pueda mantenerse durante tres minutos.
5 minutos	Relajación: pedaleo más lento.

HIIT cardio de caminar/trotar/esprintar

Principiante: 30 minutos

Minutos	*Actividad*
5 minutos	Caminar para calentar
5 minutos	Caminar a paso vivo
30 segundos	Trotar
3 minutos	Caminar
30 segundos	Trotar
3 minutos	Caminar
30 segundos	Trotar
3 minutos	Caminar
30 segundos	Trotar
3 minutos	Caminar
1 minuto	Trotar
5 minutos	Caminar: relajar

HIIT ejercicios con peso corporal

Completa tantas tandas como te sea posible en 20 minutos con un descanso de 30 a 60 segundos después de cada tanda terminada.

Principiante	**Repeticiones/ Duración**
Burpee o flexión con salto modificada: sentadilla, separar los pies para hacer una plancha, sentadilla de nuevo, de pie	5 repeticiones

Plancha del delfín: plancha, avanzar los pies hacia las manos para formar una V con el cuerpo, doblar los codos y estirarse	5 repeticiones
Zancada inversa: alternando piernas	10 repeticiones
Plancha con los brazos estirados	30 segundos
Sentadilla amplia: sentadilla, pecho arriba, manos en las caderas	10 repeticiones
Trabajo de tronco a gatas: estirar el brazo derecho hacia adelante y volver a la posición inicial; estirar el brazo izquierdo hacia adelante y volver a la posición inicial	4 repeticiones
Trabajo de tronco a gatas: estirar la pierna izquierda hacia adelante y volver a la posición inicial; estirar la pierna derecha hacia adelante y volver a la posición inicial	4 repeticiones

Relajación y estiramiento

Gato y vaca
Gato: Postura a gatas; redondea la espalda hacia arriba y deja caer la cabeza.
Vaca: Postura a gatas; deja caer el estómago, lleva el pecho hacia adelante y levanta la mirada.

Hombro/tronco
Desde la postura a gatas, levanta el brazo derecho, gírate hacia la izquierda, coloca el brazo derecho por

dentro y por debajo del izquierdo con la palma de la mano hacia arriba y apoya la mejilla derecha sobre el suelo. Vuelve a colocarte a gatas.

Levanta el brazo izquierdo, gírate hacia la derecha, coloca el brazo izquierdo por dentro y por debajo del derecho con la palma de la mano hacia arriba y apoya la mejilla izquierda sobre el suelo.

Flexor de la cadera / isquiotibial / cuádriceps de rodillas

Adelanta el pie izquierdo, levanta el pecho, coloca la columna recta y baja la rodilla derecha.

Mueve el cuerpo hacia adelante hasta estirar la parte delantera de la pierna derecha.

Siéntate sobre el talón derecho y estira la pierna izquierda para trabajar el isquiotibial.

Adelanta el pie derecho, levanta el pecho, coloca la columna recta y baja la rodilla izquierda.

Mueve el cuerpo hacia adelante hasta estirar la parte delantera de la pierna izquierda.

Siéntate sobre el talón izquierdo y estira la pierna derecha para trabajar el isquiotibial.

Postura del niño

Colócate de rodillas. A continuación, siéntate sobre los talones e inclínate hacia adelante flexionando la pelvis. Camina hacia adelante con las manos estirando bien los brazos. Baja lentamente el tronco hasta los muslos y apoya la frente sobre el suelo. Si no llegas cómodamente hasta el suelo, hazlo sobre un bloque o una manta.

Una última palabra sobre el ejercicio y el reflujo ácido

Como médico interesado en que goces de buena salud general y tengas una larga vida, lo que defiendo simplemente es que incluyas más movimiento —sea del tipo que sea— en tu vida diaria.

Esto se aplica especialmente a esas personas que pasan gran parte del día sentadas, una actividad que se ha denominado el «nuevo tabaquismo» por su vinculación con el aumento del riesgo de sufrir determinados cánceres, enfermedades cardíacas y diabetes tipo 2. Este vínculo podría estar relacionado con el hecho de que el tiempo empleado en actividades sedentarias se ha asociado con unos niveles elevados de inflamación, algo que según ya sabemos tiene mucha relación con una larga lista de enfermedades.

Sin embargo, como soy especialista, voy a ser más específico; quiero que el movimiento que hagas sea estratégico y que complemente el plan de alimentación ayudando a acelerar la recuperación de los daños provocados por la acidez. En este caso, el movimiento no es solo ejercicio, sino que incluye también la forma de respirar y cómo y cuándo te mueves, sobre todo después de comer.

Ya sabes que el mejor tipo de ejercicio para una persona con problemas de acidez es aquel que cumple una serie de requisitos: no resulta demasiado agotador, porque si lo fuera podría desencadenar el reflujo; favorece la pérdida de peso, sobre todo en la zona abdominal; se puede personalizar basándonos en el nivel de forma física de cada uno, y es algo que puedes practicar de forma continuada. Según estos criterios, te animo a que pruebes los ejercicios HIIT que te muestro en este capítulo, aunque cualquier aumento en tus movimientos diarios será mejor que nada.

Antes de salir para el gimnasio o a dar tu paseo, recuerda esto: la herramienta más poderosa contra el reflujo ácido van a ser los cambios alimentarios que has leído en los capítulos anteriores, pero el ejercicio puede conseguir una mejoría muy profunda que supera la que puedes obtener solo con la dieta.

Conclusión
VIVIR UNA VIDA SIN REFLUJO

En la primera parte de este libro aprendiste que estamos en un punto crucial en lo que se refiere a las enfermedades relacionadas con la acidez. Solo en Estados Unidos, más de sesenta millones de personas sufren ERGE al menos una vez al mes, y cada día se diagnostica a cuarenta y seis personas con cáncer de esófago, la manifestación más grave de este tipo de lesiones. Espero que hayas asimilado el concepto de que los daños que provocan los ácidos y las enfermedades que llevan aparejadas no son inevitables y que tú tienes la facultad de revertir esta tendencia hacia las formas más graves. Está claro que no tienes que hacerlo solo; esta biblia de la supervivencia en un mundo muy rico en ácidos te acompañará siempre.

Cuando no la tengas contigo, puedes recurrir a los principios básicos del programa, porque estos no te van a fallar nunca. Para evitar los daños que provoca la acidez y los soldados destructivos de la inflamación, no fumes, come a tus horas, sigue practicando las técnicas de cocción bajas en ácido y consume solo alimentos mínimamente procesados. Asegúrate de llevar una dieta compuesta por alimentos de baja acidez equilibrada con macronutrientes naturales, micronutrientes y muy rica en fibra. Y, evidentemente, despídete de los refrescos.

En mi vida profesional he visto como los pacientes consiguen cambiar su vida cuando respetan con constancia estos principios. Los que sufrían ardor de estómago y regurgitación han experimentado mejorías drásticas y sostenibles... hasta tal punto que casi todos los que no tenían diagnosticado un esófago de Barrett han podido dejar los inhibidores de la bomba de protones. Lo mismo puedo decir de las personas que han acudido a mi consulta con síntomas de reflujo laringofaríngeo como tos crónica, ronquera, sensación de tener algo atascado en la garganta, necesidad frecuente de aclararse la garganta, goteo retronasal y dificultades para tragar. Es decir, la dieta funciona si no dejas de hacerla.

La guinda del programa (¡naturalmente, no al marrasquino, que está bañada en ácido!) ha sido la respuesta por parte de los pacientes que también sufrían enfermedades autoinmunes como síndrome del intestino irritable, enfermedad de Crohn, psoriasis, fibromialgia y artritis reumatoide. Seguir de una forma estricta la Fase Curativa de la Dieta Antiácido les ha ayudado a disminuir y en algunos casos incluso a eliminar los síntomas y la necesidad de medicamentos antiinflamatorios, como esteroides y antiinflamatorios no esteroideos. Al parecer, el efecto antiinflamatorio de la dieta fue suficientemente potente como para calmar la inflamación de todo el cuerpo. De todas formas, esto no era más que una teoría hasta el mismo día en que estaba terminando de redondear la escritura de este libro, cuando se publicó en la revista *Journal of the American Medical Association* un estudio revolucionario.

Este estudio, publicado el 17 de mayo del 2016, y el editorial correspondiente, proporcionaron pruebas de que el ácido refluido da inicio a una respuesta inflamatoria de los tejidos profundos que desencadena la segregación de un cuerpo cada vez mayor de proteínas proinflamatorias. El vínculo entre los daños producidos por la acidez y el empeoramiento de los síntomas inflamatorios sistémicos, que yo había podido observar en mi práctica profesional durante tantos años, quedaba validado científicamente.

Este descubrimiento tiene una enorme importancia clínica, pero se puede expresar de una forma muy sencilla para que comprendas lo que significa para ti y para tu compromiso, espero que duradero, con una dieta pobre en ácidos: lo más probable es que los resultados vayan mucho más allá de la supresión de los síntomas del reflujo y podrían en último término traducirse en un menor riesgo de sufrir las enfermedades denominadas inflamatorias que asolan a tantas personas hoy en día.

Este estilo de vida ampliado sirve también para mantener a raya los daños provocados por la acidez y la inflamación, pero no le des demasiadas vueltas. Céntrate en hacer ejercicio a menudo porque eso te ayudará a tener un peso saludable, a dormir mejor y a tolerar mejor el estrés (y recuerda que cuanto más constante sea tu actividad física, más disfrutarás con ella y mejores resultados obtendrás). Practica técnicas de respiración; te ayudarán a crear calma incluso en mitad de una jornada estresante, y aprende a utilizarlas también al caer la noche, en esos momentos en los que te resulta difícil alcanzar el mundo de los sueños.

Pasa el testigo del reflujo laringofaríngeo

Me gustaría que el punto fundamental con el que te quedaras fuera que pasaras el testigo del reflujo laringofaríngeo. Ahora cuentas con una información muy poderosa; sabes que síntomas del reflujo laringofaríngeo como la tos, la ronquera, la necesidad de aclararse la garganta y la sensación de tener algo atascado en la garganta pueden indicar la presencia de unos daños que la acidez lleva provocando desde hace mucho tiempo, ese tipo de daños que precede a lo que probablemente se convierta en la segunda causa más frecuente de cáncer en el mundo occidental: el de esófago. La transmisión de este mensaje tan extremadamente importante se ha convertido en mi cruzada personal y tengo la intención de seguir con ella hasta que cambie la idea de que el reflujo ácido es inocuo. Espero que tú, como parte de la minoría informada, me ayudes también a propagarlo.

Esto no quiere decir que debas ir por ahí haciendo diagnósticos, pero sí espero que si conoces a alguien que sufre síntomas duraderos relacionados con la garganta le animes a acudir al médico o, aunque solo sea, a coger *Antiácido* como primera medida. Mi máxima esperanza es llegar a detener la tendencia alcista del cáncer de esófago y empezar a revertir su curso. Y esto es algo que solo podemos conseguir juntos.

MENÚS CON POCA ACIDEZ PARA OCASIONES ESPECIALES

Aunque alimentar y agasajar a grupos grandes de personas puede parecer complicado para una persona con problemas de acidez, debes saber que existen muchas posibilidades que tanto tus invitados como tú podéis disfrutar. Y lo mejor de todo es que nadie se dará cuenta de que han desaparecido algunos de los ingredientes que favorecen la acidez y que suelen estar presentes en todas las comidas. Cuando estés en la Fase de Mantenimiento puedes dejar volar tu creatividad. No tienes más que multiplicar los ingredientes de las recetas por el número de personas que van a participar en la comida y seguir las que incluye este libro. Aquí tienes unas cuantas opciones para ocasiones especiales:

Cena de San Valentín para dos personas
Remolachas Asadas y Pepino Fresco con Cremosa Salsa para Mojar de Alubias Blancas (página 243)
Fletán Glaseado con Miso y Agave Acompañado de Col China con Sésamo (página 234)
Suntuosa Tarta de «Chocolate» (página 309)

Desayuno especial para los fines de semana
Plato de fruta fresca
Plato de varias salsas para mojar: Tapenade de Manzana y
   Remolacha (página 275), Paté de Aceitunas y Alcacho-
   fas (página 276) y Falso Hummus de Garrofón (página
   278) con verduras crudas
Frittata de Queso de Cabra y Espinacas (página 273)
Barritas de Coco y Zanahoria (página 312)
Magdalenas de Calabacín con Ganache de «Chocolate» (pá-
   gina 314)

Barbacoa estival
Sopa Fría de Verduras (página 283)
Ensalada Mexicana de Gambas con Aguacate, Frijoles Ne-
   gros y Cilantro (página 239)
Hamburguesas de Pavo con Ensalada de Rúcula y Jengibre
   (página 235)
Cóctel de Sandía y Mozzarella (página 250)
Galletas Crujientes de «Chocolate» Antiácido (página 303)

Festín para celebraciones especiales
Puré de Calabaza con Champiñones a la Plancha y Hierbas
   (página 246)
Pastel de Carne Simplificado y Perfeccionado (página 291)
Ensalada de Coles de Bruselas con Nueces Pecanas, Uvas
   Pasas y Manzana (página 298)
Tabla de quesos para después de cenar (página 312)
Crostata de Manzana (página 306)

Comida de Año Nuevo

Sopa de Setas Silvestres y Cebada (página 286)

Ensalada de Remolacha y Quinua con Col Crespa al Vapor y Garbanzos (página 244)

Salmón Asado Relleno con Batatas (página 279)

Peras Hervidas con Ganache de Algarroba y Pistachos (página 253)

LECTURAS COMPLEMENTARIAS

Te animo a que sigas leyendo para estar siempre al tanto de las últimas noticias en lo que se refiere a la enfermedad por reflujo gastroesofágico, de las actualizaciones sobre las investigaciones y de los últimos descubrimientos, todo lo cual encontrarás en mi página web, acidwatcher.com [en inglés]. Si estás interesado en la literatura clínica sobre este tema, te propongo que eches un vistazo a los estudios que se refieren en la sección de bibliografía de este libro. Si deseas aumentar tus conocimientos acerca de la industria alimentaria, los desafíos alimentarios que tenemos ante nosotros, lo que podría ser el futuro y lo que podemos hacer para impedirlo, te recomiendo los siguientes libros:

Food Matters: A Guide to Conscious Eating, de Mark Bittman. Nueva York: Simon and Schuster, 2009.
Bitter Harvest: A Chef's Perspective on the Hidden Dangers in the Foods We Eat and What You Can Do about It, de Ann Cooper y Lisa M. Holmes. Nueva York: Routledge, 2000.
Salt Sugar Fat: How the Food Giants Hooked Us, de Michael Moss. Nueva York: Random House, 2014.
The Omnivore's Dilemma: A Natural History of Four Meals, de Michael Pollan. Nueva York: Penguin, 2006.

BIBLIOGRAFÍA

En la página web acidwatcher.com puedes encontrar biblio-grafía adicional [en inglés].

Introducción

Nason, K; P Wichienkuer *et al*. «Gastroesophageal Reflux Disea-se Symptom Severity, Proton Pump Inhibitor Use, and Eso-phageal Carcinogenesis», *Archives of Surgery* 146, n.° 7 (2011): 851–858.

Siegel, RL; KD Miller *et al*. «Cancer Statistics, 2016», *CA: A Cancer Journal for Clinicians* 66, n.° 1 (2016): 7–30.

Capítulo 1: Daños provocados por la acidez de los alimentos

Dent, J; HB El-Serag *et al*. «Epidemiology of Gastro-Oesopha-geal Reflux Disease: A Systematic Review», *Gut* 54, n.° 5 (2005): 710–717.

El-Serag, HB; S Sweet *et al*. «Update on the Epidemiology of Gastro-Oesophageal Reflux Disease: A Systematic Review», *Gut* 63, n.° 6 (2014): 871–880.

Fass, R; SF Quan *et al.* «Predictors of Heartburn during Sleep in a Large Prospective Cohort Study», *Chest* 127, n.° 5 (2005): 1658–1666.

Koufman, JA. «Low-Acid Diet for Recalcitrant Laryngopharyngeal Reflux: Therapeutic Benefits and Their Implications», *Annals of Otology, Rhinology and Laryngology* 120, n.° 5 (2011): 281–287.

Koufman, JA; JE Aviv *et al.* «Laryngopharyngeal Reflux: Position Statement of the Committee on Speech, Voice, and Swallowing Disorders of the American Academy of Otolaryngology–Head and Neck Surgery», *Otolaryngology Head and Neck Surgery* 127, n.° 1 (2002): 32–35.

Niemantsverdriet, EC; R Timmer *et al.* «The Roles of Excessive Gastrooesophageal Reflux, Disordered Oesophageal Motility and Decreased Mucosal Sensitivity in the Pathogenesis of Barrett's Oesophagus», *European Journal of Gastroenterology and Hepatology* 9, n.° 5 (1997): 515–519.

Reavis, K; C Morris *et al.* «Laryngopharyngeal Reflux Symptoms Better Predict the Presence of Esophageal Adenocarcinoma Than Typical Gastroesophageal Reflux Symptoms», *Annals of Surgery* 239, n.° 6 (2004): 849–858.

Capítulo 2: El reflujo ácido, el esófago
y su conexión con el cáncer

Angelopoulos, TJ; J Lowndes *et al.* «The Effect of High-Fructose Corn Syrup Consumption on Triglycerides and Uric Acid», *Journal of Nutrition* 139, n.° 6 (2009): 1242S–1245S.

Aviv, JE. «pH Basics and the pH of Commonly Consumed Foods», en *Killing Me Softly from Inside: The Mysteries and Dangers of Acid Reflux and Its Connection to America's Fas-*

test *Growing Cancer with a Diet That May Save Your Life*, 70–78. North Charleston, SC: CreateSpace, 2014.

Carpenter, M. «Introduction: A Bitter White Powder», en *Caffeinated: How Our Daily Habit Helps, Hurts and Hooks Us*, XVI. Nueva York: Hudson Street Press, 2014.

— «Why Do Americans Drink Half as Much Coffee Today as They Did 60 Years Ago?», *Zócalo Public Square*, 22 de abril del 2014. http://www.zocalopublicsquare.org/2014/04/21/why-do-americans-drink-half-as-much-coffee-today-as-they-did-60-years-ago/ideas/nexus/.

Chin, TW; M Loeb *et al.* «Effects of an Acidic Beverage (Coca-Cola) on Absorption of Ketoconazole», *Antimicrobial Agents and Chemotherapeutics* 39, n.º 8 (1995): 1671–1675.

Lacy, BE; J Carter *et al.* «The Effects of Intraduodenal Nutrient Infusion on Serum CCK, LES Pressure, and Gastroesophageal Reflux», *Neurogastroenterology and Motility* 23, n.º 7 (2011): 631–638.

Lada, MJ; DR Nieman *et al.* «Gastroesophageal Reflux Disease, Proton-Pump Inhibitor Use and Barrett's Esophagus in Esophageal Adenocarcinoma: Trends Revisited», *Surgery* 154, n.º 4 (2013): 856–866.

Lyden, E. «High Fructose Corn Syrup: A Food to Completely Avoid to Stay Healthy». *Mic.*, 6 de octubre del 2012. http://mic.com/articles/15310/high-fructose-corn-syrup-a-food-to-completely-avoid-to-stay-healthy.

McQuaid, KR, y L Laine. «A Systematic Review and Meta-Analysis of Randomized, Controlled Trials of Moderate Sedation for Routine Endoscopic Procedures», *Gastrointestinal Endoscopy* 67, n.º 6 (2008): 910–923.

Moss, M. *Salt Sugar Fat: How the Food Giants Hooked Us.* Nueva York: Random House, 2014.

Peery, AF; ES Dellon *et al.* «Burden of Gastrointestinal Disease in the United States: 2012 Update», *Gastroenterology* 143, n.° 5 (2012): 1179–1187.

Pohl, H, y HG Welch. «The Role of Over-Diagnosis and Reclassification in the Marked Increase of Esophageal Adenocarcinoma Incidence», *Journal of the National Cancer Institute* 97, n.° 2 (2004): 142–146.

Samuels, TL; AC Pearson *et al*. «Curcumin and Anthocyanin Inhibit Pepsin-Mediated Cell Damage and Carcinogenic Changes in Airway Epithelial Cells», *Annals of Otology, Rhinology and Laryngology* 122, n.° 10 (2013): 632–641.

Sandner, A; J Illert *et al*. «Reflux Induces DNA Strand Breaks and Expression Changes of MMP1+9+14 in a Human Miniorgan Culture Model», *Experimental Cell Research* 319, n.° 19 (2013): 2905–2915.

Shaheen, NJ; GW Falk *et al*. «ACG Clinical Guideline: Diagnosis and Management of Barrett's Esophagus», *American Journal of Gastroenterology* 111, n.° 1 (2016): 30–50.

Soyer, T; OU Soyer *et al*. «Pepsin Levels and Oxidative Stress Markers in Exhaled Breath Condensate of Patients with Gastroesophageal Reflux Disease», *Journal of Pediatric Surgery* 48, n.° 11 (2013): 2247–2250.

Stanhope, KL; JM Schwarz *et al*. «Consuming Fructose-Sweetened, Not Glucose-Sweetened, Beverages Increases Visceral Adiposity and Lipids and Decreases Insulin Sensitivity in Overweight/Obese Humans», *Journal of Clinical Investigation* 119, n.° 5 (2009): 1322–1334.

U. S. Food and Drug Administration. «Draft Guidance for Industry: Acidified Foods. Food and Drug Administration». Actualizado el 11 de enero del 2016. http://www.fda.gov/Food/ GuidanceRegulation/ Guidance Documents RegulatoryInformation/AcidifiedLACF/default.htm.

Capítulo 3: Inflamado

Amara, BI; A Karray *et al.* «Dimethoate Induces Kidney Dysfunction, Disrupts Membrane-Bound ATPases and Confers Cytotoxicity through DNA Damage: Protective Effects of Vitamin E and Selenium», *Biological Trace Element Research* 156 (2013): 230–242.

Ayzi, S; JA Hagen *et al.* «Obesity and Gastroesophageal Reflux: Quantifying the Association between Body Mass Index, Esophageal Acid Exposure, and Lower Esophageal Sphincter Status in a Large Series of Patients with Reflux Symptoms», *Journal of Gastrointestinal Surgery* 13 (2009): 1440–1447.

Fisichella, PM, y MG Patti. «Gastroesophageal Reflux Disease and Morbid Obesity: Is There a Relation?», *Société Internationale de Chirurgie* 33 (2009): 2034–2038.

Gorman, C; A Park *et al.* «Cellular Inflammation: The Secret Killer», Peabody, MA: Inflammation Research Foundation, 2015.

Groopman, J. «Inflamed: The Debate over the Latest Cure-All Craze», *New Yorker.* 30 de noviembre del 2015. http://www.newyorker.com/magazine /2015/11/30/inflamed.

Huneault, L; ME Mathieu *et al.* «Globalization and Modernization: An Obesogenic Combination», *Obesity Review* 12 (2011): e64–e72.

Lobo, V; A Patel *et al.* «Free Radicals, Antioxidants, and Functional Foods: Impact on Human Health», *Pharmacognosy Review* 4, n.° 8 (2010): 118–126.

Marseglia, L; G D'Angelo *et al.* «Oxidative Stress in Obesity: A Critical Component in Human Diseases», *International Journal of Molecular Sciences* 16 (2015): 378–400.

Nutrition Science Initiative. «By the Numbers». Consultado el 20 de junio del 2016. http://www.nusi.org/by-the-numbers/.

Priyanka, A; AS Sasidharan *et al.* «Curcumin Improves Hypoxia
Induced Dysfunctions in 3T3L1 Adipocytes by Protecting
Mitochondria and Down Regulating Inflammation», *BioFac-
tors* 40 (2014): 513–523.

Rahman, K. «Studies on Free Radicals, Antioxidants, and Co-Fac-
tors», *Clinical Interventions in Aging* 2, n.º 2 (2007): 219–
236.

Shahteen, N; GW Falk *et al.* «ACG Clinical Guideline: Diagnosis and Management of Barrett's Esophagus», *American Journal of Gastroenterology* (2015). doi:10.1038/ajg.2015.322.

Capítulo 4: La búsqueda del tratamiento

Aisenberg J; JV Brill *et al.* «Sedation for Gastrointestinal Endoscopy: New Practices, New Economics», *American Journal of
Gastroenterology* 100, n.º 5 (2005): 996–1000.

Al-Awabdy, B, y CM Wilcox. «Use of Anesthesia on the Rise in
Gastrointestinal Endoscopy», *World Journal of Gastrointestinal Endoscopy* 16, n.º 5 (2013): 1–5.

Altman, K; CB Simpson *et al.* «Cough and Paradoxical Vocal
Fold Motion», *Otolaryngology Head and Neck Surgery* 127,
n.º 6 (2002): 501–511.

Aviv, JE. «Transnasal Esophagoscopy: State of the Art», *Otolaryngology Head and Neck Surgery* 135, n.º 4 (2006): 616–619.

Aviv, JE; T Takoudes *et al.* «Office-Based Esophagoscopy: A Pre-
liminary Report», *Otolaryngology Head and Neck Surgery*
125, n.º 3 (2001): 170–175.

Aviv, JE, y LF Johnson. «Flexible Endoscopic Evaluation of Swa-
llowing with Sensory Testing (FEESST) to Diagnose and
Manage Patients with Pharyngeal Dysphagia», *Practical
Gastroenterology* 24 (2000): 52–59.

Aviv, JE; M Parides *et al.* «Endoscopic Evaluation of Swallowing as an Alternative to 24-Hour pH Monitoring to Diagnose Extra-Esophageal Reflux», *Annals of Otology, Rhinology and Laryngology* 109, suppl. 184 (2000): 25–27.

Christopher, KL; RP Wood II *et al.* «Vocal-Cord Dysfunction Presenting as Asthma», *New England Journal of Medicine* 308, n.° 26 (1983): 1566–1570.

Cohen, L; M DeLegge *et al.* «AGA Institute Review of Endoscopic Sedation», *Gastroenterology* 133, n.° 2 (2007): 675–701.

Cohen, LB, y AA Benson. «Issues in Endoscopic Sedation.» *Gastroenterology and Hepatology* 5, n.° 8 (2009): 565–570.

Enestvedt, BK; GM Eisen *et al.* «Is the American Society of Anesthesiologists Classification Useful in Risk Stratification for Endoscopic Procedures?», *Gastrointestinal Endoscopy* 77, n.° 3 (2013): 464–471.

Harding, SM, y JE Richter. «The Role of Gastroesophageal Reflux in Chronic Cough and Asthma», *Chest* 111, n.° 5 (1997): 1389–1402.

Lee, B, y P Woo. «Chronic Cough as a Sign of Laryngeal Sensory Neuropathy: Diagnosis and Treatment», *Annals of Otology, Rhinology and Laryngology* 114, n.° 4 (2005): 253–257.

Liu, H, DA Waxman *et al.* «Utilization of Anesthesia Services during Outpatient Endoscopies and Colonoscopies and Associated Spending in 2003–2009», *Journal of the American Medical Association* 307, n.° 11 (2012): 1178–1184.

McQuaid, K, y L Laine. «A Systematic Review and Meta-Analysis of Randomized, Controlled Trials of Moderate Sedation for Routine Endoscopic Procedures», *Gastrointestinal Endoscopy* 67, n.° 6 (2008): 910–923.

Mintz, S, y JK Lee. «Gabapentin in the Treatment of Intractable Chronic Cough: Case Reports», *American Journal of Medicine* 119, n.° 5 (2006): 13–15.

Mishriki, YY. «Laryngeal Neuropathy as a Cause of Chronic Intractable Cough», *American Journal of Medicine* 120, n.° 2 (2007): 5–7.

Morrison, M; L Rammage *et al.* «The Irritable Larynx Syndrome», *Journal of Voice* 13, n.° 3 (1999): 447–455.

Murry, T; R Branski *et al.* «Laryngeal Sensory Deficits in Patients
with Chronic Cough and Paradoxical Vocal Fold Movement
Disorder», *Laryngoscope* 120, n.° 8 (2010): 1576–1581.

Murry, T, y C Sapienza. «The Role of Voice Therapy in the Management of Paradoxical Vocal Fold Motion, Chronic Cough, and Laryngospasm», *Otolaryngology Clinics of North
America* 43, n.° 1 (2010): 73–83.

Murry, T; A Tabaee *et al.* «Respiratory Retraining of Refractory
Cough and Laryngopharyngeal Reflux in Patients with Paradoxical Vocal Fold Movement Disorder», *Laryngoscope*
114, n.° 8 (2004): 1341–1345.

Murry, T; A Tabaee *et al.* «Respiratory Retraining Therapy and
Management of Laryngopharyngeal Reflux in the Treatment
of Patients with Cough and Paradoxical Vocal Fold Movement Disorder», *Annals of Otology, Rhinology and Laryngology* 115, n.° 10 (2006): 754–758.

Newman, KB; UG Mason III *et al.* «Clinical Features of Vocal
Cord Dysfunction», *American Journal of Respiratory and
Critical Care Medicine* 152, n.° 4 (1995): 1382–1386.

Petrini, J, y J Egan. «Risk Management Regarding Sedation/Anal-
gesia», *Gastrointestinal Endoscopic Clinicians of North America* 14, n.° 2 (2004): 401–414.

Phua, SY; LP McGarvey *et al.* «Patients with Gastro-Esophageal
Reflux Disease and Cough Have Impaired Laryngopharyngeal Mechanosensitivity», *Thorax* 60, n.° 6: 488–491.

Rex, DK; VP Deenadayalu *et al.* «Endoscopist-Directed Administration of Propofol: A Worldwide Safety Experience»,
Gastroenterology 137, n.° 4 (2009): 1229–1237.

Rogers, JH, y PM Stell. «Paradoxical Movement of the Vocal Cords as a Cause of Stridor», *Journal of Laryngology and Otology* 92, n.° 2 (1978): 157–158.

U. S. Preventive Services Task Force. «Screening for Colorectal Cancer: U.S. Preventive Services Task Force Recommendation Statement», Publicación *AHRQ* 08-05124-EF-3. Rockville, MD: Agency for Healthcare Research and Quality, 2008.

Vargo, JJ; LB Cohen *et al.* «Position Statement: Nonanesthesiologist Administration of Propofol for GI Endoscopy», *American Journal of Gastroenterology* 104, n.° 12 (2009): 2886–2892.

Vertigan, AE; DG Theodoros *et al.* «The Relationship between Chronic Cough and Paradoxical Vocal Fold Movement: A Review of the Literature», *Journal of Voice* 20, n.° 3 (2006): 466–480.

Wani, MK, y GE Woodson. «Paroxysmal Laryngospasm after Laryngeal Nerve Injury», *Laryngoscope* 109, n.° 5 (1999): 694–697.

Capítulo 5: Comprender el papel de las proteínas, los hidratos de carbono y las grasas en la curación de los daños provocados por la acidez de los alimentos

Basson, M. «Gut Mucosal Healing: Is the Science Relevant?», *American Journal of Pathology* 161, n.° 4 (2002): 1101–1105.

Berry, W, y M Pollan. *Bringing It to the Table: On Farming and Food*. Berkeley, CA: Counterpoint Press, 2009.

Donaghue, K; M Pena *et al.* «Beneficial Effects of Increasing Monounsaturated Fat Intake in Adolescents with Type 1 Diabetes», *Diabetes Research and Clinical Practice* 48, n.° 3 (2000): 193–199.

Dukan, P. *The Dukan Diet: 2 Steps to Lose the Weight, 2 Steps to Keep It Off Forever.* Nueva York: Crown, 2011.

El-Serag, H; J Satia *et al.* «Dietary Intake and the Risk of Gastro-Esophageal Reflux Disease: A Cross Sectional Study in Volunteers», *Gut* 54, n.° 1 (2005): 11–17.

Esselstyn, C. *Prevent and Reverse Heart Disease: The Revolutionary, Scientifically Proven, Nutrition-Based Cure.* Nueva York: Penguin, 2007.

Food and Nutrition Board, Institute of Medicine of the National Academies. «Dietary Reference Intakes for Energy, Carbohydrate, Fiber, Fat, Fatty Acids, Cholesterol, Protein, and Amino Acids». Washington, DC: National Academies Press, 2005.

Gates, D, y L Schrecengost. *The Baby Boomer Diet: Body Ecology's Guide to Growing Younger.* Carlsbad, CA: Hay House, 2011.

Hernandez-Alonse, P; J Salas-Salvado *et al.* «High Dietary Protein Intake Is Associated with an Increased Body Weight and Total Death Risk», *Clinical Nutrition* 35, n.° 2 (2016): 496–506.

Rybicki, S. «The Importance of HUFAs in Fish Food». Consultado el 20 d ejunio del 2016. http://www.angelsplus.com/ArticleHufa.htm.

Savarino, E; N de Bortoli *et al.* «Alginate Controls Heartburn in Patients with Erosive and Nonerosive Reflux Disease», *World Journal of Gastroenterology* 18, n.° 32 (2012): 4371–4378.

Simopoulos, A. «The Importance of the Omega6/Omega3 Fatty Acid Ratio in Cardiovascular Disease and Other Chronic Diseases», *Experimental Biology and Medicine* 233, n.° 6 (2008): 674–688.

Taubes, G. «What If It's All Been a Big Fat Lie?», *New York Times,* 7 de julio del 2007. http://www.nytimes.com/2002/07/07/magazine/what-if-it-s-all-been -a-big-fat-lie.html?pagewanted=all&src=pm.

Watson, B, y L Smith. *The Fiber35 Diet: Nature's Weight Loss Secret*. Nueva York: Free Press, 2007.

Capítulo 6: La diferencia entre la cantidad de fibra recomendada y la que ingerimos, y cómo debemos resolverla

De Koning, L, y FB Hu. «Do the Health Benefits of Dietary Fiber Extend beyond Cardiovascular Disease?», *Archives of Internal Medicine* 171, n.° 12 (2011): 1069–1070.

Ghanim, H; M Batra *et al.* «The Intake of Fiber Suppresses the High Fat High Carbohydrate Meal Induced Endotoxemia, Oxidative Stress and Inflammation», *Endocrine Abstracts* 29 (2012): 613.

Lattimer, JM, y MD Haub. «Effects of Dietary Fiber and Its Components on Metabolic Health», *Nutrients* 2, n.° 12 (2010): 1266–1289.

Ma, Y; JA Griffith *et al.* «Association between Dietary Fiber and Serum CReactive Protein», *American Journal of Clinical Nutrition* 83, n.° 4 (2006): 760–766.

Park, Y; AF Subar *et al.* «Dietary Fiber Intake and Mortality in the NIH-AARP Diet and Health Study», *Archives of Internal Medicine* 171, n.° 12 (2011): 1061–1068.

Pereira, MA; E O'Reilly *et al.* «Dietary Fiber and Risk of Coronary Heart Disease: A Pooled Analysis of Cohort Studies», *Archives of Internal Medicine* 164, n.° 4 (2004): 370–376.

Rao, SSC; S Yu *et al.* «Dietary Fibre and FODMAP-Restricted Diet in the Management of Constipation and Irritable Bowel Syndrome», *Alimentary Pharmacology and Therapeutics* 41, n.° 12 (2015): 1256–1270.

Slavin, JL. «Position of the American Dietetic Association: Health Implications of Dietary Fiber», *Journal of the American Dietetic Association* 108, n.° 10 (2008): 1716–1731.

Threapleton, DE; DC Greenwood *et al.* «Dietary Fibre Intake and Risk of Cardiovascular Disease: Systematic Review and Meta-Analysis», *British Medical Journal* 347 (2013): f6879.

Watson, B, y L Smith. *The Fiber35 Diet: Nature's Weight Loss Secret.* Nueva York: Free Press, 2007.

Capítulo 7: Desarrolla tu destreza con el pH

Bonjour, JP. «Nutritional Disturbance in Acid Base Balance and Osteoporosis: A Hypothesis That Disregards the Essential Homeostatic Role of the Kidney», *British Journal of Nutrition* 110 (2013): 1168–1177.

Chiva-Blanch, G; L Badimon *et al.* «Latest Evidence of the Effects of the Mediterranean Diet in Prevention of Cardiovascular Disease», *Current Atherosclerosis Reports* 16, n.º 10 (2014): 446.

Dwyer, J; E Foulkes *et al.* «Acid/Alkaline Ash Diets: Time for Assessment and Change», *Journal of the American Dietetic Association* 85, n.º 7 (1985): 841–845.

Fenton, TR; AW Lyon *et al.* «Meta-Analysis of the Effect of the Acid-Ash Hypothesis of Osteoporosis on Calcium Balance», *Journal of Bone and Mineral Research* 24, n.º 11 (2009): 1835–1840.

Frassetto, L; R Morris *et al.* «Diet, Evolution and Aging: The Pathophysiologic Effects of the Post-Agricultural Inversion of the Potassium-to-Sodium and Base-to-Chloride Ratios in the Human Diet», *European Journal of Nutrition* 40, n.º 5 (2001): 200–213.

Fung, T; FB Hu *et al.* «The Mediterranean and Dietary Approaches to Stop Hypertension Diets and Colorectal Cancer», *American Journal of Clinical Nutrition* 92, n.º 6 (2010): 1429–1435.

Hernandez-Alonse, P; J Salas-Salvado *et al.* «High Dietary Protein Intake Is Associated with an Increased Body Weight and Total Death Risk», *Clinical Nutrition* 35, n.° 2 (2016): 496–506.

Johnston, N; P Dettmar *et al.* «Activity/Stability of Human Pepsin: Implications for Reflux Attributed Laryngeal Disease», *Laryngoscope* 117, n.° 6 (2007): 1036–1039.

Johnston, N; J Knight *et al.* «Pepsin and Carbonic Anhydrase Isoenzyme III as Diagnostic Markers for Laryngopharyngeal Reflux Disease», *Laryngoscope* 114, n.° 12 (2004): 2129–2134.

Koeppen, BM. «The Kidney and Acid-Base Regulation», *Advances in Physiology Education* 33, n.° 4 (2009): 275–281.

Myers, R. «One Hundred Years of pH», *Journal of Chemical Education* 87, n.° 1 (2010): 30–32.

Remer, T. «Influence of Diet on Acid-Base Balance», *Seminars in Dialysis* 13, n.° 4 (2000): 221–226.

Schwalfenberg, G. «The Alkaline Diet: Is There Evidence That an Alkaline pH Diet Benefits Health?», *Journal of Environmental and Public Health* (2012). Identificador del artículo 727630. doi:10.1155/2012/727630.

Speakman, JR, y SE Mitchell. «Caloric Restriction», *Molecular Aspects of Medicine* 32, n.° 3 (2011): 159–221.

Tobey, JA. «The Question of Acid and Alkali Forming Foods», *American Journal of Public Health* 26 (1936): 1113–1116.

Tucker, KL; MT Hannan *et al.* «The Acid-Base Hypothesis: Diet and Bone in the Framingham Osteoporosis Study», *European Journal of Nutrition* 40 (2001): 231–237.

Vyas, B, y S Le Quesne. *The pH Balance Diet: Restore Your Acid-Alkaline Levels to Eliminate Toxins and Lose Weight.* Berkeley, CA: Ulysses Press, 2007.

Young, R, y S Young. *The pH Miracle for Weight Loss: Balance Your Body Chemistry, Achieve Your Ideal Weight.* Nueva York: Hachette, 2010.

Capítulo 8: Acabar con los hábitos que generan acidez
y establecer prácticas que reduzcan los ácidos

Bjornholm, M. «Chronic Glucocorticoid Treatment Increases De Novo Lipogenesis in Visceral Adipose Tissue», *Acta Physiologica* 211, n.° 2 (2014): 257–259.

Blanaru, M; B Bloch *et al.* «The Effects of Music Relaxation and Muscle Relaxation Techniques on Sleep Quality and Emotional Measures among Individuals with Post-Traumatic Stress Disorder», *Mental Illness* 4, n.° 2 (2012): e13.

Chow, T. «Wake Up and Smell the Coffee: Caffeine, Coffee and the Medical Consequences», *Western Journal of Medicine* 157, n.° 5 (1992): 544–553.

Di Carlo, G, y IA Angelo. «Cannabinoids for Gastrointestinal Diseases: Potential Therapeutic Applications», *Expert Opinion on Investigational Drugs* 12, n.° 1 (2003): 39–49.

Dua, KS; SN Surapaneni *et al.* «Effect of Systemic Alcohol and Nicotine on Airway Protective Reflexes», *American Journal of Gastroenterology* 104, n.° 10 (2009): 2431–2438.

Gates, P; A Jaffe *et al.* «Cannabis Smoking and Respiratory Health: Consideration of the Literature», *Respirology* 19, n.° 5 (2014): 655–662.

Hall, W. «What Has Research over the Past Two Decades Revealed about the Adverse Health Effects of Recreational Cannabis Use?», *Addiction* 110, n.° 1 (2015): 19–35.

Herring, MP; CE Kline *et al.* «Effects of Exercise on Sleep among Young Women with Generalized Anxiety Disorder», *Mental Health and Physical Activity* 9 (2015): 59–66.

Huang, JYH; ZF Zhang *et al.* «An Epidemologic Review of Marijuana and Cancer: An Update», *Cancer Epidemiology, Biomarkers and Prevention* 24, n.° 1 (2015): 15–31.

Huneault, L; ME Mathieu *et al.* «Globalization and Modernization: An Obesogenic Combination», *Obesity Review* 12
(2011): e64–e72.

Kempker, JA; EG Honig *et al.* «Effects of Marijuana Exposure on
Expiratory Airflow», *Annals of the American Thoracic Society*
12, n.° 2 (2014): 135–141.

Konturek, PC; T Brzozowski *et al.* «Stress and the Gut: Pa-
thophysiology, Clinical Consequences, Diagnostic Approach
and Treatment Options», *Journal of Physiology and Pharmacology* 62, n.° 6 (2011): 591–599.

Larun, L; KF Brurburg *et al.* «Exercise Therapy for Chronic Fa-
tigue Syndrome», *Cochrane Database of Systematic Reviews*
10, n.° 2 (2015). doi:10.1002/14651858.

Lohsiriwat, S; N Puengna *et al.* «Effect of Caffeine on Lower
Esophageal Sphincter Pressure in Thai Healthy Volunteers»,
Diseases of the Esophagus 19, n.° 3 (2006): 183–188.

Lubin, JH; MB Cook *et al.* «The Importance of Exposure Rate on
Odds Ratios by Cigarette Smoking and Alcohol Consump-
tion for Esophageal Adenocarcinoma and Squamous Cell
Carcinoma in the Barrett's Esophagus and Esophageal Ade-
nocarcinoma Consortium», *International Journal of Cancer
Epidemiology, Detection, and Prevention* 36 (2012): 306–316.

Rasheed, N, y A Alghasham. «Central Dopaminergic System and
Its Implications in Stress-Mediated Neurological Disorders
and Gastric Ulcers: Short Review», *Advances in Pharmacolo-
gical Sciences* (2012). Identificador del artículo 182671, 11
páginas. doi:10.1155/2012/182671.

Rosmond, R; MF Dallman *et al.* «Stress-Related Cortisol Secre-
tion in Men: Relationships with Abnormal Obesity and Endocrine Metabolic and Hemodynamic Abnormalities», *Journal of Clinical Endocrinology and Metabolism* 83, n.° 6
(1998): 1853–1859.

Sansone, RA, y LA Sansone. «Marijuana and Body Weight», *Innovations in Clinical Neuroscience* 11, n.° 7/8 (2014): 50–54.

Sharif, F; M Seddigh *et al.* «The Effect of Aerobic Exercise on Quantity and Quality of Sleep among Elderly People Referring to Health Centers of Lar City, Southern of Iran; A Randomized Controlled Clinical Trial», *Current Aging Science* 8, n.° 3 (2015): 248–255.

Stice, E; DP Figlewicz *et al.* «The Contribution of Brain Reward Circuits to the Obesity Epidemic», *Neuroscience and Biobehavioral Reviews* 37, n.° 9 (2013): 2047–2058.

Tojo, R; A Suárez *et al.* «Intestinal Microbiota in Health and Disease: Role of Bifidobacteria in Gut Homeostasis», *World Journal of Gastroenterology* 20, n.° 41 (2014): 15163–15176.

Zhang, Z-F; H Morgenstern *et al.* «Marijuana Use and Increased Rise of Squamous Cell Carcinoma of the Head and Neck», *Cancer Epidemiology, Biomarkers and Prevention* 8, n.° 2 (1999): 1071–1078.

Capítulo 9: La Fase Curativa (días 1 a 28)

Amerman, D. «Health Benefits of Star Anise». SFGate. Consultado el 20 de junio del 2016. http://www.healthyeatings. sfgate.com.health-benefits-star-anise4835 .html.

«Asafoetida: Uses, Side Effects, Interactions and Warnings». WebMD. Consultado el 20 de junio del 2016. http://www. webmd.com/vitamins-supplements/ingredientmono-248-asafoetida.aspx.

Aviv, JE; H Liu *et al.* «Laryngopharyngeal Sensory Deficits in Patients with Laryngopharyngeal Reflux and Dysphagia», *Annals of Otology, Rhinology and Laryngology* 109 (2000): 1000–1006.

Bharat, B; B Aggarwal *et al*. «Identification of Novel Anti-Inflammatory Agents from Ayurvedic Medicine for Prevention of Chronic Diseases: "Reverse Pharmacology" and "Bedside to Bench" Approach», *Current Drug Targets* 12, n.º 11 (2011): 1595–1653.

Campbell, TM, y TC Campbell. *The China Study: The Most Comprehensive Study of Nutrition Ever Conducted and the Startling Implications for Diet, Weight Loss and Long-Term Health*. Dallas, TX: BenBella Books, 2004.

«Carob: Better Than Chocolate». Gilead Institute of America. Consultado el 20 de junio del 2016. http://www.gilead.net/health/carob.html.

Chung, MY; TG Lim *et al*. «Molecular Mechanisms of Chemopreventive Phytochemicals against Gastroenterological Cancer Development», *World Journal of Gastroenterology* 19, n.º 7 (2013): 984–993.

Coleman, HG; LJ Murray *et al*. «Dietary Fiber and the Risk of Precancerous Lesions and Cancer of the Esophagus: A Systematic Review and Meta-Analysis», *Nutrition Reviews* 1, n.º 7 (2013): 474–482.

«The Healing Effects of Cloves». Global Healing Center. http://www.global healingcenter.com/natural-health/health-benefits-of-cloves/

«Health Benefits of Fennel». Organic Facts. Consultado el 20 de junio del 2016. https://www.organicfacts.net/health-benefits/herb-and-spices/health-benefits -of-fennel.html.

Hyman, M. «Milk Is Dangerous for Your Health». DrHyman.com. Consultado el 20 de junio del 2016. http://drhyman.com/blog/2013/10/28/milk -dangerous-health/.

Kubo, A; TR Levin *et al*. «Dietary Antioxidants, Fruits, and Vegetables and the Risk of Barrett's Esophagus», *American Journal of Gastroenterology* 103, n.º 7 (2008): 1614–1623.

Lustig, RH. *Fat Chance: Beating the Odds against Sugar, Processed Food, Obesity, and Disease.* Nueva York: Hudson Street Press, 2013.

Massey, BT. «Diffuse Esophageal Spasm: A Case for Carminatives?», *Journal of Clinical Gastroenterology* 33, n.° 1 (2001): 8–10.

Parker, H. «A Sweet Problem: Princeton Researchers Find That High-Fructose Corn Syrup Prompts Considerably More Weight Gain». 22 de marzo del 2010. http://www.princeton.edu/main/news/archive/S26/91/22K07/.

Pollan, M. *In Defense of Food: An Eater's Manifesto.* Nueva York: Penguin, 2008.

Subramanian, S. «Fact or Fiction: Verduras Crudas Are Healthier than Cooked Ones», *Scientific American.* 31 de marzo del 2009. http://www.scientific american.com/articles/raw-veggies-are-healthier/.

«Sumac». TheSpiceHouse.com. http://www.thespicehouse.com/spices/powdered-sumac.

«10 Benefits of Celtic Sea Salt and Himalayan Salt». DrAxe.com. https://draxe.com/10-benefits-celtic-sea-salt-himalayan-salt/.

«Top 10 Foods Highest in Lycopene». HealthAliciousNess.com. Consultado el 20 de junio del 2016. http://www.healthaliciousness.com/articles/high-lycopene-foods.php.

Wang, X, y Y Ouyant. «Fruit and Vegetable Consumption and Mortality from All Causes, Cardiovascular Disease, and Cancer: Systematic Review and Dose-Response Meta-Analysis of Prospective Cohort Studies», *British Medical Journal* 349 (2014): g4490. doi:10.1135/bmj.g4490.

«Watermelon Beats Tomatoes in Lycopene Stakes». NutraIngredients-USA .com. 5 de junio del 2002. http://www.nutraingredients-usa.com/Research/Watermelon-beats-tomatoes-in-lycopene-stakes.

Watson, B, y L Smith. *The Fiber35 Diet: Nature's Weight Loss Secret.* New York: Free Press, 2007.

Capítulo 10: Planificación de comidas con recetas para la Fase Curativa

U. S. Food and Drug Administration. «Approximate pH of Foods and Food Products». Abril del 2007. http://www.foodscience.caes.uga.edu/extension/documents/fdaapproximatephoffoodslacf-phs.pdf.
Weil, A. «Cooking with Grains: Buckwheat». DrWeil.com. http://www.drweil.com/drw/u/ART03180/How-to-Cook-Buckwheat-Kasha.html.

Capítulo 11: Planificación de comidas con recetas para la Fase de Mantenimiento

U. S. Food and Drug Administration. «Approximate pH of Foods and Food Products». Abril del 2007. http://www.foodscience.caes.uga.edu/extension/documents/fdaapproximatephoffoodslacf-phs.pdf.

Capítulo 12: En forma con el pH

Aronne, LJ, y KR Segal. «Adiposity and Fat Distribution Outcome Measures: Assessment and Clinical Implications», *Obesity Research* 10, n.º S11 (2002): 14S–21S.
Colberg, SR; L Zarrabi *et al.* «Postprandial Walking Is Better for Lowering the Glycemic Effect of Dinner Than Pre-Dinner

Exercise in Type 2 Diabetic Individuals», *Journal of the American Medical Directors Association* 10, n.° 6 (2009): 394–397.

Després, JP; I Lemieux *et al.* «Treatment of Obesity: Need to Focus on High Risk Abdominally Obese Patients», *British Medical Journal* 322 (2001): 716–720.

Eherer, AJ, y F Netolitzky. «Positive Effect of Abdominal Breathing Exercise on Gastroesophageal Reflux Disease: A Randomized, Controlled Study», *American Journal of Gastroenterology* 107, n.° 3 (2012): 372–378.

Hirshkowitz, M. «How Does Exercise Affect Sleep Duration and Quality?». National Sleep Foundation. 25 de febrero del 2013. https://sleep foundation.org/ask-the-expert/how-does-exercise-affect-sleep-duration-and -quality.

Hoyo, C; MB Cook *et al.* «Body Mass Index in Relation to Oesophageal and Oesophagogastric Junction Adenocarcinomas: A Pooled Analysis from the International BEACON Consortium», *International Journal of Epidemiology* 41, n.° 6 (2012): 1706–1718.

Kashine, S; K Kishida *et al.* «Selective Contribution of Waist Circumference Reduction on the Improvement of Sleep-Disordered Breathing in Patients Hospitalized with Type 2 Diabetes Mellitus», *Internal Medicine* 50, n.° 18 (2011): 1895–1903.

Kwong, MF, y J Khoo. «Diet and Exercise in Management of Obesity and Overweight», *Journal of Gastroenterology and Hepatology* 28, n.° S4 (2013): 59–63.

Loprinzia, PD, y BJ Cardinal. «Association between Objectively-Measured Physical Activity and Sleep, NHANES 2005–2006», *Mental Health and Physical Activity* 4, n.° 2 (2011): 65–69.

Murao, T, y K Sakurai. «Lifestyle Change Influences on GERD in Japan: A Study of Participants in a Health Examination Program», *Digestive Diseases and Sciences* 56, n.° 10 (2011): 2857–2864.

Siddharth, S; D Swapna *et al.* «Physical Activity Is Associated with Reduced Risk of Esophageal Cancer, Particularly Esophageal Adenocarcinoma: A Systematic Review and Meta-Analysis», *BMC Gastroenterology* 14 (2014). doi:10.1186/1471-230X-14-101.

Song, Q; J Wang *et al.* «Shorter Dinner-to-Bed Time Is Associated with Gastric Cardia Adenocarcinoma Risk Partly in a Reflux-Dependent Manner», *Annals of Surgical Oncology* 21, n.° 8 (2014): 2615–2619.

Conclusión

Dunbar, KB; TA Agoston *et al.* «Association of Acute Gastroesophageal Reflux Disease with Esophageal Histologic Changes», *Journal of the American Medical Association* 315, n.° 19 (2016): 2104.

Kahrilas, PJ. «Turning the Pathogenesis of Acute Peptic Esophagitis Inside Out», *Journal of the American Medical Association* 315, n.° 19 (2016): 2077–2078.

AGRADECIMIENTOS

Así como un cirujano es incapaz de hacer una operación él solo, una única persona no podría tampoco terminar un libro por sí misma.

Gracias a mi agente literario, Steve Troha, de Folio Lit, que me ayudó a reunir a un equipo estelar. Un reconocimiento muy especial para Gretchen Lees y Julia Serebrinsky por las muchísimas horas que dedicaron a editar, inspirarme y aportarme sus conocimientos. Muchas gracias también a Diana Baroni y Michele Eniclerico, de Penguin Random House, que fueron fundamentales para la edición de este libro. Y me gustaría dar las gracias a mi hermano Bobby Elijah Aviv y a Giordona Aviv por sus contribuciones a los conceptos de *Antiácido*.

Quiero dar las gracias a Julia Serebrinsky por todas las recetas que han ampliado los límites de este libro. Además me siento sumamente agradecido a Giordona Aviv, al chef Emiko Shimojo y a Maureen Schreyer por haberme facilitado algunas de las recetas que he incluido en él. Y mi gratitud muy especial para la dietista Diane Insolia.

Muchas gracias a mis colegas de profesión de los años que pasé en la Universidad de Columbia: los doctores Andrew Blitzer, James Dillard, J. P. Mohr, Byron Thomashow, Lanny Close, Héctor Rodríguez, Ian Storper, Henry Lodge, Herbert Pardes y Steven

Corwin. Me siento muy agradecido a Florence y Herbert Irving por su generosidad y su visión, que permitieron que parte de mis investigaciones clínicas originales fueran financiadas y realizadas. Mi mayor reconocimiento para el doctor Thomas Murry, el famoso patólogo del habla y del lenguaje, con el que trabajé codo con codo durante diez años en el Voice and Swallowing Center de Columbia. Además, los patólogos del habla y del lenguaje Eric Blicker, Manderly Cohen, Mark Berlin, Carolyn Gartner, Winston Cheng, Gaetano Fava y Marta Kazandjian se han seguido mostrando extremadamente colaboradores a la hora de enseñar y formar a los profesionales de la endoscopia para tragar. Gracias especialmente a los doctores Steven Zeitels, Robert Sataloff, Robert Ossoff, Stanley Shapshay, Jamie Koufman, Peter Belafsky, Greg Postma, Blake Simpson, Milan Amin, Charles Ford y Jeffrey Gallups, que apoyaron de una forma extraordinaria la esofagoscopia transnasal desde sus inicios y que propusieron suficiente información como para permitir que las ideas salieran del camino trillado y pudieran alimentarse y, con el tiempo, florecer.

Me gustaría dar las gracias a todos mis colegas, al personal y a la administración de ENT and Allergy Associates, LLP, en particular a mis colegas laringólogos del Voice and Swallowing Center los doctores David Godin, Jared Wasserman, Farhad Chowdhury, Joel Portnoy, Ajay Chitkara, Salvatore Taliercio, Philip Passalaqua y Joseph DePietro, que han sido decisivos a la hora de ampliar la profundidad y el alcance de nuestro Voice and Swallowing Center. Quiero mostrar mi agradecimiento a mis compañeros en la consulta clínica, los doctores Robert Green, Steven Sachs, Scott Markowitz, Guy Lin, Won Choe, Michael Bergstein, Jill Zeitlin, John County y Lynelle Granady. Además, un agradecimiento muy especial a los doctores Ofer Jacobowitz, Marc Levine, Moshe Ephrat, Lee Shangold, Krzysztof Nowak y

Lauren Zaretsky, y también a los patólogos del habla y del lenguaje de ENT and Allergy Associates —Christie Block, Amanda Hembree, Danielle Falciglia y Heather Jones— y a mis ayudantes médicos Cosette Osmani y Charleen Male. El equipo administrativo de ENT and Allergy Associates, sobre todo Robert Glazer, Richard Effman, Jason Campbell, Nicole Monti y Arthur Schwacke, me brindó una gran ayuda y apoyo.

Mi enorme agradecimiento a mis colegas médicos de todo el país por su apoyo: los doctores Ronny L. Jackson, James D'Orta, Dana Thompson, Marshall Strome, Michael Beninger, Seth Dailey, David Posner, Ken Altman, Eric Genden, Peak Woo, Mark Courey, Brett Miles, Michael Goldberg, Roger Crumley, Michael Pitman, Blair Jobe y John Hunter.

La esofagoscopia transnasal ha tenido una gran difusión internacional gracias a los doctores Jean Abitbol, Gabriel Jaume, Manolo Tomás, Carmen Górriz, Lance Maron, Sarmed Sami, Krish Ragunath y Peter Friedland.

Me gustaría dar las gracias a los siguientes gastroenterólogos por su apoyo y su orientación: los doctores Charles Lightdale, Lawrence Johnson, David Markowitz, Babak Mohajer, Jonathan LaPook, Stanley Benjamin, Phil Katz, Julian Abrams, Mark Pochapin, Arnon Lambroza, Joel Richter, Lawrence Cohen, Reza Shaker, Alin Botoman, Michael Vaezi, Greg Haber, Robert Fath, Christopher DiMaio, David Greenwald, Gina Sam, Felice Schnoll-Sussman, Sharmila Anandasabapathy, Mark Noar, Nicholas Shaheen, David Katzka, Amitabh Chak y Ashley Faulx.

Varios partidarios incondicionales de las industrias de los aparatos médicos y alimentaria fueron decisivos para que las ideas pudieran convertirse en realidad, en especial Lewis Pell, Katsumi Oneda, Nicholas Tsaclas, Ron Hadani, Mark Fletcher, Janis Saunier, David Damm, Ted Phelan, Alex Gorsky, el doctor Harlan Weisman, Bo Reilly y Damion Michaels.

Estoy muy agradecido a mis amigos y colegas del mundo de la comunicación y el entretenimiento que han llamado la atención sobre los peligros del reflujo ácido no tratado. Entre ellos están Craig Kallman, Charlie Walk, Diane Sawyer, el doctor Mehmet Oz, Tim Sullivan, el doctor Michael Crupain, Steve Kroft, Jane Derenowski, el doctor Jay Adlersberg, Jane Brody, Carol Brody, Ian Axel, Alex Newell, Gad Elmaleh, Jen Kirkman, Gayle King, Chris Barron, John Turturro y Jack Rosenthal.

Gracias a mis grandes amigos Jonathan Rapillo, Cherish Gallant, Robert Berman, Ira Kaufman, Herb Subin, Paul Michael Weiner, Jonathan Halpern, Jonathan Lowenberg y Daniel Liebovici por su estímulo y su apoyo mientras este proyecto se desarrollaba y realizaba.

Mi aprecio y gratitud a Harvey Shapiro por su excelente consejo legal y por su amistad de tantos años.

Un agradecimiento muy especial a mi hermano Oren Aviv por su apoyo y su ánimo, y a mis padres, Rena y David Aviv, por su amor eterno y su fe en todas mis aventuras médicas desde el comienzo de mi carrera, la primera vez que le puse una tirita en el codo a mi madre cuando tenía seis años.

Y por último me gustaría dar las gracias a mis pacientes. Espero que escribir este libro me permita llegar a las personas necesitadas a través de la expresión de las ideas expuestas en él.

Acerca del autor

El doctor Jonathan Aviv es director clínico y fundador del Voice and Swallowing Center* de la empresa ENT and Allergy Associates, LLP, radicada en la ciudad de Nueva York. Es también catedrático clínico de Otorrinolaringología en la Facultad de Medicina Icahn de Mount Sinai y médico jefe del hospital Mount Sinai de Nueva York. Fue el anterior director de la División de Cirugía de Cabeza y Cuello del Departamento de Otorrinolaringología del Colegio de Médicos y Cirujanos, Cirugía de Cabeza y Cuello, de la Universidad de Columbia.

Es el inventor y promotor de la tecnología analítica sensorial endoscópica conocida como FEESST (evaluación mediante endoscopia flexible de la deglución con análisis sensorial). Ha sido también pionero en el desarrollo de la endoscopia gástrica superior no sedada y con el paciente despierto, lo que se conoce como esofagoscopia transnasal. Es autor de más de sesenta artículos científicos publicados en revistas científicas con revisión por pares y ha escrito dos textos médicos, *Flexible Endoscopic Evaluation of Swallowing with Sensory Testing (FEESST)* y *Atlas of Transnasal Esophagoscopy.*

Fue presidente de la Asociación Estadounidense Broncoeso-

---

* Centro para la Voz y la Deglución.

fágica y de la Sociedad Laringológica de Nueva York, y presidente del Comité para los Trastornos del Habla, la Voz y la Deglución de la Academia de Otorrinolaringología: Cirugía de Cabeza
y Cuello de Estados Unidos.

Ha estado incluido en la lista de «Mejores Médicos», publi-
cada por la revista *New York Magazine*, entre los años 1998 y
2013 y en el 2015, y en *Best Doctors in America 2004-2005*,
Who's Who in America, *Who's Who in Medicine and Healthcare*
y *Who's Who in Science and Engineering*.

Ha escrito blogs para distintas páginas web: la del programa
Dr. Oz Show, Forbes.com, DysphagiaCafe.com, MindBody-
Green.com y Livestrong.com y ha aparecido en artículos de los
periódicos *New York Times* y *The Wall Street Journal*. También
llevó a cabo una esofagoscopia transnasal en la Casa Blanca a
Ronny L. Jackson, médico del presidente, y ha aparecido en los
programas de televisión *Good Morning America*, *The Dr. Oz
Show*, *NBC Nightly News with Lester Holt*, CNN, *Inside Edition*,
Good Day New York y *The Better Show*, y en las cadenas Bloom-
berg Television y Discovery Channel.

Gaia ediciones

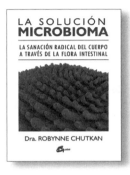

LA SOLUCIÓN MICROBIOMA

La sanación radical del cuerpo a través
de la flora intestinal

ROBYNNE CHUTKAN

La solución microbioma incluye: información sobre las
sustancias que alteran la flora intestinal, recetas para
desarrollar bacterias beneficiosas en el ecosistema
intestinal, recomendaciones para el uso de antibióticos,
información sobre probióticos y suplementos, pautas
para la prevención de los trastornos más habituales y
técnicas para restaurar el microbioma.

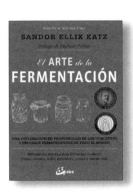

EL ARTE DE LA FERMENTACIÓN

Una exploración en profundidad de los
conceptos y procesos fermentativos de
todo el mundo

SANDOR ELLIX KATZ

El arte de la fermentación es la guía más completa y
definitiva que se ha publicado hasta la fecha sobre la
fermentación doméstica.

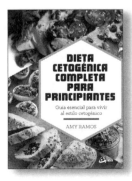

DIETA CETOGÉNICA COMPLETA PARA PRINCIPIANTES

Guía esencial para vivir al estilo cetogénico

AMY RAMOS

Tu herramienta completa para adelgazar con la dieta
cetogénica: plan de comidas, 75 impresionantes
recetas, opciones para todos los justos y
recomendaciones para comer fuera de casa.

Gaia ediciones

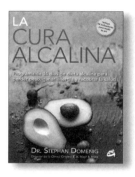

LA CURA ALCALINA

Programa de 14 días de dieta alcalina para perder peso, ganar energía y recobrar la salud

STEPHAN DOMENIG

La cura alcalina es un estupendo programa científicamente probado que contiene todo aquello que necesitas para adquirir y mantener un mayor equilibrio y vitalidad.

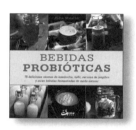

BEBIDAS PROBIÓTICAS

75 deliciosas recetas de kombucha, kéfir, cerveza de jengibre y otras bebidas fermentadas de modo natural

JULIA MUELLER

Ahora puedes aprender a elaborar kombucha y muchos otros tipos de bebidas probióticas en tu hogar, y compartir sus beneficiosas propiedades con tus amigos y seres queridos.

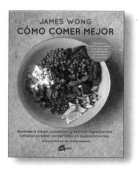

CÓMO COMER MEJOR

Aprende a elegir, conservar y cocinar ingredientes cotidianos para convertirlos en superalimentos

JAMES WONG

Cómo comer mejor ofrece una información científica accesible con la que podrás multiplicar las propiedades saludables de tus alimentos cotidianos, e incluso potenciar su sabor, simplemente cambiando la manera de seleccionarlos, guardarlos y cocinarlos.

Para más información
sobre otros títulos de
GAIA EDICIONES

visita
www.alfaomega.es
Email: alfaomega@alfaomega.es
Tel.: 91 614 53 46